GUIDE PRATIQUE

POUR L'EXAMEN DES

MALADIES DU LARYNX

DU NEZ ET DES OREILLES

266

AVIS AUX AUTEURS

La Société d'Éditions Scientifiques, établie sur les bases de la MUTUALITÉ, a pour principe de partager par moitié, entre les Auteurs et elle, *tout bénéfice* résultant de la vente des ouvrages.

GUIDE PRATIQUE

POUR L'EXAMEN DES

MALADIES DU LARYNX

DU NEZ ET DES OREILLES

PAR

Le Dʳ J. BARATOUX

(AVEC GRAVURES DANS LE TEXTE ET UN ATLAS DE 186 FIGURES)

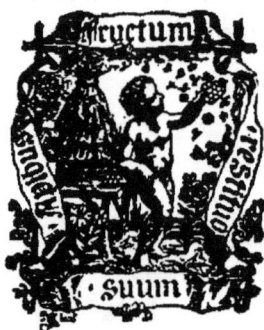

PARIS

SOCIÉTÉ D'ÉDITIONS SCIENTIFIQUES

PLACE DE L'ÉCOLE-DE-MÉDECINE

4, RUE ANTOINE-DUBOIS, 4

—

1892

PRÉFACE

Ce Manuel est destiné aux médecins et aux étudiants qui désirent apprendre les maladies des oreilles, du nez, de la gorge et du larynx.

Ils y trouveront les méthodes d'examen utiles pour établir le diagnostic de ces affections, et les principaux modes de traitement employés à l'état actuel dans ces diverses branches de la médecine.

Nous avons intercalé dans le texte les figures des principaux instruments, et nous avons ajouté dans un atlas, à la fin du volume, les images de nombreux instruments et appareils qui ont été recommandés par les spécialistes, tant français qu'étrangers, sans toutefois être indispensables à l'étude et au traitement de ces diverses spécialités.

CHAPITRE PREMIER

DE LA LARYNGOSCOPIE, DE LA RHINOSCOPIE ET DE L'OTOSCOPIE

Des méthodes d'examen

Les différentes méthodes d'examen usitées pour l'exploration des divers organes qui nous intéressent spécialement ont une grande analogie entre elles.

On appelle *otoscopie* la méthode employée pour l'examen de l'oreille ; *laryngoscopie*, celle qui sert pour l'examen du larynx, et *rhinoscopie*, celle qui est utilisée pour l'examen des fosses nasales.

Le *rhinoscopie antérieure*, analogue comme procédé d'examen à l'otoscopie, sert à l'exploration des fosses nasales par leur partie antérieure ; la *rhinoscopie postérieure*, analogue comme méthode d'examen à la laryngoscopie, sert à explorer les fosses nasales par leur partie postérieure.

Ces deux méthodes, rhinoscopie antérieure et rhinoscopie postérieure, peuvent se combiner en éclairant par derrière les fosses nasales qu'on examine par leur partie antérieure.

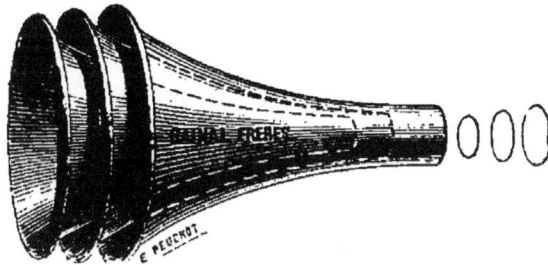

Fig. 1. — Speculum de l'oreille.

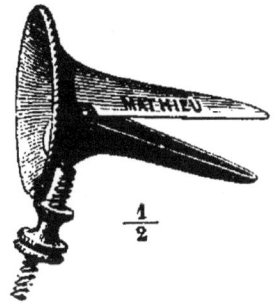

Fig. 2. — Speculum du nez.

Pour l'otoscopie et la rhinoscopie antérieure, on se sert d'instruments appelés *speculums* (fig. 1 et 2).

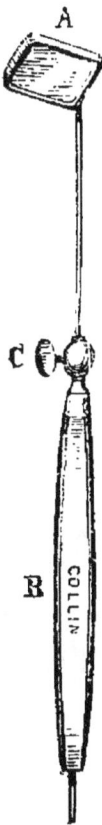

Fig. 3. — Miroir pharyngien.

Pour la laryngoscopie et la rhinoscopie postérieure, on emploie un instrument appelé *miroir pharyngien* (fig. 3).

Nous disons miroir pharyngien et non laryngien, parce que ce miroir se place dans la cavité pharyngienne, et qu'il peut tout aussi bien servir à l'examen du larynx qu'à celui des parties postérieures des fosses nasales.

Il faut généralement adjoindre à cet instrument un *appareil de concentration* (fig. 4), qui porte la lumière sur le miroir ou sur le speculum.

On ne doit donner le nom de *laryngoscope*, de *rhinoscope* ou d'*otoscope*, ni à l'appareil d'éclairage, ni au miroir, ni au speculum employés isolément ; car, si ces instruments ne sont pas toujours nécessaires, on est souvent obligé de les utiliser en même temps, et de lus ils peuvent servir pour l'examen d'autres organes.

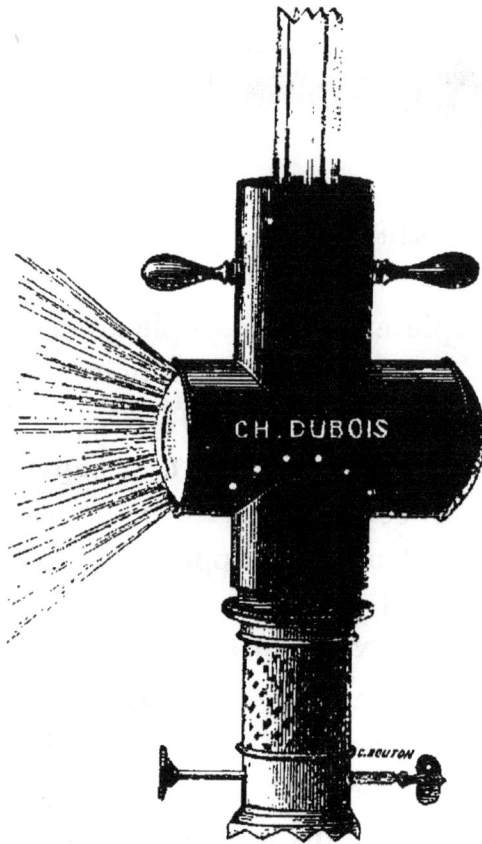

Fig. 4. — Appareil de concentration.

Par conséquent, il faut réserver les noms d'otoscope, de laryngoscope ou de rhinoscope à la réunion de l'appareil de concentration et du speculum ou du miroir.

CHAPITRE II

ÉCLAIRAGE

Sources lumineuses. — Eclairage direct et réfléchi

Les sources lumineuses peuvent être naturelles ou artificielles.

Sources lumineuses naturelles. — Elles sont fournies par les rayons solaires ou par la lumière diffuse du jour, tombant de nuages blancs.

Cet éclairage est excellent, car il laisse aux parties leur teinte naturelle, mais malheureusement on ne peut pas l'utiliser continuellement dans nos pays.

Sources lumineuses artificielles. — Ces sources sont nombreuses.

La *lumière électrique* est blanche et fournit un bel éclairage, mais elle exige l'emploi d'appareils coûteux [1]

---

[1] Soit une batterie de plusieurs éléments, dont il faut renouveler le liquide et les zincs assez souvent (voir Atlas à la fin du volume)

qui demandent un grand entretien ou une installation qui n'est pas à la portée de tout le monde [1].

Il en est de même de la *lumière de Drummond* (A. fig. 5), produite par le mélange enflammé de l'oxygène avec le gaz d'éclairage que l'on projette sur un crayon de chaux ou de magnésie.

Le *gaz d'éclairage* avec un bec à double courant d'air donne une lumière blanc bleuâtre parfaitement suffisante [2]. La flamme devient encore plus blanche, si l'on fait usage d'un verre bleuâtre ou violacé.

Un des meilleurs éclairages est fourni par le *bec Aüer* (fig. 5), qui se monte sur toutes les lampes à gaz. Ce bec incandescent qui donne

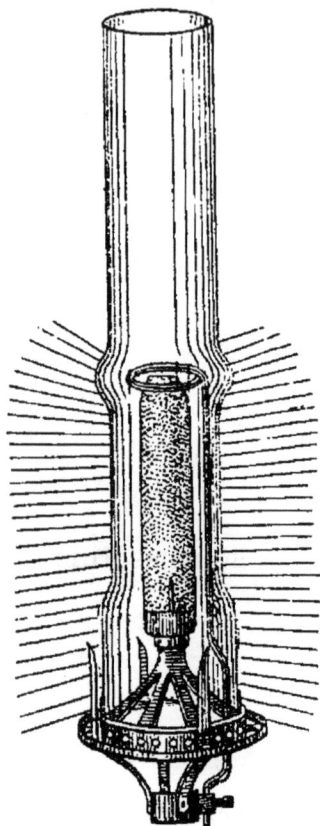

Fig. 5. — Bec Aüer.

(A. fig. 1 et 2) ; soit un accumulateur (A. fig. 3) ne donnant que quelques heures d'éclairage, et ayant besoin d'être chargé au moyen d'un générateur voltaïque (pile de Bunsen, pile au sulfate de cuivre, etc.), ou d'un générateur thermo-électrique (pile de Clammond) ; ou encore d'un générateur magnéto-électrique (machine de Gramme [A. fig. 4] et de Siemens, etc.).

[1] Dans les villes où l'électricité est distribuée à domicile il est facile de s'en servir pour l'usage médical : éclairage, accumulateur pour cautérisations, etc.

[2] Dans les endroits où il n'existe pas de compagnie de gaz, on peut installer chez soi un appareil de campagne qui produit un gaz contenant des carbures en grande abondance, et donnant par conséquent une lumière plus blanche que celle fournie par le gaz des compagnies. Le prix de revient de ce gaz est peu élevé.

une belle lumière blanche n'est autre qu'un bec de Bunsen dont l'extrémité est coiffée d'un manteau en tissu de coton préalablement trempé dans une solution composée de zircone, de nitrate ou d'acétate de lanthane, d'oxychlorure de risconium, etc.

On peut encore se servir de lampes à *pétrole* ou à *essence minérale;* mais, dans ce dernier cas, il est de toute nécessité de faire usage d'une lampe à double mèche dont la première seule plonge dans l'essence qui est ainsi apportée à la seconde qu'entoure un cylindre métallique : de cette façon on évite tout danger d'explosion. Comme lampe à pétrole, citons la lampe de Bernard et Lempereur dont la flamme affecte la forme d'une tulipe. Cette lampe à double courant d'air donne une belle lumière qui est moins colorée que celle des lampes ordinaires.

Les lampes à essence et au pétrole ont un inconvénient dû à l'odeur pénétrante de ces liquides.

Les lampes à *huile* sont bien inférieures comme pouvoir éclairant aux lampes dont nous venons de parler.

En faisant usage d'un verre de lampe composé de deux troncs de cône réunis par leur petite base (verre Bayle, fig. 6), on réalise une combustion parfaite, et on obtient un éclairage beaucoup plus intense qu'avec les verres employés habituellement.

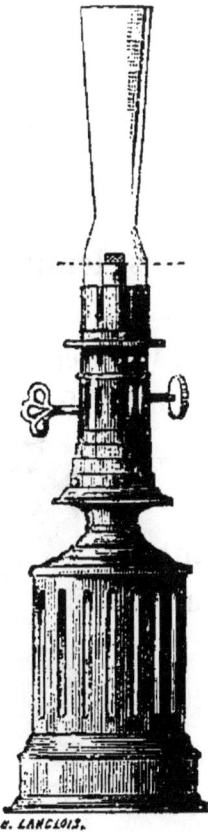

Fig. 6. — Verre Bayle.

Peu importe le système adopté, la lampe doit être mobile, ce que l'on obtient en la plaçant sur un support à crémaillère (A. fig. 6), fixé à la table, ou mieux en l'adaptant à une tige sur laquelle elle peut glisser à volonté (fig. 7 et A. fig. 7 et 8), ou de préférence en la fixant à un bras articulé (fig. 8), qui permet de la mouvoir en tous sens.

APPAREILS DE CONCENTRATION

Ceux-ci sont destinés à augmenter l'intensité de la lumière en rendant les rayons convergents. On emploie à cet effet soit les réflecteurs concaves, soit les lentilles convexes montées sur un pied (A. fig. 9), ou adaptées au collier de la lampe (fig. 7). Turck faisait jadis usage de la len_tille à eau (A. fig. 10),

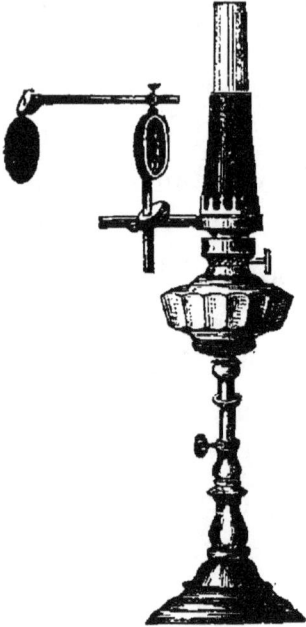

Fig. 7. — Appareil de Boecker (tige fixée par une vis).

formée d'une boule en verre soufflé contenant une solution de sulfate de cuivre ammoniacal.

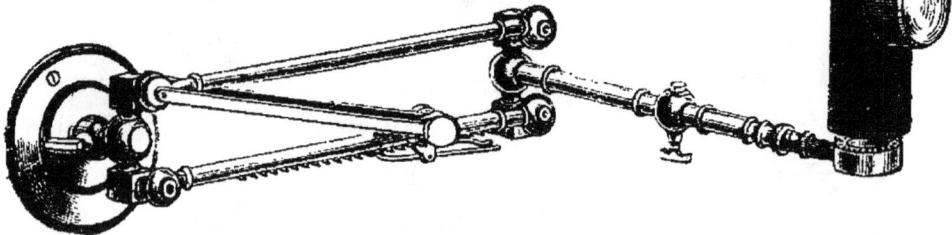

Fig. 8. — Appareil de Morell-Mackenzie.

Généralement l'on combine l'emploi du réflecteur et de la lentille comme dans les appareils de Moura (fig. 34), de Fauvel (A. fig. 11), de Krishaber (fig. 35 et A. fig. 12), de Galante (A. fig. 13), de Buchanam, de Kristeller, de Bonnáfont (A. fig. 14), de Molteni (A. fig. 15), de Cadier (A. fig. 16), de Moure (A. fig. 17), de Collin (A. fig. 18), de Helot (A. fig. 19).

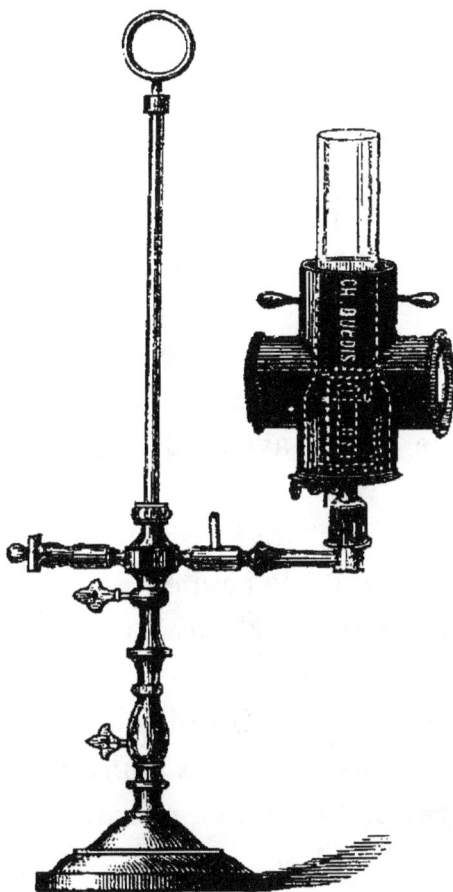

Fig. 9. — Lampe avec bec Aüer, montée sur une tige mobile avec appareil de concentration.

Pour nous, nous donnons la préférence à un manchon métallique traversé par un tube portant un réflecteur à l'une de ses extrémités, et à l'autre, une lentille plan-convexe (fig. 9).

ÉCLAIRAGE DIRECT ET RÉFLÉCHI

Eclairage direct. — L'éclairage est appelé *direct pro-prement dit* quand les rayons lumineux tombent sur l'organe sans l'intermédiaire d'appareil de concentration ; lorsqu'on fait usage de ce dernier appareil, on dit alors que l'éclairage est *direct par concentration*.

L'éclairage direct proprement dit n'est guère utilisé, car l'absence fréquente de soleil, l'obliquité et le déplacement continuel de ses rayons en rendent l'emploi difficile ; ce mode d'éclairage a encore un inconvénient pour le malade qui reçoit ainsi la lumière en pleine figure.

L'éclairage direct avec les autres sources lumineuses est insuffisant.

L'éclairage direct par concentration n'est guère employé aujourd'hui, si ce n'est par quelques praticiens français (appareils de Moura, de Fauvel, de Cadier, de Hélot (A. fig. 11 à 19).

Eclairage réfléchi. — On dit que l'éclairage est réfléchi, lorsque les rayons lumineux sont reçus sur un miroir qui les dirige sur l'organe à examiner.

Quand on le peut, on utilise les rayons solaires qui sont alors reçus sur un miroir plan placé dans l'embrasure d'une fenêtre ; mais, par suite du déplacement continuel du soleil, on est obligé de varier la position du miroir ou du patient [1]. Il est plus simple de faire usage d'un miroir plan tenu à la main ou fixé au front.

[1] Lorsque l'on veut donner au rayon solaire une direction constante à toute heure de la journée, on peut employer l'*héliostat de Sil-bermann* (A. fig. 20).

Pour réfléchir la lumière diffuse du jour ou la lumière artificielle, on emploie un miroir concave qui doit avoir de 8 à 10 centimètres de diamètre, et environ 20 centimètres de foyer pour la laryngoscopie et la rhinoscopie postérieure, et 7 centimètres de diamètre avec 12 à 15 centimètres de distance focale pour l'otoscopie et la rhinoscopie antérieure.

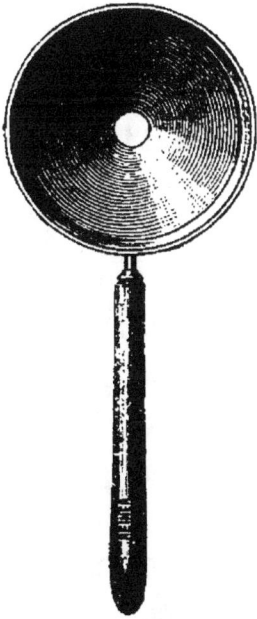

Les miroirs peuvent être tenus à la main (fig. 10). ou adaptés soit à une tige mobile fixée à la table de l'opérateur (A. fig. 21), soit à l'appareil de concentration (fig. 7 et A. fig. 22) soit à une monture de lunettes (A. fig. 23 et 24), ou mieux encore à un bandeau frontal (Kramer) (fig. 11 et A. fig. 25, 26 et 27).

Fig. 10. — Miroir de de Troeltsch.

Quelques praticiens ont eu recours à une monture

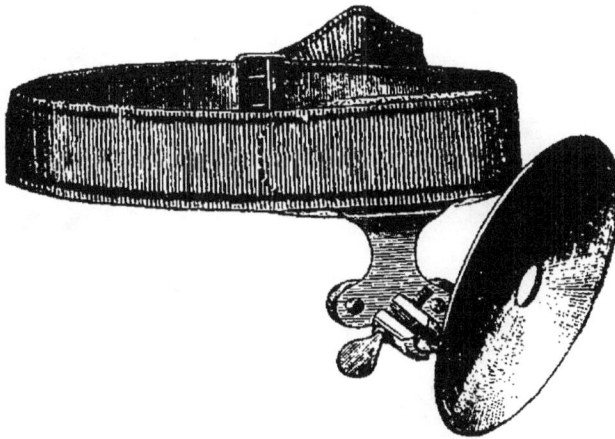

Fig. 11. — Réflecteur de Schrötter.

analogue à celle du masque d'escrime (A. fig. 28). D'autres

enfin, comme Czermak et Lucæ, ont préféré tenir le réflecteur entre les dents (A. fig. 29).

Nous conseillons l'emploi d'un réflecteur monté sur un
bandeau frontal non élastique et muni d'une plaque portant deux petits coussinets destinés à reposer sur la
racine du nez : tel est le miroir de Schrötter (fig. 11).

Le réflecteur peut être plein ou percé d'un trou central :
le premier est destiné à être placé devant le front ou au
milieu de la face ; le second permet à l'observateur de
regarder par son ouverture qui a environ 5 millimètres
de diamètre. Avec ce miroir, l'œil qui examine ne reçoit
pas les rayons lumineux, de plus, l'autre est protégé par
l'ombre du réflecteur, si l'on a soin de placer la lampe du
côté de l'œil caché par la glace [1].

Les myopes et les hypermétropes ainsi que les pres-
bytes devront adapter au trou central du réflecteur un
verre qui corrige leur défaut de réfraction.

---

[1] Quelques médecins reprochant au miroir frontal de rendre la
vision monoculaire ont fait usage d'une monture de lunettes portant
un réflecteur pour chaque œil (A. fig. 30). Cette complication est
inutile.

CHAPITRE III

OTOSCOPIE

·Les speculums. — Technique. — Aspect normal du tympan

SPECULUMS

Pendant longtemps, pour examiner l'oreille, on se contentait de placer le malade de telle façon que le jour tombât dans le conduit auditif, en même temps on repoussait le tragus en avant, et on tirait le pavillon en haut et en arrière pour redresser le conduit. Si cela suffit quelquefois pour apercevoir le tympan chez les personnes ayant un conduit très large et très rectiligne, la plupart du temps l'examen ainsi pratiqué est très incomplet.

En effet, pour explorer facilement le conduit et le tympan, on doit avoir recours à un instrument spécial appelé *speculum*.

Bien que Pierre de la Cerlata (m. 1423) et Fallope (m. 1562) aient parlé de speculum, c'est à Fabrice de Hilden qu'il faut attribuer l'invention du speculum bivalve, et à Neuburg l'emploi du speculum tubulaire (1827).

Le speculum *plein* ou *tubulaire*, généralement adopté

par les médecins otologistes, a la forme d'un petit entonnoir à pavillon évasé et à extrémité auriculaire ovale ou
ronde. Il est préférable d'employer le speculum à extrémité arrondie, à cause de la conformation du conduit.

Le speculum peut être soit en caoutchouc durci, soit
en métal argenté ou nickelé. Il est bon que cet instrument
soit noirci à son intérieur.

Nombreux sont les modèles de speculums pleins. Ils
portent les noms de Ignaz Gruber (Wilde)[1] (A. fig. 31),
d'Avery (A. fig. 32), de Lucæ (A. fig. 33),
de Toynbee (A. fig. 34), d'Erhard (A.
fig. 35) et de Joseph Gruber (A. fig. 36).

Le speculum de Politzer en caoutchouc durci et à extrémité arrondie est
celui dont l'usage est le plus répandu
(fig. 12).

Il est nécessaire d'avoir trois speculums de calibre différent.

Dans certains cas où il est utile de
grossir l'image du tympan ou de la
caisse, on a recours à l'*otoscope* de

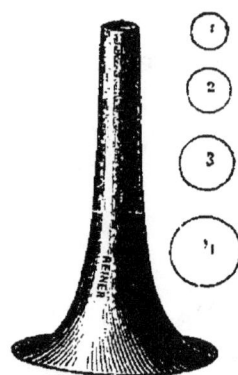

Fig. 12. — Speculum de
Politzer.

Brunton (fig. 13, et A. fig. 37), qui n'est autre qu'un
speculum tubulaire auquel on a adapté une lentille
convexe et une glace inclinée à 45 degrés, placée devant
le pavillon de l'instrument, et destinée à recevoir les
rayons lumineux.

Il est encore plus simple d'employer une lentille que
l'on tient à la main, inclinée à 45 degrés, en la rapprochant
ou en l'éloignant du speculum jusqu'à ce que l'image soit

---

[1] Ce speculum peut être employé chez les enfants et les personnes
ayant un rétrécissement de la portion externe du conduit.

perçue nettement. Lévi a monté la lentille sur une pince
qui s'adapte au specu-
lum (A. fig. 38).

Nous ne nous arrê-
terons pas à la des-
cription des speculums
bivalves d'Itard (A.
fig. 39), de Kramer
(A. fig. 40), de Miot
(A. fig. 41 et 42), de
Bonnafont (A. fig. 43),
de Garrigou-Désarènes
(A. fig. 44), etc. L'ap-
plication de ces ins-
truments occasionne
généralement une sen-
sation pénible et même
douloureuse, et leur
emploi est peu avan-
tageux.

Il existe encore un
instrument qui a son

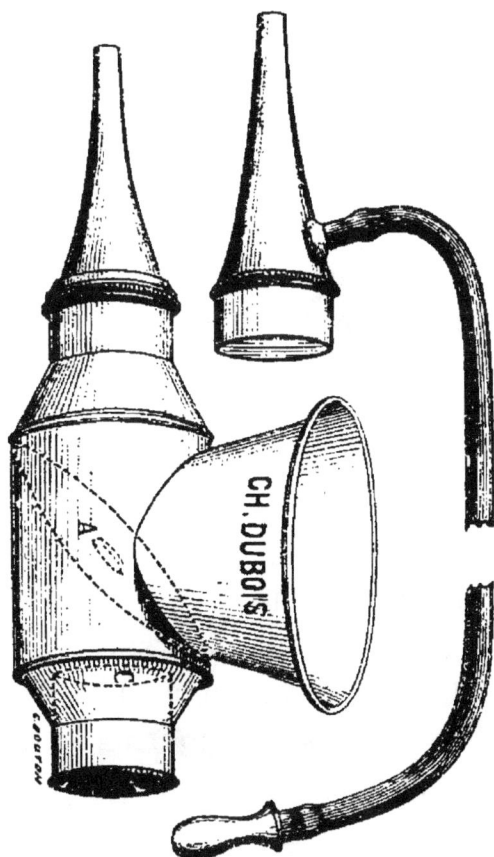

Fig. 13. — Otoscope de Brunton, modifié
par Dubois.

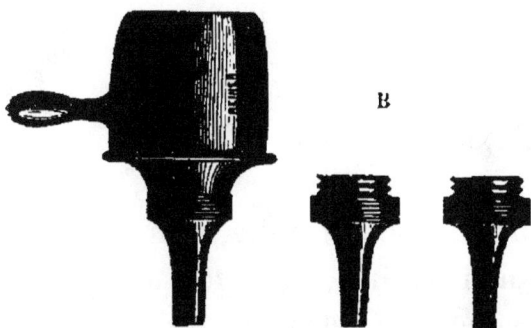

Fig. 14. — Speculum pneumatique de Siegle.

utilité pour le dia-
gnostic et le traitement
de certaines affections
de l'oreille moyenne,
c'est le *speculum pneu-
matique* de *Siegle*
(fig. 14).

Il consiste en une
caisse cylindrique en

métal ou en caoutchouc durci, portant à l'une de ses

extrémités une ouverture circulaire destinée à recevoir une série de speculums de grosseurs différentes, et à l'autre une lame de verre inclinée de 45 degrés pour permettre de diriger les rayons lumineux dans le conduit sans qu'ils reviennent vers l'œil de l'observateur. A la partie latérale de la caisse est un ajutage percé d'un trou ; on y fixe un tube de caoutchouc qui relie le speculum à une petite poire également en caoutchouc (fig. 15).

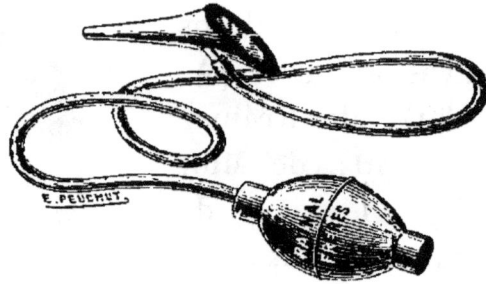

Fig. 15. — Speculum pneumatique avec poire en caoutchouc.

Après s'être servi des speculums, il faut les nettoyer à l'alcool et au sublimé au 1/1000; s'ils sont en métal, on doit les laisser séjourner pendant dix minutes dans l'eau bouillante.

TECHNIQUE

Position du malade. — L'examen de l'oreille se fait à la lumière réfléchie.

Se sert-on d'une source lumineuse naturelle, le malade est placé près d'une fenêtre bien éclairée, de façon que les rayons reçus sur le miroir soient projetés le plus parallèlement possible vers l'oreille du patient.

Lorsqu'on utilise la lumière artificielle, le malade est

placé près de la lampe de manière que la flamme soit au niveau de son oreille et un peu en arrière.

Il est préférable de faire asseoir le malade en lui conseillant d'incliner légèrement la tête sur l'épaule opposée à l'oreille à examiner. Celle-ci est tournée vers le médecin qui reçoit les rayons lumineux sur son miroir de telle façon qu'il puisse les renvoyer le plus parallèlement possible à l'axe du réflecteur.

La plupart du temps, il est inutile d'avoir recours à un siège spécial, destiné à permettre à l'œil du médecin de se trouver au niveau de l'oreille du malade, car, en se courbant ou en se redressant plus ou moins, on arrive généralement avec facilité à la hauteur de l'organe que l'on explore. S'agit-il d'un enfant, on le fait asseoir sur les genoux d'une personne placée vis-à-vis du médecin, en suivant les règles précédentes pour la position à donner au petit malade.

Pour l'examen ordinaire de l'oreille, le réflecteur à main (fig. 10) suffit; mais, dès qu'on se sert du speculum pneumatique ou d'un instrument destiné à être introduit dans le conduit, il est préférable de faire usage du miroir frontal (fig. 11).

Mode d'emploi du speculum tubulaire. — Après avoir choisi un instrument dont l'extrémité auriculaire ait des dimensions en rapport avec la largeur du conduit, on redresse la portion fibro-cartilagineuse de ce canal en tirant en haut et en dehors le pavillon tenu entre l'annulaire et le médius de la main gauche; puis de la main droite on introduit le speculum que l'on maintient ensuite par son bord avec le pouce et l'index de la main gauche.

Il faut avoir soin d'enfoncer l'instrument avec douceur, en suivant la paroi supérieure du conduit et en l'inclinant légèrement en arrière, tout en lui faisant exécuter un mouvement de vrille à mesure qu'il pénètre dans le canal auditif. Dès que le speculum est arrivé au niveau de la portion osseuse, on en est averti par une certaine résistance et par une sensation pénible qu'accuse le malade, si l'on veut enfoncer l'instrument plus profondément.

Une fois placé, le speculum tient seul le plus souvent ; toutefois, il est préférable de le maintenir entre le pouce et l'index pendant que l'on soutient le pavillon avec les autres doigts. C'est en faisant varier la position du speculum que l'on arrive à voir les différentes parties du conduit et du tympan.

Souvent les débutants commettent la faute de ne pas introduire assez profondément le speculum et de ne pas exercer une traction suffisante sur la portion cartilagineuse du conduit ; aussi n'aperçoivent-ils que la paroi postérieure du canal auditif ou tout au plus la partie supéro-postérieure du tympan ; ils prennent alors l'angle formé par la réunion des portions osseuse et cartilagineuse du conduit pour le manche du marteau, la partie postérieure du tympan pour sa partie antérieure et la partie profonde de la paroi postérieure du conduit cartilagineux pour la partie postérieure de la membrane tympanique.

Lorsqu'on introduit le speculum dans l'oreille d'un enfant, il faut avoir soin de le faire pénétrer avec précaution, à cause du très faible développement de la portion osseuse du conduit, à cet âge ; si l'on n'y prenait garde, il pourrait arriver que l'extrémité du speculum vînt ainsi blesser le tympan.

Nous nous contenterons de dire que les speculums bivalves s'introduisent fermés en tirant le pavillon en haut et en dehors. Il est nécessaire d'écarter lentement les valves de l'instrument.

Le réflecteur est tenu de la main droite, ou mieux, fixé au front par un bandeau, ce qui laisse toute liberté à la main droite pour les différentes manœuvres nécessaires à l'examen et au traitement.

Mode d'emploi du speculum pneumatique. — Le speculum pneumatique est introduit comme le speculum tubulaire de manière à fermer hermétiquement le conduit, ce qui est facilité par l'adaptation à l'extrémité auriculaire de l'instrument d'un morceau de tube de caoutchouc.

On peut raréfier ou condenser l'air du conduit avec ce speculum, suivant que l'instrument y est introduit, la poire étant ou non comprimée. On peut aussi utiliser pour cet usage la nouvelle pompe aspirante et foulante de Delstanche (fig. 79).

Le speculum pneumatique nous renseigne sur la mobilité totale ou partielle du tympan, sur son degré de tension et de flaccidité, ainsi que sur son épaisseur et ses adhérences. C'est dans le quart postéro-supérieur de la membrane, puis dans les points où existe un reflet lumineux que les mouvements de la membrane se découvrent le mieux.

S'il y a une inversion de la membrane, c'est-à-dire si celle-ci est enfoncée vers la caisse, la raréfaction de l'air attirera le tympan en dehors, pourvu que les mouvements des osselets soient libres. Au contraire, la membrane adhère-t-elle à la paroi interne de la caisse, sa projection au dehors sera moindre, ou même nulle.

Pour permettre aux assistants de voir l'image du tympan pendant que l'observateur examine l'oreille, on emploie le miroir de Grünfeld ou celui de Noltenius.

Miroir de Grünfeld (A. fig. 45). — Cet instrument se compose d'une petite glace articulée à une pince destinée à s'appliquer au pavillon du speculum. En l'inclinant à 45 degrés, les rayons réfléchis viennent former image sur le miroir, ce qui permet aux assistants placés en face de ce miroir de voir l'image du tympan.

Miroir de Noltenius (A. fig. 46). — C'est un petit miroir rectangulaire qui se fixe au réflecteur par des crochets ; grâce à un ressort à boudin le miroir peut être déplacé ou enlevé du réflecteur. On fait varier la position de ce miroir jusqu'à ce que l'image lui soit renvoyée, ce qu'on obtient facilement après quelques tâtonnements.

Difficultés de la technique. — Si l'on fait usage du speculum tubulaire qui refoule sur les côtés les poils du conduit, on ne trouve guère comme obstacle qu'un rétrécissement du canal, ou un repli de la peau formé, chez certaines personnes âgées, à l'union des portions osseuse et cartilagineuse, ou encore une voussure de la partie antérieure du conduit osseux, tous obstacles qui cachent la partie antérieure du tympan. On remédie à ces inconvénients en employant un speculum de petit calibre, dont on incline fortement l'extrémité externe en arrière pendant qu'on attire l'oreille en haut et en arrière.

Si des lamelles épidermiques ou une accumulation de cérumen gênaient l'examen, on les enlèverait avec une pince ou une curette ; au besoin, on ferait une injection dans le conduit si ces matières étaient en trop grande abondance.

L'introduction du speculum dans l'oreille donne parfois aux malades des quintes de toux. Ce phénomène est produit par la compression de quelques rameaux du pneumogastrique qui se distribuent à la peau du conduit. Pour l'éviter, il suffit de retirer légèrement le speculum de manière à ce qu'il ne touche plus les parties profondes voisines de la portion osseuse.

DE L'ASPECT NORMAL DU TYMPAN

Cette membrane déprimée en forme d'ombilic est inclinée sur l'axe du conduit en formant avec la paroi postérieure et supérieure de ce dernier un angle d'environ 140 degrés. Le tympan réfléchit une partie de la lumière projetée sur lui, et laisse passer l'autre partie dans la caisse. Une partie de la lumière projetée sur le promontoire se perd, tandis que le reste revient frapper l'œil de l'observateur. La couleur du tympan est donc une lumière complexe et composée : 1° de celle qui lui est propre ; 2° de celle qui provient de l'éclairage employé, et 3° de celle qui est fournie par les rayons réfléchis par le promontoire.

La lumière du tympan varie avec l'âge, l'éclairage et aussi avec son rapprochement plus ou moins grand du promontoire.

A la lumière naturelle, le tympan paraît violet ; sa coloration est d'autant plus vive, que le sujet est plus jeune.

A la lumière artificielle, il paraît gris terne, non transparent chez l'enfant ; il est gris perle, translucide chez l'adulte et gris blanchâtre, moins transparent, chez le vieillard.

Son segment antérieur semble plus sombre que son segment postérieur.

Outre cette teinte générale, la membrane présente encore des teintes invariables telles que celles de l'apophyse externe, du manche du marteau et du triangle lumineux.

D'autres ne sont pas toujours visibles, elles sont produites par la poche antérieure, la poche postérieure, la corde du tympan, la grande branche de l'enclume, la branche postéro-inférieure de l'étrier et la niche de la fenêtre ronde.

APOPHYSE EXTERNE (fig. 16, 1). — L'apophyse externe ressemble à une pustule d'acné. Elle est d'un blanc jaunâtre ou d'un gris blanchâtre à la lumière artificielle, et jaune verdâtre à la lumière naturelle. On la prend ordinairement comme point de repère dans l'examen du tympan.

MANCHE DU MARTEAU (fig. 16, 5). — Il continue l'apophyse externe en bas et en arrière sous forme d'une ligne blanc jaunâtre. Il s'arrête à peu près vers le centre de la membrane, à l'ombilic, par un évasement gris jaunâtre en forme de spatule. Cette opacité ombilicale semble due à un dépôt de cellules cartilagineuses autour de l'extrémité inférieure du manche du marteau.

Cet osselet est variable de grosseur, de forme et d'obliquité. Son extrémité infé-

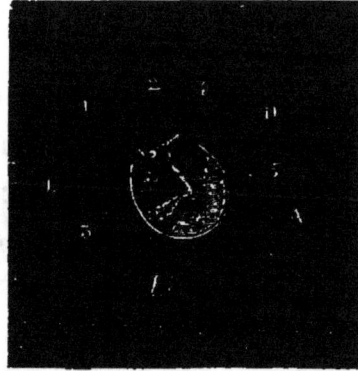

Fig. 16. — Tympan normal.
CAD, cadre osseux du tympan : 1, apophyse externe du marteau ; 2, membrane de Schrapnell ; 3, pli antérieur ; 4, pli postérieur ; 5, manche du marteau ; tl, triangle lumineux.

rieure peut être droite, recourbée, étroite ou élargie en spatule. Son bord antérieur est bien dessiné. On voit souvent sur le manche des vaisseaux qui se congestionnent facilement.

TRIANGLE LUMINEUX (fig. 16, tl). — Comme son nom l'indique, il a une forme triangulaire à sommet dirigé vers l'extrémité inférieure du marteau, avec lequel il forme

un angle obtus d'autant plus grand, que l'inclinaison est
moindre. Il est dû à l'obliquité et à la courbure du tympan, et est produit par la réflexion des rayons lumineux,
car la portion antérieure du tympan est placée juste en face
de l'axe visuel.

Il est très variable de forme : parfois il est bien dessiné,
d'autres fois il manque complètement. Tantôt ses bords
sont un peu vagues et son sommet tronqué ; tantôt il est
divisé en deux parties, ou n'est représenté que par un point
à l'ombilic ou à la périphérie. Sa base n'atteint jamais la
périphérie du tympan. Ces modifications indiquent que
la partie antérieure du tympan n'est plus perpendiculaire
au rayon visuel.

PLI POSTÉRIEUR (fig. 16, 4). — Il va horizontalement de
l'apophyse externe vers la partie postérieure de la membrane. Blanc à la lumière artificielle, il paraît violet à la
lumière naturelle. Il forme la limite inférieure de la *poche
postérieure* qui semble grisâtre.

CORDE DU TYMPAN. — Au-dessous de la poche postérieure on voit parfois une partie de la corde du tympan
qui paraît blanc jaunâtre à la lumière naturelle et blanchâtre à la lumière artificielle.

ENCLUME, ÉTRIER (fig. 17). — Derrière le manche du
marteau et parallèlement à cet osselet, on aperçoit quelquefois une partie de la grande branche de l'enclume (*en*),
ainsi que la branche postéro-inférieure de l'étrier (*et*).
Ces osselets se présentent sous l'aspect d'une traînée
blanchâtre à angle ouvert en haut et en arrière.

PROMONTOIRE (fig. 17, *p*). — Dans la moitié postérieure
du tympan, vers ses parties moyennes, on remarque une
teinte plus claire produite par les rayons réfléchis du
promontoire.

NICHE DE LA FENÊTRE RONDE (fig. 17, *r*). — En arrière et immédiatement au-dessous du promontoire on distingue l'ombre projetée par la niche au fond de laquelle est la fenêtre ronde.

ANNEAU TENDINEUX. — On observe à la périphérie de la membrane, surtout en avant, une coloration gris tendineux, ressemblant à l'arc sénile de la cornée, c'est l'anneau tendineux qui fait défaut à la partie supérieure du tympan, où il se termine quelquefois par deux saillies blanc jaunâtre assez nettes.

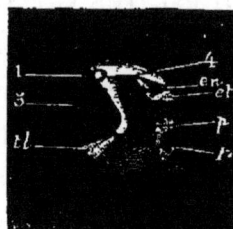

Fig. 17. — Tympan normal.

1, apophyse externe ; 4, pli postérieur ; 5, manche du marteau ; *tl*, triangle lumineux ; *en*. grande branche de l'enclume ; *et*, branche postéro-inférieure de l'étrier ; *p*. promontoire ; *r*, fenêtre ronde.

En cet endroit, la substance propre du tympan manque ; la membrane est constituée uniquement par l'adossement de la muqueuse et de la couche cutanée : c'est cette partie que l'on nomme *membrane flaccide de Schrapnell* (fig. 16, 2) ; son sommet est à l'apophyse externe du marteau.

C'est par la membrane de Schrapnell que les vaisseaux arrivent à la partie supérieure du tympan. Quand il y a hypérémie, ils deviennent très visibles sous forme de faisceau rouge qui se prolonge sur le manche du marteau.

Inclinaison, courbure du tympan. — L'on sait que la membrane du tympan a la même grandeur chez l'enfant et l'adulte. Si cependant, chez le premier, la membrane paraît beaucoup plus petite, c'est qu'elle est horizontale [1]. En effet, par suite du raccourcissement dû à la perspec-

---

[1] Chez l'adulte, la membrane est inclinée de telle sorte, par rapport à l'axe du conduit auditif, qu'elle forme avec la paroi supérieure et postérieure du canal osseux un angle de 140 degrés environ.

tive, l'étendue superficielle de la membrane nous semble
d'autant plus petite, que celle-ci est plus fortement inclinée
sur l'axe du conduit. Aussi l'impression de grandeur
diffère-t-elle beaucoup d'individus à individus, suivant le
degré d'inclinaison du tympan par suite d'affections de
l'oreille moyenne.

Ainsi, lorsque la membrane du tympan est concave, le
manche incliné vers la caisse est vu en raccourci, pendant
que son apophyse externe parait saillante. Au contraire,
lorsque cette membrane est refoulée en dehors, le manche
tendant à devenir vertical paraît plus allongé, l'apophyse
externe forme alors une saillie peu accusée.

CHAPITRE IV

RHINOSCOPIE ANTÉRIEURE

Speculum. — Technique. — Aspect normal des fosses
nasales par la rhinoscopie antérieure

SPECULUMS

On se contentait jadis d'écarter les narines, en relevant
le lobule du nez en haut et en arrière ; mais par ce procédé
on ne peut guère voir que la face interne des ailes du nez,
et les parties antérieures de la cloison et du cornet inférieur, c'est-à-dire qu'une faible partie de la muqueuse
nasale.

Aussi, lorsque l'on veut examiner les fosses nasales, faut-
il se servir d'un speculum spécial.

Le *speculum du nez* semble avoir été employé pour la
première fois par Dionis, au commencement du siècle
dernier. Son spéculum était un instrument de dilatation.

En 1839, Markuzowzki modifia le *speculum auris* de
Kramer pour l'appliquer à l'examen des fosses nasales.
Mais c'est à M. Duplay qu'on doit l'instrument employé
couramment.

Cet instrument a subi de nombreuses modifications.

Toutefois, on peut ranger en quatre classes les différents
genres de speculums communément employés :

Speculums pleins ou tubulaires ;

—   univalves ;

—   bivalves ;

—   trivalves.

Speculums pleins ou tubulaires. — En métal ou en
caoutchouc durci, ils ont la forme d'un tronc de cône dont
les faces peuvent être légèrement aplaties de manière à
présenter des ouvertures ovalaires, comme le speculum
de Sigmund (A. fig. 47), ou
celui de Lange (fig. 18). Ces
speculums ont ordinairement
une longueur de 3 à 4 centimètres.

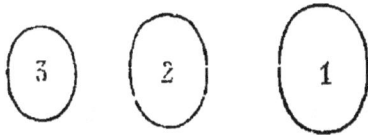

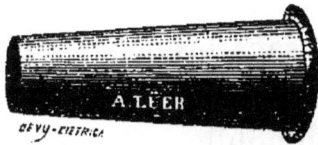

Zaufal a fait construire
un long entonnoir destiné à
permettre l'examen du pharynx par la rhinoscopie antérieure. Ce speculum (A.
fig. 48), dont la partie évasée

Fig. 18. — Speculum de Lange.

a 3 centimètres de long, présente une longueur totale de
10 centimètres environ ; son ouverture nasale varie de 3 à
7 millimètres de diamètre.

Il est rare qu'on ait besoin de l'employer, car, quand on
peut l'introduire dans les fosses nasales, on aperçoit ordinairement la paroi postérieure du pharynx avec le speculum ordinaire, ou tout au moins après un badigeonnage
des cornets avec une solution de cocaïne.

Speculums univalves. — Les speculums univalves sont
destinés à être appliqués soit sur le plancher des fosses
nasales (A. fig. 49), soit le long de leur paroi latérale, de

manière à attirer celle-ci en dehors, ou encore au niveau de l'angle dièdre formé par la sous-cloison et la paroi externe du méal (A. fig. 50).

Speculums bivalves. — Les speculums bivalves sont formés de deux valves métalliques creusées en forme de gouttière, et réunies entre elles par une articulation (fig. 19 et A. fig. 51, 52, 53, 54, 55, 56, 57), ou montées sur un manche articulé formant habituellement avec les valves un angle légèrement obtus (A. fig. 58, 59, 60, 61, 62, 63 et 64).

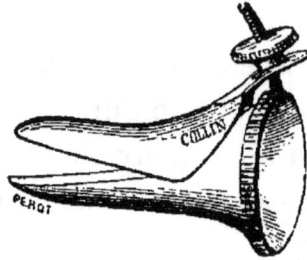

Fig. 19. — Speculum de Duplay

L'une des valves s'applique le long de la cloison, et l'autre sur la paroi externe des fosses nasales [1].

Dans les speculums sans branches, l'une des valves, celle qui repose sur la cloison, est habituellement immobile.

Outre ces nombreux modèles, il existe encore une série de speculums formés de deux valves reliées par une tige faisant ressort (A. fig. 65, 66, 67, 68 et 69), ou par des branches articulées comme dans le speculum de Fränkel (fig. 20, et A. fig. 70 et 71), etc.

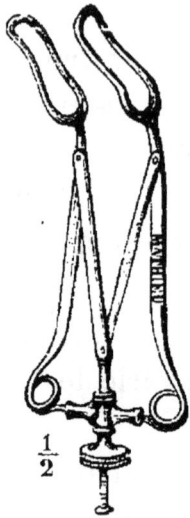

Fig. 20. — Speculum de Fraenkel.

Un certain nombre de speculums bivalves ont été construits dans le but d'examiner la partie profonde des fosses nasales (A. fig. 73), et même le pharynx nasal (A. fig. 74).

_____

[1] A ces différents speculums, on peut adapter un réflecteur fixé à l'une des branches (A. fig. 75).

Speculums trivalves. — Ceux-ci présentent de plus que les bivalves une valve inférieure qui repose sur le plancher des fosses nasales (A. fig. 76 et 77).

Choix d'un speculum. — Il faut rejeter tout d'abord l'emploi des speculums univalves et trivalves, car les premiers n'écartent pas suffisamment les parois, et les seconds ont une valve inférieure inutile.

Le speculum plein a l'inconvénient de laisser engager dans son ouverture des sécrétions muqueuses ainsi que du sang, de plus il masque le champ visuel.

Le speculum bivalve, au contraire, donne une vue d'ensemble de toutes les fosses nasales.

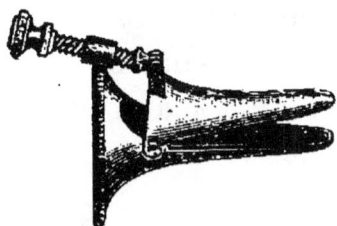

Il faut choisir un speculum dont les valves aient une largeur en rapport avec la fosse nasale à examiner. De plus, la valve externe doit présenter une double courbure, de manière que l'instrument étant en place puisse se maintenir par l'écartement modéré des valves. Le speculum représenté dans la figure 21 répond parfaitement à ce but.

Fig. 21. — Speculum de Voltolini avec courbure modifiée des valves.

Il est utile parfois d'employer un speculum à valve fenestrée (fig. 22), pour voir les parties antérieures, car il arrive quelquefois qu'avec la valve pleine on cache une petite perforation de la cloison ou une autre lésion telle qu'abcès ou ulcération du méat.

On peut toutefois reprocher à cet instrument fenestré de laisser passer les poils dans le champ visuel, mais cela ne se rencontre que chez les personnes ayant le méat garni d'un grand nombre de poils, car quelques vibrisses ne suffisent pas pour masquer la vue.

Le speculum bivalve sans branches offre l'avantage sur les speculums à branches de permettre de prendre avec les doigts un point d'appui sur le nez, ce qui empêche les instruments de sortir de la cavité nasale ; de plus, la main ne vient pas s'appliquer au-devant de

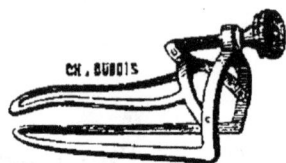

Fig. 22. — Speculum grillagé de J. Baratoux.

La valve droite s'applique le long de la cloison.

la bouche du patient, comme cela arrive lorsque l'on emploie la plupart des speculums à longues branches. Cependant avec quelques-uns des speculums de ce genre on évite cet inconvénient, car l'instrument peut tenir en place sans qu'on le maintienne avec la main, et cela

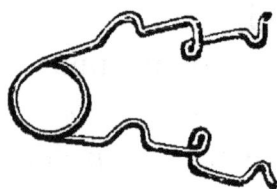

Fig. 23. — Écarteur des ailes du nez de Palmer.

grâce à son poids léger, à la forme de ses valves, et à la vis de pression qui les tient écartées. De cette façon on a l'avantage d'avoir les mains libres pour les opérations.

Quoiqu'il existe un instrument formé de

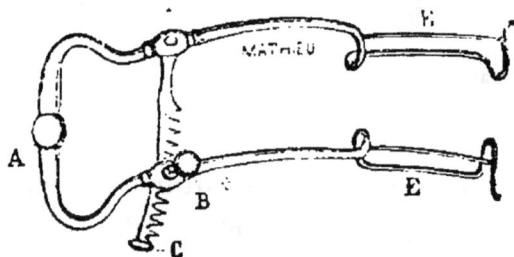

Fig. 24. — Écarteur à crémallière.

deux crochets recourbés s'appliquant sur les parois du méat et reliés par une bande élastique qui passe derrière la tête du patient, il est préférable d'avoir recours à l'écarteur de Palmer (fig. 23), ou mieux à un speculum analogue à l'écarteur des paupières (fig. 24), dont l'écartement des branches est tempéré par une crémaillère.

Position du malade. — Comme nous ne faisons usage que de l'éclairage réfléchi, nous plaçons notre lampe mobile sur son pied ou sur sa tige, un peu en arrière et à droite du patient pour que notre main droite ne vienne pas intercepter les rayons lumineux lors de l'exploration ou d'une intervention chirurgicale.

Le malade est assis devant l'opérateur, de telle sorte que l'œil de celui-ci soit placé à la hauteur de l'organe à examiner. Le plancher des fosses nasales doit se trouver dans le plan horizontal, c'est-à-dire que le malade ne relèvera pas la tête en l'air, comme il a la tendance à le faire la plupart du temps.

Avant d'introduire l'instrument ayant préalablement séjourné pendant quelques minutes dans de l'eau bouillante et dans un liquide antiseptique, il est nécessaire de bien examiner l'entrée des fosses nasales en relevant le lobule du nez du patient, en haut et en arrière avec le pouce de la main gauche, ou en écartant l'aile du nez avec l'une des valves du speculum.

Si l'on se sert du speculum plein, on en dirige l'extrémité amincie vers les fosses nasales parallèlement au bord antérieur du nez, c'est-à-dire dans le sens de l'angle dièdre formé par la cloison et la paroi externe, puis on le ramène parallèlement au plancher en lui faisant exécuter des mouvements de demi-rotation.

Le speculum bivalve est introduit fermé suivant l'axe de la fosse nasale, c'est-à-dire d'avant en arrière et de bas en haut, jusqu'à ce qu'on éprouve une certaine résistance, puis on le ramène vers le plan horizontal en écartant doucement les valves au moyen de la vis de pression que porte tout bon speculum.

La valve immobile doit être appliquée contre la cloison, la valve mobile répond alors à la paroi externe du nez.

L'instrument est maintenu dans cette position avec le pouce et l'index de la main gauche, pendant que les autres doigts reposent sur le dos du nez.

Il faut faire en sorte d'enfoncer le speculum jusqu'au niveau de l'extrémité antérieure du cornet inférieur, et de bien le maintenir refoulé vers l'intérieur de la fosse nasale en évitant une pression trop brusque.

La technique diffère un peu avec l'emploi des speculums à branches. Si celles-ci sont courtes, on peut encore suivre la méthode précédente pour introduire l'instrument dont le manche peut être parfois dirigé en haut.

Si, au contraire, elles sont longues, les valves sont introduites parallèlement au plancher, car l'extrémité inférieure du manche buterait contre le maxillaire inférieur. Au reste, quelques-uns de ces speculums peuvent être employés en dirigeant le manche en haut.

Emploie-t-on le speculum de Palmer, on ramène par pression aussi près que possible l'une de l'autre les deux branches, puis on fait passer sous l'aile du nez l'une des parties terminales, tandis que l'autre est introduite consécutivement au niveau de la sous-cloison. La petite saillie formée par l'extrémité coudée à angle droit empêche l'instrument de pénétrer dans les fosses nasales, en faisant saillie sur la face externe du nez.

Dans certains cas, les speculums à branches, tels que celui de Fraenkel, peuvent être utilisés en introduisant une branche dans chaque narine.

Obstacles à la rhinoscopie. — Comme obstacles à la rhinoscopie antérieure, il faut signaler l'étroitesse de l'orifice, chez l'enfant principalement. Dans ce cas, il suffit d'employer un speculum à valves très étroites ayant la forme de celui représenté dans la figure 21, ou encore un speculum tubulaire de l'oreille.

Y a-t-il une saillie de la cloison ou même une hypertrophie du cornet, il faut éviter de faire buter le speculum contre la muqueuse que l'on pourrait déchirer. Cet accident est rare avec les speculums bivalves si l'on a soin de suivre des yeux l'introduction de l'instrument. C'est du reste une chose indispensable que de diriger constamment la lumière dans l'intérieur du speculum de manière à examiner les parties qui se présentent tour à tour sous le regard.

Un badigeonnage des fosses nasales avec une solution de cocaïne au 1/20 décongestionne la muqueuse qui se rétracte et donne ainsi un plus vaste champ d'examen.

Il n'est pas rare que l'exploration soit gênée par la présence de produits de sécrétion accumulés dans les fosses nasales au point de cacher une partie de la muqueuse. Il suffit alors de nettoyer les cavités avec une tige garnie d'ouate hydrophile.

Si ces matières sont desséchées ou adhérentes, on peut les ramollir par une pulvérisation ou une irrigation, comme nous l'indiquerons plus loin. On pourra même les enlever avec une pince appropriée à cet usage.

Rhinoscopie moyenne. — On a essayé d'obtenir l'image des fosses nasales au moyen d'un petit miroir introduit par la partie antérieure de ces cavités : la cocaïne ame-

nant la rétraction de la muqueuse rend contestable l'utilité de cette méthode.

**Rhinoscopie antérieure avec éclairage par le pharynx
nasal.** — Dans certains cas, il peut être avantageux d'éclairer le pharynx pour permettre d'apercevoir plus facilement les parties postérieures des fosses nasales que l'on
examine avec le speculum introduit comme à l'ordinaire.
On fait alors usage d'une petite lampe électrique portée
sur un manche coudé qui est introduit par la bouche jusqu'au pharynx au niveau du méat moyen.

On peut encore modifier cette manière d'explorer les
fosses nasales en se servant d'une petite lampe dont les
conducteurs sont formés l'un par une tige rigide élargie
en cupule pour recevoir la lampe, l'autre par un tube
mince entourant la seconde électrode ; une couche isolante
sépare les deux conducteurs. Cet instrument introduit par
le méat pénètre dans la fosse nasale aussi profondément
qu'il est convenable.

DE L'ASPECT NORMAL DES FOSSES NASALES PAR LA RHINOSCOPIE ANTÉRIEURE

En relevant simplement le lobule du nez, on ne voit
guère que le vestibule, c'est-à-dire une cavité oblongue
dont la paroi externe correspond aux deux tiers inférieurs du cartilage latéral et s'étend plus loin en arrière
que la paroi interne, formée par la face interne de la portion retournée de ce cartilage.

Sur la peau qui recouvre ces parties s'implantent les poils ou vibrisses destinés à protéger l'entrée du nez.

Au fond du vestibule est l'ouverture des narines antérieures.

Avec le speculum on voit l'extrémité antérieure du cornet inférieur qui se présente sous la forme d'une saillie hémisphérique rougeâtre, et la partie de la portion cartilagineuse de la cloison qui lui fait face. L'extrémité antérieure du cornet est séparée du plancher par un espace variable avec les sujets.

Si, pendant que le malade incline la tête en avant, on relève légèrement le pavillon du speculum, on aperçoit la surface convexe et le bord inférieur du cornet inférieur que l'on peut suivre souvent dans toute son étendue.

On aperçoit également le méat inférieur dont on ne voit généralement que la moitié antérieure au plus, et la partie de la cloison faisant face au cornet inférieur.

Dans certains cas, où le cornet est peu considérable et accolé à la paroi externe, le méat prend la forme d'une fente. On aperçoit alors la partie postérieure du pharynx, la partie supérieure du voile du palais, et l'orifice de la trompe d'Eustache.

Pour bien voir la trompe, il faut recommander au malade d'exécuter un mouvement de déglutition ou de prononcer la lettre é. A ce moment, la lèvre postérieure du bourrelet se dirige forcément en dedans et en arrière, de telle sorte que l'orifice tubaire s'élargit d'avant en arrière, en même temps que le voile du palais s'élève et forme un pli épais et transversal qui s'enfonce en dehors dans l'orifice de la trompe. Ces deux bourrelets en se croisant devant l'ouverture du speculum forment un angle très net.

Dans quelques cas favorables, on peut apercevoir la

lèvre postérieure de la trompe qui se continue avec le pli salpingo-pharyngien. Ces derniers détails se voient plus facilement avec le speculum de Zaufal (A. fig. 49) ou mieux encore en badigeonnant la muqueuse avec uné solution de cocaïne au 1/10.

A l'état normal, la muqueuse au niveau du méat inférieur et de la cloison est étroitement appliquée sur l'os, aussi les contours des surfaces osseuses qu'elle revêt s'accusent-ils avec netteté.

La face supérieure du cornet inférieur est également bosselée. L'extrémité antérieure et la face convexe de ce même cornet sont habituellement renflées, ce qui est dû à la présence du tissu érectile. Aussi faut-il tenir compte des oscillations fréquentes et rapides que subit la déplétion sanguine du cornet inférieur, oscillations auxquelles correspondent des variations dans la largeur du méat inférieur. On voit même des gonflements pathologiques se dissiper passagèrement sous l'influence d'une émotion, aussi peuvent-ils échapper quelquefois à un premier examen.

En inclinant légèrement la tête en arrière, on remarque le cornet moyen dont la muqueuse est plus étendue et plus pâle que celle du cornet inférieur. On ne voit qu'une faible partie de la surface externe ou concave du cornet moyen, et par conséquent une légère portion du méat moyen.

On aperçoit aussi la partie inférieure de la surface convexe de ce cornet qui se rapproche de la cloison pour former la *fente olfactive* dans les parties supérieures de laquelle le regard ne pénètre que rarement.

Le bord inférieur du cornet moyen, après avoir formé un angle obtus, se dirige en haut et en avant.

Veut-on suivre plus en haut l'extrémité antérieure du cornet moyen, la tête doit être renversée davantage sur la nuque. On voit ainsi : la portion antérieure de la voûte nasale, la partie antérieure de la paroi latérale des fosses nasales qui avoisine le méat moyen et aussi la partie antérieure du cornet supérieur qui se présente sous l'aspect d'une saillie triangulaire de couleur rougeâtre ; toutefois, la plupart du temps, ce cornet est invisible.

La partie postérieure de la voûte est cachée par le rapprochement de la cloison et du cornet moyen.

La cloison est visible dans la plus grande partie de son étendue, si ce n'est dans sa portion supérieure et dans sa partie postérieure.

A partir de l'âge de sept ans, même avant, car nous en avons vu des exemples chez des enfants de dix-huit mois, la cloison est rarement tout à fait symétrique ; elle est généralement déviée d'un côté ou de l'autre, principalement à gauche.

Si la cloison est rectiligne, elle présente fréquemment des saillies irrégulières, surtout à la partie inférieure et postérieure du vomer. Souvent il existe aussi de petites exostoses à l'union de la lame perpendiculaire de l'ethmoïde, du vomer et du cartilage de la cloison.

L'examen des fosses nasales est facilité par l'application d'une solution de cocaïne qui détermine un accolement absolu de la muqueuse au squelette, d'où il résulte un élargissement notable des cavités. Mais, comme la cocaïne produit sur la muqueuse une action de constriction des vaisseaux, il en résulte un changement dans l'aspect normal des parties.

A l'état normal, la muqueuse est rosée, lisse et brillante, mélangée par places de teintes jaunâtres produites par le cartilage ou l'os sous-jacent.

A la lumière solaire, la muqueuse a une coloration gris rougeâtre ; elle offre un aspect marbré particulier dû à la présence de nombreux capillaires. A la lampe, ces détails disparaissent, et la muqueuse prend une coloration diffuse plutôt rouge jaunâtre.

CHAPITRE V

RHINOSCOPIE POSTÉRIEURE

Miroirs. — Technique. — Image des fosses nasales
par la rhinoscopie postérieure

MIROIRS

Nous avons dit précédemment que la rhinoscopie postérieure et la laryngoscopie présentaient entre elles une
grande analogie; en effet, dans ces deux méthodes
d'examen, on a recours au *miroir pharyngien.*

Nous appelons ainsi le miroir que l'on introduit dans
la cavité gutturale pour obtenir l'image du larynx et de
la cavité naso-pharyngienne, suivant que sa surface polie
ou réfléchissante est tournée en bas (laryngoscopie), ou en
haut (rhinoscopie postérieure).

Ce miroir se compose d'une surface réfléchissante
soudée à une tige métallique montée sur un manche.

Surface réfléchissante. — La surface réfléchissante
peut être en métal ou en verre recouvert d'une couche de
métal.

Si le miroir métallique a l'avantage de ne donner qu'une seule image, en échange il a l'inconvénient de se ternir et de se rouiller facilement; aussi, quoiqu'on puisse remédier en partie à ce défaut en le recouvrant d'une légère couche de glycérine, est-il préférable de se servir d'un miroir formé d'une lame de verre blanc, bien poli, sur laquelle est fixée une couche de tain au mercure ou mieux à l'argent ou au platine.

On reproche à ces miroirs de donner deux images, l'une fournie par la surface de la glace, et l'autre par celle de la couche métallique, mais cet inconvénient est de peu d'importance lorsque le verre est mince.

C'est un miroir ayant un peu plus d'un millimètre d'épaisseur qui remplit le mieux les conditions favorables, d'autant plus qu'il n'occupe que peu de place dans la gorge, et qu'il n'oblige pas à relever le voile du palais d'une façon exagérée dans la laryngoscopie.

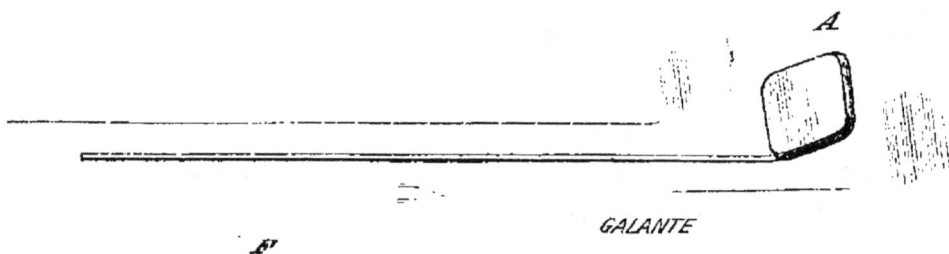

Fig. 25. — Miroir de Czermak.

Le miroir est serti dans une garniture métallique, en argent de préférence, qui ne doit pas recouvrir la surface de la glace de plus d'un millimètre. Il est important que le sertissage soit bien fait pour empêcher l'infiltration de l'eau entre la glace et la monture.

On a donné différentes formes au miroir pharyngien :

les uns, à l'exemple de Czermak, préfèrent la forme
carrée (fig. 25); les autres, comme Garcia et Turck, font
usage du miroir rond (fig. 26).

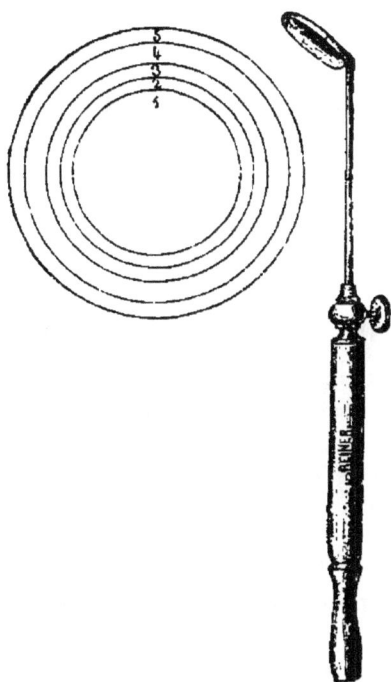

Le miroir carré irrite par
ses angles le pharynx et le
voile du palais ; il donne
toutefois une surface réfléchissante plus grande que
le miroir rond qui est mieux
supporté par les malades,
car les parties sensibles du
pharynx sont moins expo-
sées à être touchées.

L'on doit toujours em-
ployer de préférence le miroir le plus grand possible
afin d'envoyer sur l'organe
une plus grande quantité de
rayons lumineux. Aussi doit-
on posséder des miroirs de
différentes grandeurs, de

Fig. 26. — Miroir de Garcia.

manière à examiner facilement le pharynx ou le larynx
d'un enfant ou d'un adulte, d'une femme ou d'un homme.

Quatre à cinq miroirs sont suffisants pour répondre à
tous les besoins de la pratique : on leur donne ordinairement 13, 18, 22 et 27 millimètres de côté pour les miroirs
carrés, et les mêmes diamètres pour les miroirs ronds.
Les grands miroirs servent pour la laryngoscopie, les
petits pour la rhinoscopie. Il est évident que l'on se
servira de petits miroirs pour pratiquer la laryngoscopie
chez les jeunes enfants.

Il existe aussi des miroirs ovoïdes (A. fig. 78, B),

trapézoïdes ; d'autres sont rectangulaires d'un côté et arrondis de l'autre (A. fig. 79) ; tous sont inutiles, si ce n'est peut-être les miroirs ovales qui pourraient rendre des services dans certains cas d'hypertrophie des amygdales.

Tige. — La tige du miroir doit avoir environ 12 centimètres de longueur et 2 millimètres d'épaisseur. Elle est soudée en un point de la circonférence du miroir rond, ou à l'un des angles du miroir carré.

La tige et la glace doivent former un angle de 110 degrés pour la rhinoscopie, et de 130 degrés pour la laryngoscopie. Cet angle ne doit pas se faire sur la tige, mais à l'union de celle-ci avec le miroir. Il faut que la tige soit rigide afin d'empêcher l'angle d'inclinaison de a glace de varier lorsqu'on refoule le voile du palais avec le miroir.

Pour la rhinoscopie postérieure on peut avec avantage incurver légèrement la tige à quelques centimètres, de son union avec la glace.

Manche. — La tige est montée sur un manche en bois, en caoutchouc durci, en ivoire, etc., qui doit avoir environ 10 centimètres de longueur.

La tige peut être fixée au manche, ou glisser dans celui-ci ; alors une vis de pression maintient la tige à la longueur voulue (fig. 26).

Certains praticiens préfèrent les manches ronds (fig. 26) ; d'autres, les manches à faces octogonales (fig. 25) : peu importe la forme, pourvu que le manche ne soit ni trop volumineux ni trop mince, et qu'il puisse être facilement maintenu entre les doigts.

Il est bon d'avoir les manches de couleurs différentes, noirs et blancs, par exemple, afin de réserver une de ces couleurs aux malades atteints d'affections contagieuses. Il est préférable que chaque patient ait son instrument, si cela est possible.

Quand on achète un miroir, il faut s'assurer que la glace est bien sertie dans la monture. Pour cela, on prend l'instrument par l'extrémité du manche, et l'on frappe avec le bord de la glace quelques coups secs sur un corps résistant. On évite ainsi de voir la glace tomber dans le larynx du patient, comme cela arrive parfois lorsqu'on néglige de faire subir cette petite épreuve aux miroirs dont la glace détériorée a été remplacée par un verre un peu plus épais.

TECHNIQUE

L'examen des cavités pharyngienne et laryngienne doit se faire au moment où la digestion ne crée pas de difficultés.

Comme nous ne faisons usage que de l'éclairage réfléchi, nous laisserons de côté l'examen de ces organes à l'aide de la lumière directe.

Nous avons déjà recommandé plus haut l'emploi du gaz avec le bec Aüer ou du pétrole avec la lampe Bernard Lempereur. Ces lampes doivent être montées sur une tige ou sur un socle mobile permettant de les élever ou de les abaisser à volonté.

La lampe doit être placée un peu en avant du patient de telle façon que la flamme se trouve à la hauteur de la bouche (fig. 27).

L'opérateur est assis devant le malade qui tient les

genoux rapprochés. La tête du patient doit être droite
ou légèrement inclinée en avant pour que le voile **du**
palais s'éloigne de la paroi postérieure du pharynx. Quelquefois même la tête devra être penchée plus en avant
afin de faciliter l'examen de la partie postérieure des
cornets inférieurs. Dans ce dernier cas, on fait asseoir **avec**

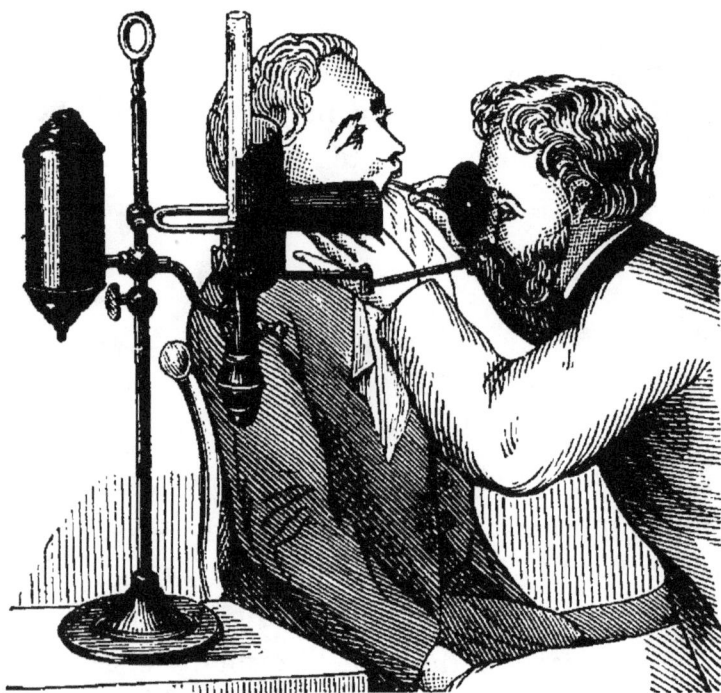

Fig. 27. — Position du malade et du médecin (le dessin représente un malade su
lequel on pratique la laryngoscopie.)

avantage le malade sur un siège plus élevé que celui **du**
médecin.

On engage le patient à ouvrir largement la bouche, **et**
on dirige vers son pharynx la lumière reçue sur le réflecteur frontal.

Il est utile et même presque toujours indispensable **de**
déprimer la langue avec une spatule métallique droite **on**

coudée dans le genre de celle de B. Fraenkel (fig. 28), ou
de Turck, mais toutefois sans les rainures de la face linguale de ce dernier instrument (fig. 29, et A. fig. 81, 82, 83,
84, 85, 86, 87 et 88). Nous donnons la préférence à un
abaisse-langue métallique, dans le genre de celui que
représente la figure 30.

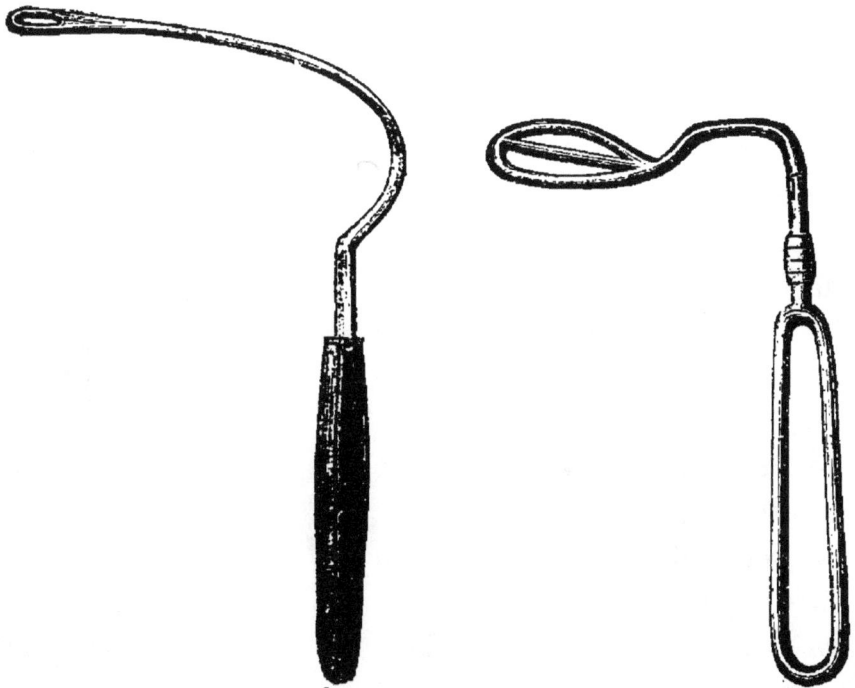

Fig. 28. — Abaisse-langue de Fraenkel.   Fig. 29. — Abaisse-langue de Thost.

L'abaisse-langue peut être étroit, si les bords de la
langue ne se relèvent pas. On ne doit pas l'introduire
assez profondément dans la bouche pour qu'il vienne
toucher la base de la langue, car on déterminerait des
contractions et des nausées qui empêcheraient l'examen.
La langue doit reposer sur le plancher de la bouche.
La main gauche de l'opérateur, tenant la spatule, abaisse

la langue par une pression lente, mais énergique et croissante, avec un tour de main qu'on acquiert facilement par la pratique; on attire en même temps en avant la base de la langue, ce qui agrandit au maximum l'espace compris entre celle-ci et le voile du palais. Cette manœuvre s'obtient en élevant légèrement le manche de la spatule pendant que son autre extrémité bascule en bas et en avant.

On recommande au malade de respirer normalement par le nez; le voile du palais est alors pendant. On est quelquefois obligé de dire au malade de faire une forte et longue inspiration, comme s'il voulait aspirer l'odeur d'un flacon, ou encore de faire passer le son *an* par les fosses nasales. C'est à ce moment qu'on introduit le miroir pharyngien dans la bouche [1].

Si, la plupart du temps, on se sert d'un miroir ayant

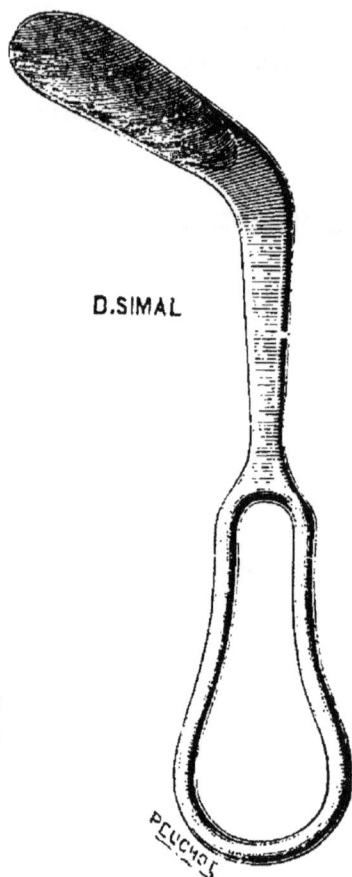

Fig. 30. — Abaisse-langue de Saint-Germain.

---

[1] Il est évident qu'au préalable on constatera l'état des dents, tant au point de vue héréditaire, qu'au point de vue des abcès des sinus ; il en sera de même des gencives qui peuvent nous renseigner sur l'intoxication hydrargyrique ou saturnine. On inspectera également la face interne des joues, la langue, la luette, les amygdales et le pharynx dont l'état peut fournir d'utiles indications.

environ 18 millimètres de diamètre, il ne faut pas oublier, comme nous l'avons déjà dit, qu'il est avantageux d'employer toujours le miroir le plus grand possible, en rapport avec les dimensions de l'isthme du gosier et du pharynx.

Ce miroir aura dû être préalablement lavé dans une solution antiseptique.

Pour empêcher la condensation de la vapeur d'eau contenue dans l'air expiré de se déposer sur la glace du miroir, il convient de chauffer préalablement la surface réfléchissante au-dessus de la lampe qui sert à l'éclairage, en la tenant à quelques centimètres au-dessus du verre. A ce moment la glace se couvre de buée qui disparaît rapidement.

Si l'on chauffait le miroir par sa face métallique, celle-ci étant bonne conductrice de la chaleur, le tain fondrait. On doit aussi éviter l'emploi de l'eau chaude qui laisse toujours une couche de liquide sur la glace, et qui permet l'entrée de quelques gouttes d'eau dans la sertissure du miroir, ce qui en altère le tain.

Avant d'introduire le miroir dans la cavité buccale, il est bon de s'assurer de son degré de chaleur en l'appliquant sur le dos de la main du malade. Il ne faut pas que le médecin prenne l'habitude de contrôler la chaleur du miroir en le mettant sur sa propre figure, comme cela se fait couramment, car il pourrait placer sur son visage un miroir malpropre ou souillé de virus syphilitique.

Tenant alors le miroir de la main droite, comme une plume à écrire et de manière que sa surface réfléchissante regarde en haut, l'opérateur l'introduit dans la bouche près de la commissure latérale gauche, et le porte jusqu'au

pharynx en évitant de toucher les parties environnantes.
Il passe le miroir soit à droite, soit à gauche de la
luette pour le placer soit au-dessous d'elle, au milieu
de l'isthme du gosier, de manière à avoir une vue d'ensemble, soit successivement sous la voûte de chaque
pilier, quand la longueur et la forme de la luette ne
permettent pas d'agir comme précédemment ; on obtient
alors des images partielles successives dont l'addition
constitue l'image totale.

On doit pas craindre d'aller jusqu'à la partie postérieure
de pharynx, car, au lieu d'obtenir l'image de la partie
postérieure des fosses nasales, l'on n'aurait que celle de
l'amygdale et du pilier, ou même celle des dernières
molaires avec l'arcade du voile du palais.

Les commençants feront bien de prendre un point
d'appui sur la paroi postérieure du pharynx, afin d'obvier
aux tâtonnements et aux tremblements qu'une main
inexpérimentée communiquerait au voile du palais.
Remarquons toutefois que chez certains sujets l'attouchement de la paroi postérieure détermine des réflexes
que l'on évitera en employant l'un des divers procédés
décrits plus bas.

Il est difficile de préciser l'angle sous lequel on doit
incliner le miroir, car il varie avec la position de la tête
du sujet et avec les diverses parties que l'on examine.
Nous en reparlerons à propos de la description de l'image.
Disons seulement que plus on veut voir les parties antérieures, plus la glace doit être dirigée en avant.

Le miroir étant en position, sa tige doit être dirigée
obliquement de bas en haut, et de dedans en dehors,
en même temps qu'elle est placée près de la commissure labiale gauche.

L'on peut prendre un point d'appui sur le maxillaire du malade avec les deux derniers doigts.

Dans les différents mouvements que l'on imprime au miroir, il faut avoir soin de ne pas le faire glisser, mais de lui faire exécuter un mouvement de charnière, tantôt horizontal, tantôt vertical, suivant que l'on désire inspecter les parties supérieures ou latérales du pharynx.

Difficultés de la technique. — Quoique chez la plupart des malades un médecin exercé arrive à obtenir un résultat dès le premier examen, il existe cependant des cas où il est nécessaire de préparer le patient, et de le soumettre à un exercice spécial.

Est-il pusillanime, l'appréhension détermine un état nerveux produisant des contractions de l'arrière-gorge, et de la gêne respiratoire. On y remédie en engageant le malade à respirer lentement pendant quelques instants ; puis on introduit le miroir dans la bouche en ayant soin de le retirer aussitôt, en disant qu'on a bien vu les diverses parties de la gorge : cela suffit souvent pour rendre confiance au malade, et pour atteindre soi-même le résultat désiré.

S'agit-il d'un enfant, il suffit souvent de faire devant lui l'examen d'une autre personne. En cas de refus, on a toujours la ressource de l'endormir, si l'on a absolument besoin de pratiquer l'examen rhinoscopique [1].

Certains individus, principalement les arthritiques et les gens qui font abus de l'alcool et du tabac, ont une telle irritabilité de la gorge, que l'effet d'ouvrir la bouche ou de sentir la spatule sur la langue détermine des nausées et des efforts de vomissements. Un gargarisme à

---

[1] Pour les ouvre-bouches, voir : *Difficultés de la laryngoscopie*, p. 66.

l'eau froide, un morceau de glace sucé un quart d'heure
avant l'examen, une pulvérisation bromurée, un badigeonnage à la cocaïne, ou mieux l'exercice d'abaisser la
langue avec une cuillère devant une glace suffiront toujours à obvier à cet inconvénient ; mais il faut se rappeler que de son côté le médecin devra éviter de toucher
les parois buccales et pharyngiennes avec l'instrument.

Parfois la langue remue avec
tant d'agilité qu'elle glisse
sou la spatule, et s'échappe
continuellement ; d'autres fois
aussi, elle se cabre avec tant de
force que même la pression la
plus énergique ne la fait point
céder. Dans ces cas, il faut fa-
tiguer cet organe par une série
de petites titillations ; quelquefois même on est obligé de
la tirer au dehors pendant que
le malade renverse la tête en
arrière. C'est dans ces circonstances que l'on peut recourir
avec avantage à l'emploi d'un
miroir spécial, *miroir de Fraen-*
kel (A. fig. 89), ou de Mathieu
(A. fig. 90), ou de Michel (fig. 31).
Ces miroirs sont articulés avec

Fig. 31. — Miroir articulé de
Michel.

leur tige : un ressort adapté au manche de l'instrument
permet de donner à la glace les différents angles d'inclinaison nécessaires. Ces miroirs ont ainsi l'avantage de
pouvoir être introduits plus facilement dans le pharynx.

Lorsqu'il existe des mucosités dans le pharynx, il

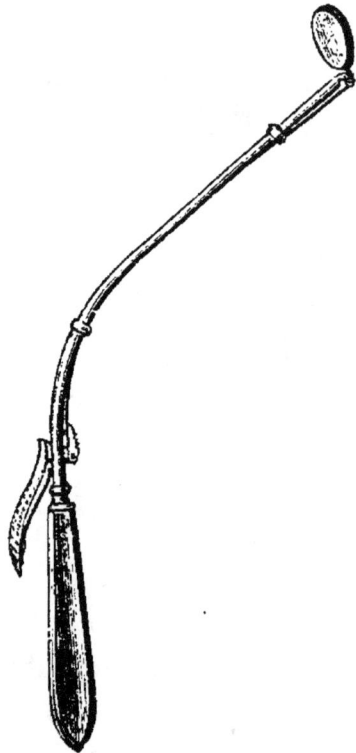

suffit de faire rincer la bouche du malade, ou de l'engager à avaler quelques gorgées de liquide.

Enfin, s'il existe des bulles d'air à enveloppe de mucus dans le pharynx nasal, ou encore, entre le voile du palais et la base de la langue, on les rompra en faisant prononcer la lettre *é* ou en les touchant avec une tige ; on évitera ainsi de souiller la glace du miroir.

Certains malades en ouvrant largement la bouche, ou en faisant de profondes inspirations par cette ouverture, portent leur voile du palais en arrière contre la paroi postérieure du pharynx. Il suffit la plupart du temps d'apprendre au patient à respirer par le nez, la bouche étant ouverte, ou d'avaler rapidement de l'air par saccades, la bouche et le nez étant ouverts, ou encore plus simplement à faire une aspiration par les fosses nasales, ou à prononcer du nez la syllabe *an*.

Nous condamnons la méthode de Turck qui consistait à attirer le voile du palais en avant au moyen d'une petite pince à calcul, ou à l'aide d'une anse de fil (A. fig. 91). Outre leur difficulté d'application et leur emploi douloureux, ces procédés ont l'inconvénient de laisser le voile du palais se déprimer et s'excaver dans sa partie moyenne.

Nous rejetons également l'usage d'un ruban de soie (Störk), ou d'une bande de caoutchouc (Wales), dont on introduit chacune des extrémités dans une fosse nasale pour les passer derrière le voile du palais, et les ramener ensuite par la bouche afin de pouvoir lier les deux bouts en avant sur la lèvre supérieure, ou derrière la tête du patient. Ce moyen est bien compliqué pour l'employer dans un simple examen ; il irrite la muqueuse et détermine une sécrétion abondante.

On a encore conseillé l'emploi de crochets palatins, tels
que ceux de Czermak (A. fig. 92), de Schrötter, de Bruns
(A. fig. 93), de Lublinski ou de Krishaber (A. fig. 94).

D'autres auteurs ont préconisé des instruments prenant
leur point d'appui sur le pharynx, et refoulant le voile du
palais en avant (A. fig. 95), ou saisissant la luette pour
l'attirer fortement en avant (A. fig. 96).

La plupart des auteurs, à l'encontre de Voltolini, disent
qu'il ne faut pas agir brutalement sur le voile du palais,
mais qu'il est préférable d'attendre que le tumulte du
début soit passé pour examiner le pharynx nasal.

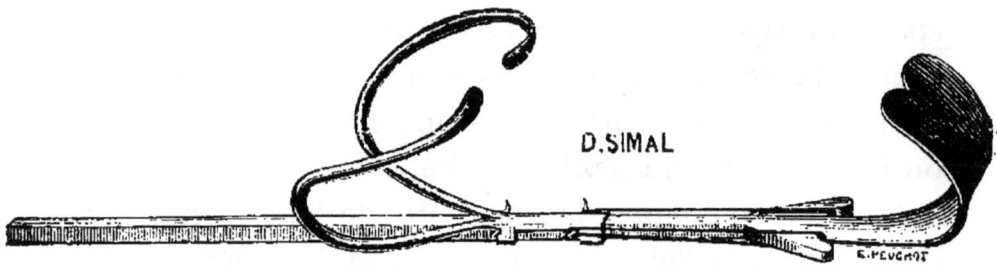

Fig. 32. — Relève-luette de Hopmann.

Si l'on veut avoir les mains libres, on confie le manche
du crochet à un aide, ou bien on emploie un relève-luette
qui se recourbe extérieurement de telle façon qu'il puisse
être maintenu sur la lèvre supérieure au moyen d'une vis
de pression (A. fig. 97, 98 et 99), ou mieux par un ressort
élastique (fig. 32). Il est évident qu'au préalable on aura
anesthésié la muqueuse, comme il est dit plus loin.

On a encore conseillé de faire usage du fixateur de la
langue de Ash (A. fig. 100), ou celui de Mathieu
(A. fig. 101), ce qui rend libre la main gauche pour tenir
le relève-luette, mais la langue glisse généralement sous
cet instrument, aussi son emploi est-il souvent inutile.

Ce n'est que dans les cas d'opérations qu'il faut recou-

rir aux speculums buccaux (A. fig. 102 et 103), ou aux
appareils composés d'ouvre-bouche avec fixateur de la
langue (A. fig. 104, 105 et 106), ou avec fixateur linguo-
maxillaire (A. fig. 107).

Toutefois, si avec les crochets palatins on peut placer
le miroir plus haut et, par conséquent, si l'on aperçoit
mieux les parties que l'on examine, il faut savoir que
l'application de ces instruments est désagréable et même
parfois douloureuse.

De plus, le relève-luette n'a souvent d'autre effet que
de rendre l'examen impossible, car le contact de l'instrument avec la face postérieure du voile du palais ou de la
base de la langue provoque des contractions et des nausées, ce qui fait que le voile du palais glisse derrière l'instrument. Il est vrai qu'on peut anesthésier préalablement
le pharynx avec une solution de cocaïne, ou mieux avec
une insufflation de poudre (cocaïne et sucre mélangés à
parties égales); mais néanmoins, la plupart du temps, ce
que l'on gagne par une traction énergique exercée sur le
voile, on le perd par suite de la saillie des parois latérales
du pharynx qui, sous l'influence de cette manœuvre irritante, se rapprochent de la ligne médiane à la manière de
rideaux.

Au reste, nous ne conseillons guère l'emploi des crochets qui ne nous ont rendu que très peu de services pour
l'examen du pharynx nasal, à part le crochet en alumi-
nium dont la traction sur le voile est produite par l'élasticité de deux rubans de caoutchouc (fig. 32).

Nous passerons sous silence les différents instruments
appelés improprement rhinoscopes postérieurs, tels que
ceux de Duplay (A. fig. 108), de Störk (A. fig. 109), de
Baxt (A. fig. 110), etc., ainsi que les abaisse-langues aux-

quels on a adapté différents miroirs, comme celui de Bruns
(A. fig. 111), car ils ne font que compliquer l'examen,
quand ils ne le rendent pas impossible.

La luette est parfois gênante à cause de sa longueur ;
elle peut non seulement cacher l'image, mais encore se
placer sur la surface réfléchissante du miroir. Dans ce
cas, il faut mettre le miroir alternativement de chaque
côté de la luette, de manière à voir tour à tour l'image
des deux parties du pharynx.

Nous nous opposons à la résection de la luette dans le
but de faciliter l'examen rhinoscopique.

Rhinoscopie par double réflexion. — Cette méthode
consiste à pratiquer la rhinoscopie postérieure à l'aide de
deux miroirs, dont l'un ayant la forme ordinaire reçoit
l'image du deuxième muni d'une longue tige recourbée
et inclinée à angle droit ou légèrement aigu. D'après
Voltolini, ce procédé peut être utile pour apercevoir l'orifice de la trompe et la face supérieure du voile du palais,
mais nous croyons que l'on peut s'en passer facilement,
car c'est compliquer le mode d'examen sans résultat.

Il en est de même du miroir de Voltolini (A. fig. 112)
qui est destiné à renvoyer dans une deuxième glace
l'image de la paroi postérieure du pharynx Ce miroir sert
en même temps de relève-luette.

ASPECT DES FOSSES NASALES PAR LA RHINOSCOPIE POSTÉRIEURE

Considérations générales sur la formation de l'image. —
Avant de parler de l'image rhinoscopique, il est bon de
rappeler les principes fondamentaux de l'optique :

a. Lorsqu'un rayon lumineux tombe sur une surface plane, les rayons incidents et réfléchis sont dans un même plan perpendiculaire à la surface réfléchissante

b. L'angle de réflexion est égal à l'angle d'incidence.

De plus, les images obtenues par le miroir sont *virtuelles*, c'est-à-dire qu'elles n'existent pas réellement ; elles sont formées derrière le miroir par le prolongement des rayons réfléchis.

Elles sont *symétriques*[1], c'est-à-dire que les différents points de l'image et de l'objet sont dans un même plan et à égale distance.

L'image *n'est pas renversée*, c'est-à-dire que les parties qui sont à droite du sujet sont du même côté dans le miroir, et par conséquent à la gauche de l'observateur.

L'image et l'objet ont la même forme et les mêmes dimensions quand la lumière est disposée comme nous l'avons dit précédemment. Si l'image paraît plus petite[2], cela est dû à ce que les rayons forment un angle d'inclinaison très faible avec le miroir. Aussi, dans l'examen rhinoscopique, comme du reste dans l'exploration laryngienne, faut-il tenir compte de l'inclinaison du miroir. Si la glace est parallèle à la partie postérieure des fosses nasales, les parties supérieures sont aussi supérieures dans le miroir ; l'image a également la même grandeur que l'objet. Au contraire, si la glace devient horizontale, les parties supérieures des fosses nasales deviennent postérieures dans la glace ; l'image paraît plus petite que l'objet.

---

[1] Voir pour la position de l'image et de l'objet l'image laryngoscopique, page **71**.

[2] On peut rendre l'image plus petite en plaçant la lampe en arrière du malade, à une distance d'autant plus grande que la distance focale du réflecteur est elle-même plus grande.

Nous verrons également pour la laryngoscopie que, si la glace est placée horizontalement, les parties antérieures demeurent antérieures ; si la glace est verticale, elles deviennent supérieures dans le miroir.

Ce que nous venons de dire a une importance capitale pour les opérations que l'on pratique sur ces organes. En effet, veut-on appliquer un instrument dans le pharynx nasal, il faut le porter d'autant plus en haut et en avant, que le point à toucher paraît être plus postérieur dans le miroir. De même, pour le larynx, il faut diriger l'instrument d'autant plus en bas et en avant que le point à atteindre semble être plus inférieur dans la glace.

Image rhinoscopique postérieure. — Généralement on éprouve beaucoup de difficultés avant de saisir nettement l'image rhinoscopique, mais on y parvient toujours à l'aide d'un exercice persévérant.

Comme on ne peut placer le miroir exactement en face des parties à examiner, on n'obtient donc qu'une image toujours raccourcie par la perspective ; de plus, comme on ne recueille à la fois sur le miroir que l'image d'une partie de la cavité naso-pharyngienne, pour reconstituer l'image dans son entier, on doit rapprocher la série des images obtenues séparément. Par conséquent, il faut forcément imprimer au miroir des mouvements convenables de rotation pour apercevoir successivement tous les points du pharynx nasal. Aussi lorsqu'on pratique la rhinoscopie postérieure, il faut avoir présente à l'esprit l'image de la région.

La glace placée près de la ligne médiane de la paroi postérieure du pharynx, et regardant par sa face réfléchissante en avant et légèrement en haut, donne l'image des *choanes* séparées par le bord postérieur de la *cloison* ou *septum*(fig.33,1), qui est tranchant et d'un rouge jaunâtre. La cloison est plus large en haut et en bas que dans sa portion centrale. Les orifices postérieurs des fosses nasales apparaissent de chaque côté du septum sous une teinte

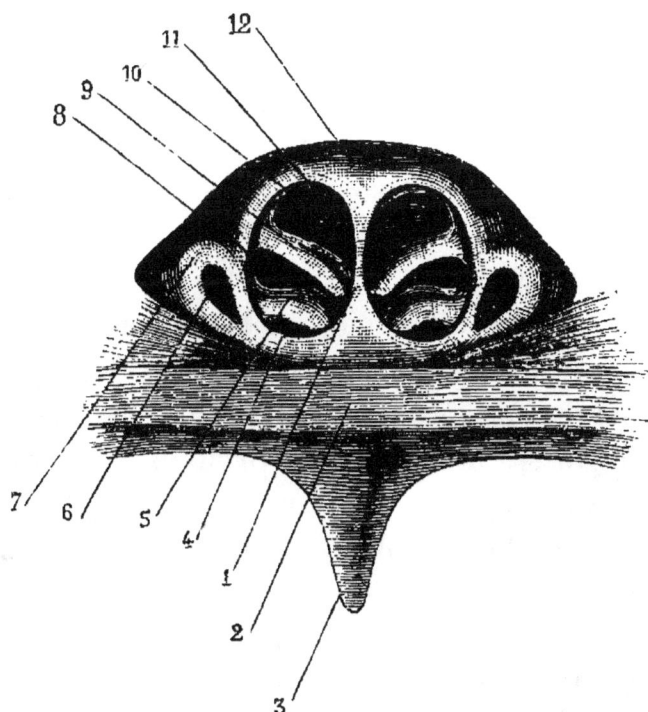

Fig.33. —Image du pharynx nasal. (Miot et Baratoux. *Traité des maladies de l'oreille.*)
1. cloison ; 2, voile du palais ; 3, luette ; 4. méat inférieur ; 5. cornet inférieur ; 6, méat pharyngien de la trompe ; 7, fossette de Rosenmüller ; 8, méat moyen ; 9, cornet moyen ; 10, méat supérieur ; 11, cornet supérieur ; 12, base du crâne.

sombre. Ils sont remplis en partie par des masses d'un gris rougeâtre, les *cornets*.

Le *cornet moyen* (9) est celui qu'on aperçoit le plus nettement ; il occupe le tiers moyen des arrière-fosses nasales. C'est ce cornet qui est le plus rapproché de la cloison. Il a l'aspect d'une tumeur pâle, oblongue, étendue de dehors en dedans de la paroi externe des fosses nasales vers la cloison.

Immédiatement au-dessus de lui, et n'en étant séparée que par une ligne noire, on aperçoit assez souvent l'extrémité postérieure du *cornet supérieur* sous la forme d'une saillie rosée et triangulaire, à base dirigée en haut, en dehors et en avant.

Au-dessous du cornet moyen, et le cachant en partie, est le *cornet inférieur* (5) dont l'extrémité postérieure présente une saillie globuleuse et parfois ovalaire, de couleur grisâtre. Sa vue est souvent masquée par le voile du palais qui en se contractant se relève et s'applique entre le cornet et la glace.

Entre les cornets, d'une part, et la cloison, de l'autre, est un espace qui fait partie des méats ; dans certaines conditions anatomiques favorables, le regard peut pénétrer par là dans les fosses nasales à une profondeur surprenante.

Le *méat supérieur* (10), le plus petit et le plus superficiel, est quelquefois le plus grand en raison du moindre développement du cornet supérieur.

Le *méat inférieur* (4) est invisible ou apparaît comme une petite fente au-dessous du cornet et près de la cloison.

Le bord postérieur de la cloison n'est guère visible que dans sa partie moyenne et dans sa partie supérieure qui décrit une courbe, en se perdant des deux côtés dans le bord supérieur des choanes. Souvent, sur les faces de la cloison, près de son bord postérieur, on constate un épaississement de la muqueuse, au niveau du cornet moyen. On ne voit la partie inférieure du *septum* implantée dans le plancher des fosses nasales que quand le voile du palais est très éloigné de la paroi postérieure du pharynx. Dans ce cas, l'on peut apercevoir la face supérieure de ce voile qui ordinairement forme plutôt une voussure due surtout à la contraction de son releveur.

En élevant lentement le manche du miroir, de telle façon que sa surface réfléchissante regarde un peu plus en haut, on voit apparaître la voûte du pharynx dont le regard ne peut souvent embrasser bien nettement que la portion antérieure voisine des choanes. La muqueuse de cette partie est plus foncée. Il n'est pas rare d'y voir un ou plusieurs orifices arrondis ou allongés en forme de fente, situés sur la ligne médiane ou de chaque côté de celle-ci. Ces orifices ne sont autre chose que les ouvertures de cryptes glandulaires.

Parfois, et cela surtout chez les jeunes gens, la muqueuse de la partie supérieure du pharynx peut être irrégulièrement bosselée, lorsque le tissu adénoïde est assez développé (*tonsille pharyngienne*). C'est un repli de cette tonsille que l'on a voulu considérer comme la *bourse pharyngée*.

En tournant le miroir de côté, on obtient l'image de la paroi latérale du pharynx nasal qu'on reconnaît aussitôt à la saillie du *bourrelet tubaire*.

Cette saillie rouge et allongée représente dans le miroir la partie postérieure d'une dépression en entonnoir située un peu plus en avant et en bas (*orifice tubaire*, 6). L'orifice de la trompe a une coloration jaunâtre, sur laquelle on peut distinguer une arborisation vasculaire très nette.

Souvent on peut apercevoir avec netteté les plis salpingo-palatin et salpingo-pharyngien que forment les prolongements des lèvres antérieure et postérieure du bourrelet tubaire. Le premier pli se rend au voile du palais, le second, long de quelques centimètres, riche en éléments glandulaires, descend sur la paroi latérale du pharynx, et s'adosse au pilier postérieur du voile.

En dehors du repli salpingo-pharyngien, se trouve la *fossette de Rosenmüller* (7).

CHAPITRE VI

LARYNGOSCOPIE

Technique.— Image laryngoscopique.— Enseignement.—
Autolaryngoscopie et autorhinoscopie

Nous ne faisons usage que de l'éclairage réfléchi [1].

TECHNIQUE

Position du malade. — Le malade ayant les genoux
rapprochés se tient assis en face de l'opérateur. L'appareil
d'éclairage doit être placé à la droite du patient [2], sur
un plan un peu antérieur à son épaule, de telle sorte que
la flamme se trouve à la hauteur de sa bouche (fig. 36). Pour

---

[1] Nous nous contentons de reproduire ici deux figures représentant la position occupée par le malade et le médecin employant l'éclairage direct (fig. 34 et 35).

[2] De cette façon, dans les différentes opérations, les rayons lumineux ne sont pas interceptés par la main qui opère ; mais dans cette position la flamme vient frapper l'œil gauche du médecin qui n'est plus protégé par le réflecteur. Aussi dans les examens ordinaires est-il préférable de mettre la lampe à la gauche du patient.

cela, afin de concilier cette indication avec les différentes
tailles des malades, on se sert d'un siège s'élevant ou s'abaissant facilement, ou encore d'une lampe dont le pied peut
être maintenu à la hauteur voulue.

Le malade maintient le corps droit, sans courber le dos,

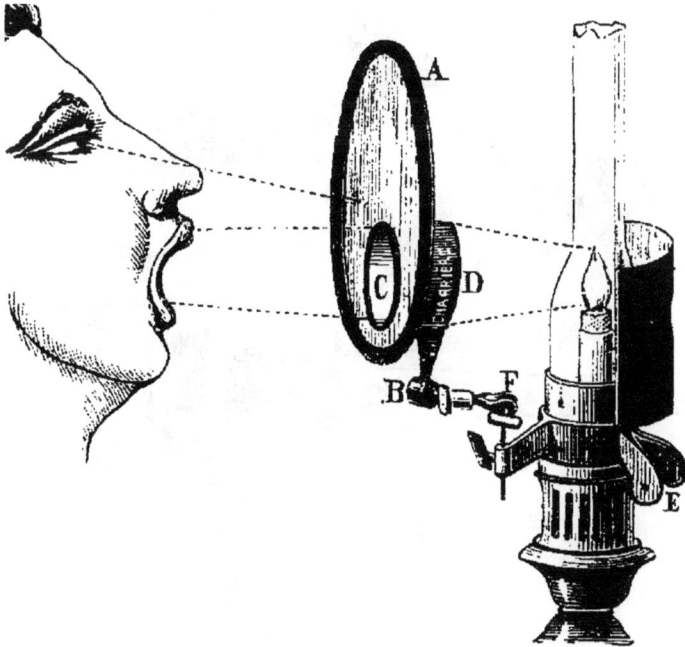

Fig. 34. — Eclairage direct avec l'appareil de Moura.

sans incliner la tête de l'un ou de l'autre côté ; il a seulement soin de le renverser légèrement en arrière.

Le médecin doit s'accommoder à la taille du patient, il
place sa tête de telle sorte que son œil puisse plonger
facilement dans le pharynx du malade.

Après avoir concentré les rayons lumineux de la lampe
sur son réflecteur frontal, l'opérateur les dirige vers le
gosier dont il inspecte les différentes parties en abaissant
la langue avec la spatule. Ayant constaté l'état des par-

ties profondes de la bouche, il procède à l'examen laryngoscopique.

Pour cela, le malade doit ouvrir largement la bouche,

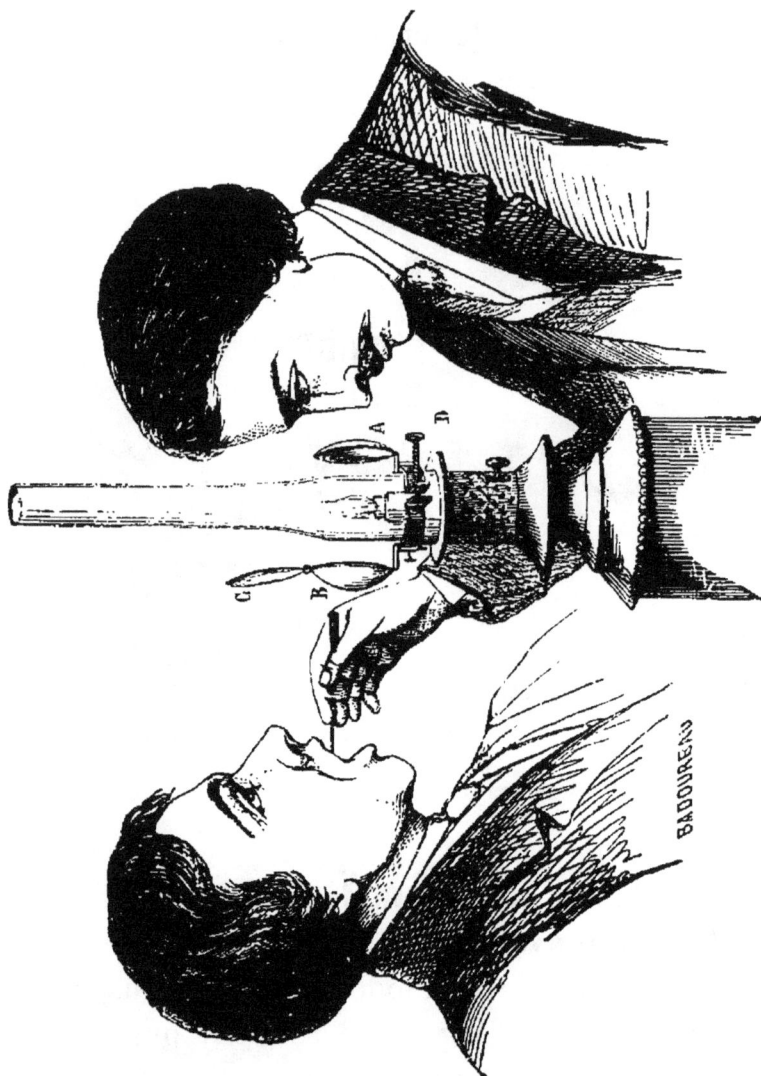

Fig. 35. — Éclairage direct avec l'appareil de Krishaber.

puis tirer la langue. Si dans quelques cas il est nécessaire que le médecin tienne lui-même la langue du patient, il vaut mieux, en général, la faire tenir par

celui-ci entre le pouce et l'index de sa main droite, de préférence; un linge fin sépare les doigts de la langue afin d'empêcher celle-ci de glisser.

On engage alors le malade à respirer par la bouche d'une façon régulière ou même à faire de profondes inspirations, car il faut éviter qu'il retienne son haleine. Puis on lui

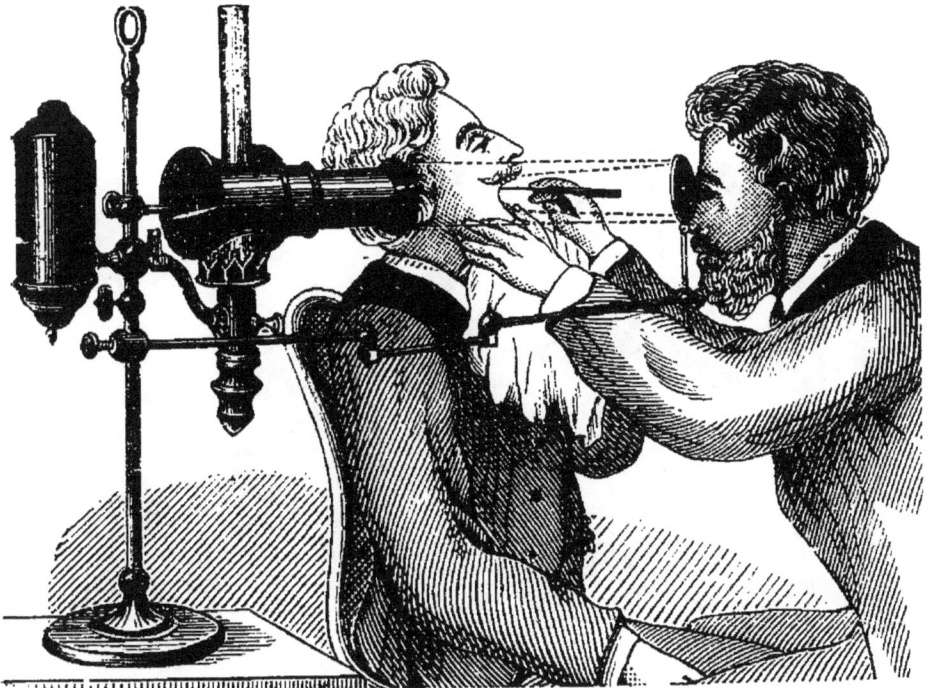

Fig. 36. — Examen laryngoscopique à l'éclairage réfléchi.

fait pousser un petit cri aigu, *é* (en voix de fausset), afin d'obtenir la dépression de la langue, le redressement du voile du palais et l'élévation de l'organe vocal.

Les personnes aphones doivent s'efforcer de donner un son; peu importe qu'il sorte ou non, puisque cet effort n'a d'autre but que d'élever le larynx.

Introduction du miroir. — Le miroir, ayant été préalablement nettoyé, est chauffé au-dessus de la flamme, du côté de la glace pour qu'il ne soit pas terni dans la bouche par la vapeur d'eau de l'air expiré. Nous avons déjà dit qu'on se rendait compte de son degré de chaleur en l'appliquant sur la main du patient.

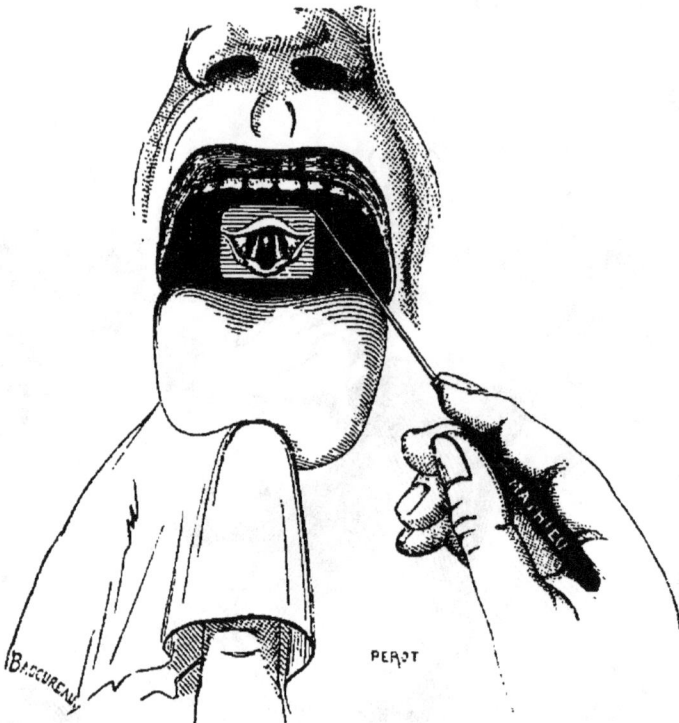

Fig. 37. — Position de miroir.

Le miroir étant tenu légèrement, comme une plume à écrire, entre le pouce et l'index de la main droite [1], on l'introduit dans la bouche, en dirigeant le manche obliquement en bas et en dehors ; la glace occupant alors la position horizontale est tenue éloignée autant que possible de la langue, sans toucher toutefois le palais. Puis

[1] Veut-on faire un pansement ou une opération, le miroir est tenu de la main gauche, les règles de son introduction sont les mêmes que celles énoncées ci-dessus.

le miroir est introduit sans hésitation, sans tâtonnement, sans brusquerie jusqu'à la luette, en suivant la courbure de la cavité buccale.

Au fur et à mesure que la glace s'avance vers la luette, l'on relève lentement le manche en faisant en sorte que la tige vienne se placer dans la commissure labiale droite. Les yeux doivent suivre la marche de l'instrument, de manière que celui-ci ne touche pas la langue, ce qui provoquerait des mouvements de déglutition et des nausées, et salirait ainsi la surface réfléchissante.

La face postérieure de la glace est appliquée franchement à l'union de la luette et du voile du palais qu'on repousse doucement en haut et en arrière.

Les débutants, au lieu de placer le miroir en cet endroit, le mettent fréquemment à l'union de la portion osseuse et de la portion membraneuse du voile, parce qu'ils ne relèvent pas assez le manche de l'instrument, aussi n'arrivent-ils pas à voir le larynx; de plus, ils titillent la luette, de façon à provoquer des réflexes, qu'ils éviteraient s'ils avaient soin de la refouler franchement contre la paroi postérieure du pharynx sans cependant la repousser fortement, car dans ce dernier cas ils détermineraient des mouvements de déglutition et des nausées empêchant tout examen.

Il faut aussi éviter de rouler le miroir entre les doigts, pour ne pas produire ces mêmes accidents.

On ne peut dire exactement l'angle sous lequel il faut placer le miroir pour éclairer le larynx, puisque cet angle varie avec le degré de flexion de la tête du sujet, avec les mouvements de son épiglotte et avec les diverses parties à examiner. Il suffit de se rappeler que l'angle d'incidence étant égal à l'angle de réflexion, plus l'on voudra voir les parties postérieures, plus l'on devra incliner en bas la surface réfléchissante de la glace.

Les mouvements du miroir se font sans qu'il soit besoin de déplacer l'instrument ; celui-ci doit jouer comme si la tige était articulée avec la luette.

Le miroir étant en place, on fait dire *é* au malade afin de relever son épiglotte et d'apercevoir ainsi l'intérieur de son larynx. Il est utile de constater la position des cordes vocales dans l'inspiration qui doit se faire lentement et doucement pour éviter la production des réflexes.

Il n'est pas rare que, lors des premiers examens laryngoscopiques, l'observateur perde sa lumière ; il faut alors qu'il retire le miroir, car, en s'obstinant à vouloir la retrouver, il irrite la gorge, et détermine des réflexes l'empêchant de poursuivre son examen. Aussi vaut-il mieux ne laisser le miroir que quelques secondes dans la gorge, dût-on l'y replacer à plusieurs reprises. Dans ce cas, on doit essuyer l'instrument s'il a été sali par les mucosités, et le chauffer de nouveau, si la buée s'y est déposée.

Pour explorer la paroi postérieure du larynx, on fait porter en avant la tête du malade. En prononçant fortement cette situation qui oblige l'explorateur à se rapprocher du malade et à l'examiner de haut en bas, on arrive à voir les parties habituellement cachées, entre autres le repli formé par le corps du cricoïde.

Pour voir la trachée et la bifurcation des bronches, le malade doit être assis sur un siège élevé, en même temps qu'il renverse fortement la tête en arrière. Le miroir est placé presque horizontalement.

Difficultés de la technique. — Si, en général, le médecin arrive à examiner convenablement le larynx dès la première séance, il est des cas dans lesquels certaines difficultés peuvent se présenter, et certains obstacles sont à vaincre.

A-t-on affaire à un enfant indocile, on le fait tenir par un aide qui le prend entre ses jambes, et lui renverse la tête en arrière. On a soin de lui fermer le nez avec les doigts ou mieux avec une pince spéciale (fig. 38), ce qui l'oblige à ouvrir la bouche que l'on maintient béante au moyen d'un cône de bois (A. fig. 113), ou de caoutchouc (A. fig. 114), ou encore avec un bouchon de liège, ou mieux avec un écarteur à vis (A. fig. 115), à crémaillère (fig. 39 et A. fig. 116), ou à ressort (fig. 40) ; puis on lui fait tirer la langue au dehors. On arrive ainsi à obtenir un résultat satisfaisant.

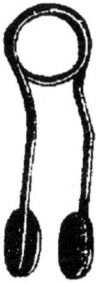

Fig. 38. — Pince de Bayer.

Il n'est pas toujours nécessaire d'avoir recours à ces moyens de violence ; l'examen d'une autre personne devant un enfant suffit souvent pour lui donner toute confiance.

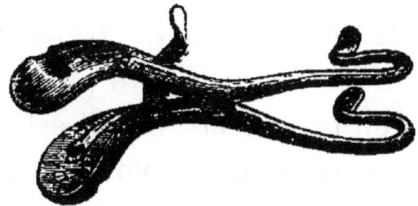

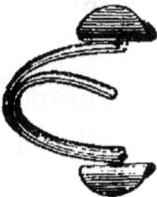

Fig. 39. — Ecarteur de Mason.

Certaines personnes présentent parfois une telle sensibilité de la muqueuse bucco-pharyngée, que le simple fait d'ouvrir la bouche, de sentir un linge sur la langue, de tirer celle-ci au dehors, détermine des nausées et même des vomissements. On y remédie en faisant des essais répétés après une courte pause, ou en diminuant la sensibilité par des gargarismes à l'eau froide, par un badigeonnage avec une solution de cocaïne au 1/15 ou

Fig. 40. — Ecarteur de Mathieu.

au 1/20, par l'action de sucer un morceau de glace un quart d'heure avant l'examen, par l'exercice avec une cuillère appliquée sur la langue, devant un miroir, par des attouchements pharyngés, etc.

L'appréhension peut amener une gêne de la respiration telle que le malade retient son souffle, surtout si on lui fait dire *é*, car alors les bandes ventriculaires se rapprochent de manière que non seulement la vue du larynx est impossible, mais que le malade, inquiété par un besoin respiratoire[1], nous force à retirer le miroir sans que nous ayons pu pratiquer l'examen.

On doit alors enseigner au malade comment se fait la respiration, on l'engage aussi à faire quelques inspirations profondes et régulières avant d'introduire le miroir. En outre, on fait encore bien de retirer le miroir quelques instants après l'avoir introduit dans la bouche, en disant au malade que l'on a parfaitement réussi à faire l'exploration de son larynx; il est rare que par un tel procédé on n'arrive pas à voir le larynx après quelques essais d'introduction de la glace dans le gosier.

Si les dents blessent la face inférieure de la langue, il suffit d'en relever légèrement la pointe au-dessus des incisives, au moyen de l'index dont la face externe tient lieu de coussin.

Le frein de la langue est-il trop bref, au point d'empêcher la langue de venir au-dessus des incisives, il faut l'abaisser avec une spatule.

Le même procédé est à employer avec les langues épaisses et charnues.

---

[1] Ceci s'observe surtout chez les personnes dont la respiration s'effectue mal par le nez. Dans la plupart des cas, une pulvérisation nasale ou un badigeonnage avec une solution de cocaïne suffit pour faciliter l'examen en rétablissant la perméabilité de la narine obstruée.

Si la langue se redresse par un mouvement réflexe, au moment où l'on veut introduire le miroir. et forme en arrière, vers le voile, une élévation en forme d'arc, il suffit de se placer debout devant le patient qui renverse alors la tête fortement en arrière, et prononce la lettre *a*, ce qui produit l'abaissement de la langue. Le bâillement et l'effort du vomissement donnent aussi un résultat identique.

Dans certains cas, il est utile de recommander au patient de tirer la langue : on la maintient dans cette position au moyen d'une spatule.

Autrefois on employait à cet effet la pince de Turck ayant quelque analogie avec la pince à langue usitée par les chloroformisateurs. On a même utilisé le spéculum de Labordette, mais il suffit de voir l'instrument pour en rejeter l'emploi[1] (A. fig. 117 et 118).

S'il existe une hypertrophie des amygdales, quoique la plupart du temps l'examen puisse être pratiqué facilement, on peut se servir d'un miroir ovale.

Si le voile du palais est court et rigide, au point d'empêcher le miroir de le refouler, il ne faut pas persister dans cette manœuvre, car le miroir glisse dans l'arrière-gorge, et le voile recouvre la glace en même temps que le malade fait des efforts de vomissements. On évite cet inconvénient en faisant usage d'un miroir de plus grand diamètre. Quelquefois aussi, on obtient ce résultat par l'emploi d'un petit miroir en évitant de toucher la luette.

Celle-ci est-elle volumineuse, la partie située au-dessous du miroir s'y réfléchit. Au lieu d'employer un relève-

[1] Cet instrument se trouve encore dans les boîtes de secours ; mais il ne serait employé, dit-on, que pour écarter les mâchoires, et titiller la luette des noyés !

luette en forme de cuillère, ou d'un miroir portant une
cuvette derrière la glace, comme le recommandait Mandl,
il faut prendre un grand miroir qui permette de la refouler en la ramassant avec le dos de la glace. Cependant, si
cet organe était trop développé, il faudrait le couper,
mais ce cas ne se présente que très rarement.

Nous ne pouvons établir les règles relatives aux malfor-
mations du voile, aux tumeurs, aux cicatrices, etc. C'est
au médecin à modifier la technique, en tenant compte des
préceptes précédents, tout en ayant recours à l'ouvre-
bouche, à l'abaisse-langue, ou au miroir de Michel.

Plus grandes et plus sérieuses sont les difficultés que
peut présenter la position de l'épiglotte.

Elle peut être penchée en arrière, au point de rendre
le larynx invisible, comme cela est très fréquent chez les
jeunes enfants. Le médecin doit alors se placer devant le
patient qui est assis très bas, la tête fortement renversée
en arrière. Il lui tire la langue en avant de manière à bien
détacher l'épiglotte du pharynx, puis il déplace le larynx
par une pression sur la pomme d'Adam, ou mieux il lui
fait faire quelques expirations se suivant rapidement, ou
encore il l'engage à prononcer en voix de fausset la lettre
é ou i; mais comme le dos de la langue se relève alors, il
faut avec une spatule exercer en même temps une pression
sur la langue. Souvent il suffit de la simple intention d'ac-
centuer le son i en voix de tête pour relever l'épiglotte.

Il est encore des cas où l'on arrivera au résultat désiré
en disant au malade de chanter, rire, bâiller ou tousser,
ou encore en provoquant des nausées par l'attouchement
du pharynx avec le miroir: tout cela a pour but d'aplatir
la langue, de projeter l'épiglotte en avant, afin d'apercevoir la glotte.

On peut encore porter le miroir de chaque côté de l'épiglotte, ou relever celle-ci avec une tige recourbée en
caoutchouc durci (fig. 41). Mais on doit rejeter l'emploi de l'instrument de Bruns (A. fig. 119) destiné à faire
passer un fil dans le cartilage épiglottique, ainsi que la
pince du même auteur (A. fig. 120), qui, après avoir saisi
l'épiglotte qu'elle relève, est déjetée sur un des côtés de
l'orifice buccal.

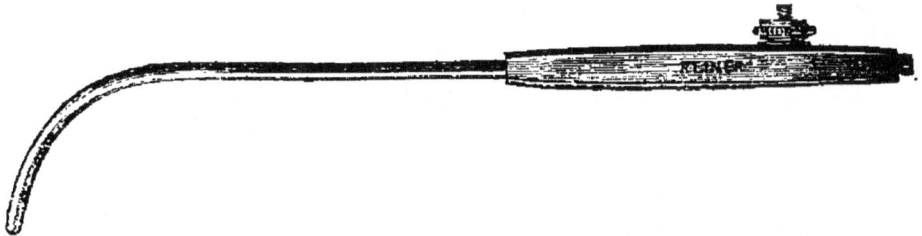

Fig. 41. — Sonde laryngienne.

Veut-on voir les fossettes situées entre les replis aryténo
épiglottiques et les parties planes du thyroïde, on engage
le malade à faire une profonde expiration, et l'on place le
miroir obliquement en faisant tourner la tête du patient
du côté opposé.

IMAGE LARYNGOSCOPIQUE

D'après les lois de l'optique déjà signalées, l'image du
larynx réflétée dans le miroir semble se trouver aussi
loin derrière la glace que l'objet réflété se trouve placé
devant lui.

De plus, comme le miroir forme avec l'horizon un angle
d'inclinaison approximativement de 45 degrés, l'image du
plan passant par l'ouverture de la glotte apparaît à peu

près droite ; par suite, tout ce qui est situé en réalité en
avant (épiglotte, commissure antérieure) apparaîtra dans
le miroir en haut, et ce qui en réalité est situé en arrière
(aryténoïdes, commissure postérieure) apparaîtra dans la
partie inférieure du miroir (fig. 42).

Il n'existe pas d'autres inversions ; donc tout ce qui est
du côté gauche se réfléchit à gauche, mais à droite de
l'observateur ; tout ce qui est à droite se réfléchit à droite,
mais à gauche du médecin.

Nous avons constaté à maintes
reprises que le débutant était porté
à diriger toute son attention sur
les cordes vocales qui le frap-
paient par leur blancheur et leurs
mouvements. Il faut savoir qu'un
examen laryngoscopique ne peut
être considéré comme complet
que quand toutes les parties qui
peuvent apparaître dans le miroir
ont été examinées de près ; c'est
pour cela qu'il ne faut pas négli-

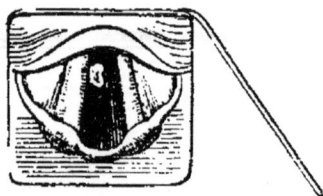

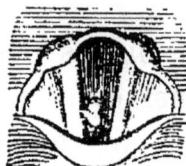

Fig. 42. — Dessin de l'image
et de l'objet.

ger d'inspecter la commissure antérieure des cordes vocales, ainsi que la paroi postérieure du larynx, parties
difficiles à explorer, mais toutefois très utiles à connaître
pour porter un diagnostic exact.

Dans notre examen, nous procéderons en partant de la
base de la langue qui sera toujours très facile à apercevoir,
en mettant le miroir dans le gosier presque parallèlement
à la langue, au niveau de l'union de ses parties verticale
et horizontale.

On remarque donc à la partie supérieure du miroir la
base de la langue avec ses papilles et ses glandes parfois

volumineuses, au point de former généralement deux lobes latéraux (*amygdale linguale*).

Chez quelques sujets, il existe un état variqueux très prononcé des veines qui se montrent sous l'aspect d'une série de lignes foncées et ayant une direction verticale.

Si l'on dévie légèrement le miroir de l'axe transversal, on voit l'image des dernières molaires.

Du milieu de la base de la langue part un repli saillant de longueur variable : *repli glosso-épiglottique médian* (fig. 43, 1), qui se termine à la base de l'épiglotte.

De chaque côté de ce repli sont deux renflements arrondis de couleur jaunâtre : *fossettes sus-épiglottiques*, dans lesquelles se logent souvent la salive ou des parcelles alimentaires. On y voit quelquefois une saillie jaunâtre, moins colorée que les parties environnantes, c'est la racine antérieure de la grande corne de l'os hyoïde.

Au-devant du repli médian est la *face antérieure de l'épiglotte*, de couleur rose tendre, dont on n'aperçoit que les deux tiers inférieurs, car la partie supérieure se replie en avant pour laisser voir la partie correspondante de la face postérieure (fig. 43, 2) qui présente une coloration jaune légèrement rosé.

L'épiglotte varie dans ses formes avec les individus. Plus large chez l'homme que chez la femme et l'enfant, elle présente divers aspects (fer à cheval, chapeau de gendarme, oreille de lapin, mitre d'évêque, tablier de cuir, trompe d'éléphant, etc.); d'autres fois, son bord est échancré profondément sur la ligne médiane ou sur les parties latérales de manière à former plusieurs lobes, d'autres fois encore il est ondulé.

L'on remarque souvent à la base de la face postérieure de l'épiglotte une saillie rouge, *tubercule de Czermak*, ou *nœud*, ou encore *coussinet de l'épiglotte* (fig. 43, 8).

L'épiglotte se continue sur les côtés par deux replis situés sur le même plan : l'un extérieur, *repli glosso-épiglottique latéral* (fig. 43, 3,3), assez court, et se rendant sur les bords de la langue en contournant la fossette sus-épiglottique ; l'autre, plus court que le précédent, se porte directement en dehors vers les parois latérales du pharynx : *repli pharyngo-épiglottique* (fig. 43, 3,3).

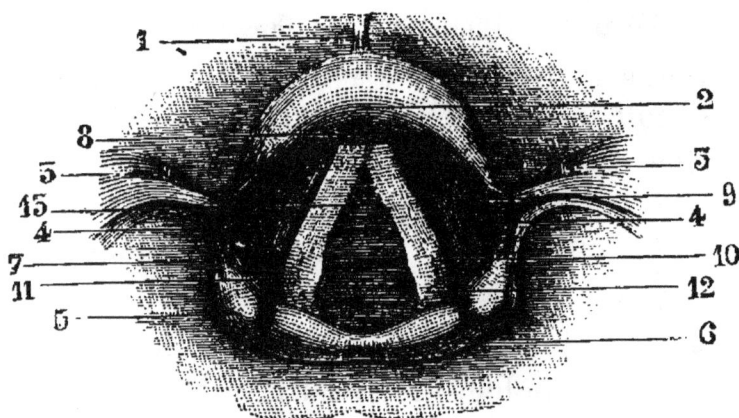

Fig. 43. — Larynx normal.

1, ligament glosso-épiglottique médian ; 2, face laryngée de l'épiglotte ; 3,3, ligaments glosso-épiglottiques latéraux et ligaments pharyngo-épiglottiques ; 4,4, replis aryténo-épiglottiques ; 5, cartilages aryténoïdes, surmontés par les cartilages de Santorini ; 6, région interaryténoïdienne ; 7, sinus pyriformis ; 8, tubercule de Czermak ; 9, bande ventriculaire ; 10, entrée du ventricule de Morgagni ; 11, apophyse vocale ; 12, corde vocale ; 13, anneaux de la trachée.

Sur un plan plus inférieur est un troisième repli : *repli aryténo-épiglottique* (fig. 43, 4,4) partant de chaque côté des bords de l'épiglotte pour se réunir en arrière sur la ligne médiane, en décrivant une courbe à concavité dirigée vers l'épiglotte, dans laquelle se trouvent les parties importantes de l'organe vocal. Ces replis aryténo-épiglottiques, de couleur rosée, sont tantôt larges quand ils sont relâchés comme dans l'inspiration, tantôt étroits s'ils sont tendus comme dans le rapprochement des cordes vocales.

Vers la moitié de leur trajet, ils contiennent dans leur intérieur les *cartilages de Wrisberg* ou *tubercules de Morgagni*, qui se présentent sous forme de mamelons jaunâtres et arrondis ou triangulaires, à sommet dirigé en haut.

Près de leur ligne médiane, ces replis renferment deux autres cartilages arrondis, distincts quand les cordes sont rapprochées. Ces saillies rosées ne sont autres que les sommets des *cartilages aryténoïdes* surmontés des cartilages de Santorini (fig. 43, 5).

Entre ces cartilages est un espace lisse, de couleur rose jaunâtre, appelé *commissure postérieure* (fig. 43, 6), bien visible dans la respiration, mais qui disparaît dans la phonation pour ne présenter qu'une sorte de fissure.

En dehors des replis aryténo-épiglottiques, on remarque une fossette ovalaire dont l'extrémité pointue est tournée en arrière et en dedans : c'est la *gouttière pharyngo-laryngée*, appelée aussi *sinus naviculaire* ou *pyriformis* (fig. 43, 7).

Cette fossette est limitée en dedans par la face externe du repli aryténo-épiglottique, par les muscles crico-aryténoïdien latéral et thyro-aryténoïdien, et la face externe du cartillage aryténoïde, en dehors par la face interne du cartilage thyroïde. Sa pointe vient se terminer à une ligne courbe qui représente l'entrée de l'œsophage, située derrière la face postérieure du repli aryténo-épiglottique. Le bord antérieur du sinus pyriformis est arrondi ; il est formé par la face postérieure du repli pharyngo-épiglottique.

Les corps étrangers peuvent se loger dans ce sinus. Si

dans les essais d'extraction on blesse le ligament pharyngo-épiglottique, on détermine des paralysies, car ce
ligament contient le nerf pharyngien supérieur.

Les diverses parties que nous venons d'énumérer sont
situées en dehors de l'*infundibulum laryngien* dont l'ouverture supérieure représente assez l'image d'un losange
dont les côtés antérieurs sont formés par le bord libre de
l'épiglotte, et les côtés postérieurs par les replis aryténo-
épiglottiques.

Au-dessous de ceux-ci, on voit les *bandes ventriculaires*, improprement appelées *cordes vocales supérieures* (fig. 43, 9). On leur donne encore le nom de *ligaments vocaux, fausses cordes* ou replis *sous-épiglot-
tiques*.

Les bandes sont formées par un repli assez épais de la
muqueuse ; leur coloration est d'un rouge plus foncé que
celle-ci. Ces replis sont assez saillants dans l'intérieur du
larynx pour former le plancher d'un infundibulum dont
les côtés sont limités par les replis aryténo-épiglottiques.
On donne le nom de *fossette innominée* à cet infundibulum.
Ces replis se rapprochent dans la déglutition, l'effort et
la toux.

Au-dessous des bandes ventriculaires sont les *cordes
vocales* dont elles sont séparées par une fente longitudi-
nale de couleur sombre qui n'est autre que l'orifice des
ventricules de Morgagni (fig. 43, 10). Quand leur entrée
est obstruée, la bande ventriculaire, appuyant sur la
corde vocale, joue le rôle de sourdine, et le malade parle
à peine.

Les cordes vocales ont la forme de deux cordons plats
et un aspect blanc nacré ; leur longueur varie avec l'âge
et le sexe ; leur mobilité est très grande.

Pendant l'inspiration (fig. 43) elles sont séparées de manière à laisser entre elles un triangle à base postérieure, par conséquent à la partie inférieure de l'image formée sur le miroir. Cet espace a reçu le nom de *glotte*. La base de ce triangle n'est autre que la *commissure postérieure* (fig. 43, 6).

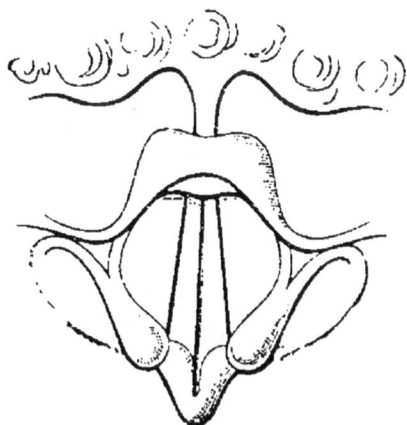

Fig. 44. — Vue schématique du larynx pendant la phonation.

Pendant la phonation, les cordes vocales se touchent par leurs bords libres qui ne laissent entre eux qu'une ligne horizontale (fig. 44).

Vers la partie postérieure du bord libre, on aperçoit un petit renflement dû à la présence de l'apophyse antérieure et interne de l'aryténoïde. Ce renflement a reçu le nom de *processus vocal* (fig. 43, 11).

Le processus vocal limite la partie ligamenteuse ou antérieure, et la partie cartilagineuse ou postérieure de la corde. Il est marqué par un petit point jaune provenant de la portion fibreuse du muscle qui luit à travers la muqueuse au niveau de l'extrémité de l'apophyse vocale.

La *commissure antérieure* est l'espace compris entre les points d'attache antérieure des cordes.

Pendant les mouvements d'inspiration, on remarque, immédiatement au-dessous des cordes, le cartilage cricoïde, jaunâtre, et plus bas, des lignes transversales demi-circulaires, de couleur blanc jaunâtre qui sont séparées par des lignes parallèles d'un rouge sombre. Les parties jaunes sont les anneaux de la trachée, et les parties

rougeâtres sont les espaces intercartilagineux. On en voit
ordinairement trois ou quatre.

Chez quelques sujets, on peut apercevoir la bifurcation de la trachée. Elle se présente sous la forme d'une
saillie brillante, de chaque côté de laquelle est un arc
sombre qui n'est autre que l'entrée des bronches.

On ne peut pas voir la face postérieure de la trachée.

Telle est l'image générale du larynx. Mais il ne faut
pas se figurer qu'on puisse obtenir cette vue d'ensemble
dans une seule position du miroir. Cependant, en ayant
soin de bien faire renverser la tête en arrière et en faisant
émettre le son *é* en voix de fausset, on en aperçoit la
plus grande partie.

Si le miroir n'est que légèrement incliné en avant et
en bas, on ne voit que la base de la langue. En l'inclinant
davantage, on découvre successivement : les deux tiers
inférieurs de la face antérieure de l'épiglotte et ses ligaments avec les fossettes sus-épiglottiques, puis le tiers
supérieur de la face postérieure de l'épiglotte et son bord
libre, ensuite la face postérieure du pharynx accolée à
la paroi postérieure du larynx pour former l'entrée de
l'œsophage.

En inclinant davantage le miroir, la face antérieure de
l'épiglotte devient moins visible, mais alors apparaissent
les parties postérieures du larynx, les cartilages aryténoïdes, la commissure postérieure, les replis aryténo-épiglottiques, les cartilages de Wrisberg, les bandes ventriculaires et les cordes vocales qui en s'écartant laissent voir la
trachée ; puis la commissure antérieure, le tubercule de
Czermak, pendant que disparaissent les parties postérieures
de la glotte. En inclinant latéralement le miroir, le sinus
pyriformis se présente à la vue.

Dans la description précédente, nous avons donné l'image du larynx en indiquant les dispositions des divers plans. L'élève qui pour la première fois examine un larynx ne se rend pas compte de la situation de ces différentes parties. Mais avec un peu d'habitude il acquerra promptement cette notion indispensable pour porter un topique dans le larynx. Il faut qu'il fasse abstraction de l'image pour la remplacer par l'objet lui-même; sans cela, il ne saura pas diriger son instrument, et il touchera le miroir au lieu du point réel qu'il atteindra avec facilité s'il veut bien pratiquer quelques exercices dont il nous reste à parler.

ENSEIGNEMENT

Quiconque désire arriver à porter rapidement un topique dans le pharynx nasal ou dans le larynx doit entreprendre certains exercices dont nous allons parler.

Pour bien comprendre les rapports de l'image et de l'objet, il faut avoir soin de dessiner un triangle sur une feuille de papier, et en placer la base près du bord d'un miroir que l'on inclinera de manière à faire un angle de 45 degrés avec l'objet. L'on se rendra ainsi compte que les parties antérieures de l'objet, c'est-à-dire les plus éloignées de l'observateur, deviennent inférieures dans l'image, et que les parties postérieures de l'objet, c'est-à-dire les plus rapprochées de l'observateur, deviennent supérieures dans l'image.

On répètera cette expérience avec un larynx en cire ou en plâtre.

Puis l'on élèvera le miroir de 5 à 6 centimètres au-dessus du larynx, sans changer son angle d'inclinaison.

Quand on aura bien compris la position de l'image par rapport à l'objet, on placera un livre devant l'objet afin

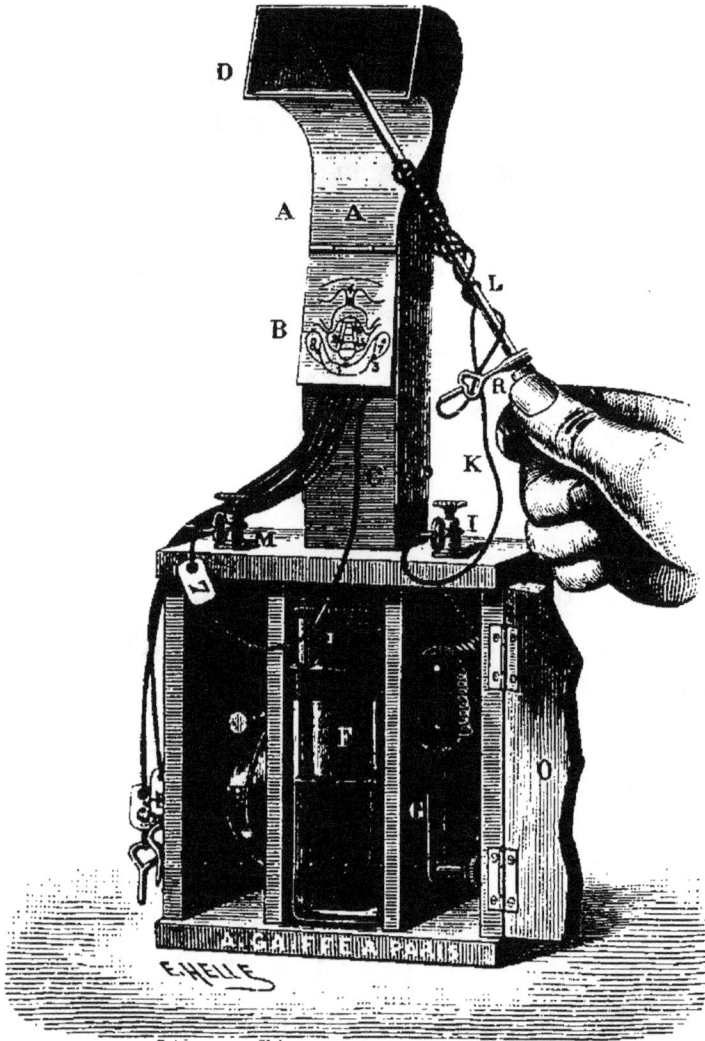

Fig. 45. — Laryngofantôme de Baratoux.

de le cacher aux yeux de l'observateur qui s'exercera à aller toucher un point désigné à l'avance.

Dans le même but, on pourra faire usage d'un laryngofantôme (Schech, Labus, Garel, Baratoux [fig. 45], etc.).

L'instrument auquel on doit donner la préférence se compose d'un tuyau métallique ayant une partie horizontale représentant la direction de la cavité buccale. A sa partie postérieure, il se bifurque : la partie supérieure verticale représente le pharynx nasal, et la partie inférieure, verticale également, représente le larynx. Ces conduits métalliques ont la forme et la direction des parties qu'ils représentent.

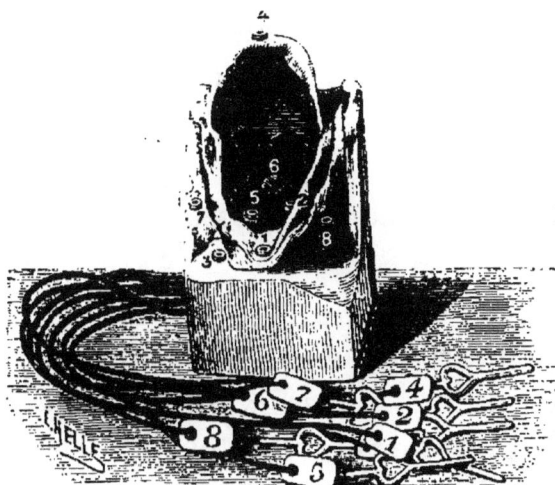

Fig. 46. — Moulage du larynx.

Un larynx en plâtre (fig. 46) et un moulage de même nature représentant la partie postérieure et supérieure des fosses nasales sont placés dans les tubes verticaux correspondant à leur position sur le vivant.

Dans ces moulages passent des tubes de métal destinés à recevoir de petites pointes terminées par des boules de cire simulant des polypes ou d'autres tumeurs. En outre, à la partie inférieure de ces tubes sont adaptés des cordons métalliques qui les relient au reste de l'instrument.

Notre appareil repose sur une petite caisse en bois contenant une pile de deux sonneries différentes mises en mouvement, l'une quand l'expérimentateur touche à tort les parois de l'instrument, l'autre quand il atteint l'extrémité supérieure de l'un des tubes reliés aux cordons métalliques qu'il a eu soin de mettre préalablement en relation avec la seconde sonnerie.

Il sera encore utile d'avoir recours à l'autorhinoscopie et à l'autolaryngoscopie pour mieux se rendre compte de la position des parties que l'on touche.

AUTOLARYNGOSCOPIE ET AUTORHINOSCOPIE

C'est le nom que l'on donne à la méthode qui a pour but d'examiner son propre larynx ou son pharynx.

Pour cela, il suffit de recevoir l'image réfléchie dans le miroir pharyngien sur un miroir plan quelconque (un simple miroir de toilette suffit) placé au-devant de la bouche. Ce miroir plan doit être incliné de telle façon que les rayons lumineux y tombant passent après réflexion par l'axe visuel de l'observateur.

Pour s'exercer à l'autolaryngoscopie et à l'autorhinoscopie on pourra employer l'éclairage direct par concentration (fig. 34), dont les rayons lumineux viendront tomber sur le miroir pharyngien convenablement placé.

On peut encore avoir recours au procédé suivant (Johnston) : on s'attache à la tête un réflecteur, puis on se met devant un miroir de toilette, à côté duquel, un peu

plus loin en arrière, se trouve une lampe. On se place de
façon à darder un cône lumineux sur l'image de son propre
pharynx qui apparaît dans la glace au milieu du cône
lumineux. On introduit alors le miroir pharyngien et on
voit ainsi l'image des fosses nasales ou du larynx dans le
miroir de toilette.

Les règles pour pratiquer l'autolaryngoscopie et l'autorhinoscopie sont identiques à celles que nous avons
décrites à propos de la laryngoscopie et de la rhinoscopie.

Il est bon de s'exercer sur soi-même avant d'examiner
les malades, car on acquiert ainsi l'adresse nécessaire à
la pratique de ces deux dernières méthodes.

CHAPITRE VII

ÉTIOLOGIE ET SYMPTOMATOLOGIE DES MALADIES DE L'OREILLE

Étiologie. — Symptômes. — Diagnostic. — Pronostic

ÉTIOLOGIE

Les affections de l'oreille reconnaissent pour causes occasionnelles des influences agissant directement ou par continuité sur l'organe auditif, ou encore des influences provenant d'une maladie générale ou d'une affection d'autres organes, enfin l'hérédité.

1° **Influences directes.** — Parmi celles-ci, il faut citer les actions traumatiques, les vives impressions sonores momentanées ou continuelles, les brûlures par l'eau et par le feu, la congélation de l'oreille, les végétations parasitaires et les refroidissements.

A propos des refroidissements, signalons que, dans les conditions ordinaires, l'oreille n'a pas besoin d'être protégée contre l'action du froid ; mais par les temps pluvieux, par les froids rigoureux, il est bon de fermer le méat avec du coton. De même il faut boucher l'oreille, lorsque l'on se baigne, surtout si l'on plonge. Les personnes atteintes d'une perforation du tympan doivent porter constamment de l'ouate dans le conduit. Certains individus, par leur profession, sont plus exposés que d'autres à l'action du froid : les cochers, les maçons, les pêcheurs, les marins, les conducteurs de locomotive, les chauffeurs, etc., en un mot toutes les personnes qui doivent braver toutes les intempéries, le froid et l'humidité.

L'action excessive du son sur l'oreille, outre qu'elle peut déterminer les déchirures de la membrane du tympan, peut encore produire une irritation et une paralysie du nerf acoustique avec dureté de l'ouïe passagère ou permanente, et même surdité complète, comme cela s'observe chez les artilleurs, les serruriers, les chaudronniers, les forgerons, les tonneliers, les meuniers, etc.

2° **Causes agissant par voie de continuité.** — Les affections naso-pharyngiennes se propagent facilement aux muqueuses tubaire et tympanique, et causent ainsi un grand nombre de maladies de l'organe auditif.

Les tumeurs adénoïdes tiennent certainement la première place parmi les affections du pharynx.

L'érysipèle et l'eczéma de la tête peuvent aussi se propager au conduit auditif et à la caisse.

3° **Maladies générales.** — Les maladies exanthématiques : la scarlatine, la rougeole, la variole, la fièvre typhoïde, jouent un rôle important dans l'étiologie des maladies de l'oreille. Il en est de même de la syphilis, de la tuberculose, de la scrofule, du rhumatisme, de la goutte et de la diphtérie.

Il faut encore signaler : la pneumonie, l'état puerpéral, la menstruation, le mal de Bright, les troubles de la circulation, tels que ceux dus à des désordres valvulaires, anévrysmes, etc.: le diabète, la méningite simple, la méningite cérébro-spinale épidémique, l'hydrocéphalie, l'apoplexie, l'encéphalite, la sclérose et les tumeurs du cerveau, l'hystérie, le mal de Pott, etc.

4° **Autres influences.** — Des dents malades peuvent encore provoquer, par action réflexe, des otites et de l'otalgie nerveuse.

Certains médicaments, tels que la quinine, l'acide salicylique, le salicylate de soude, etc., donnent lieu à des altérations temporaires ou permanentes de l'ouïe.

Certaines intoxications par le plomb, l'arsenic et le phosphore produisent des effets analogues.

5° **Hérédité.** — Enfin signalons la prédisposition héréditaire aux affections chroniques de la caisse (sclérose et ankylose des osselets) et du labyrinthe (syphilis héréditaire). Elle se montre dans la descendance directe ou dans la seconde génération, et atteint souvent plusieurs membres d'une même famille, vers l'âge de trente ans.

D'après les recherches d'un certain nombre d'auteurs, parmi lesquels nous citerons notamment de Troeltsch, Wreden, Wendt, etc., on sait que certaines affections datent de la vie intra-utérine. Toutefois Gradenigo a montré récemment que la plupart de ces catarrhes devaient être rattachés à des tuméfactions *post mortem* spéciales, auxquelles sont exposées d'ordinaire, sous l'influence de la putréfaction initiale, toutes les parties délicates qui constituent l'oreille moyenne de l'enfant.

Après la naissance, la transformation rapide qui se produit dans la caisse, ainsi que les influences extérieures sur la muqueuse hypérémiée de l'oreille moyenne favorisent la production d'inflammations.

Les affections naso-pharyngiennes et les exanthèmes aigus étant très fréquents chez les enfants provoquent aussi des maladies de l'organe auditif.

Les altérations de l'oreille sont moins fréquentes, dans l'âge moyen de la vie, mais elles augmentent avec la vieillesse. Alors, l'énergie du nerf auditif diminue en même temps qu'il survient des otites moyennes chroniques à marche lente, déterminant l'épaisissement de la muqueuse et l'ankylose des osselets.

Bactériologie. — Depuis quelques années les recherches relatives aux microbes de l'oreille ont été poussées activement.

Déjà Lœwenberg avait constaté que le furoncle de l'oreille était dû au *staphylococcus pyogenes aureus* qui est tenu en suspension dans l'air et dans l'eau. Depuis, Rohrer a constaté dans le cérumen seize formes différentes de schyzomycètes. Mais c'est principalement les bactéries de l'oreille moyenne qui ont été étudiées (Netter, Zaufal, Moos, Gradenigo, Kantack, etc.).

Aujourd'hui on a reconnu que les inflammations de l'oreille moyenne étaient engendrées par les streptocoques, les staphylocoques, les pneumocoques.

Le streptocoque pyogène est le microbe que l'on trouve le plus fréquemment ; il donne à la maladie un caractère de gravité, par suite de complications du côté des cellules mastoïdiennes, des méninges et des sinus.

Le pneumocoque détermine une otite aiguë idiopathique ou symptomatique d'une pneumonie, ou d'une fièvre typhoïde qui a parfois une issue favorable, quoique cependant elle puisse se compliquer de méningite.

La présence du diplocoque de la pneumonie a été constatée après la paracentèse dans les sécrétions muco-purulentes et purulentes.

Les staphylocoques *pyogenes aureus*, *albus*, *citreus* et les staphylocoques *cereus albus*, *flavus* existent, en général, associés à d'autres bactéries.

On a encore rencontré dans le pus de l'otite tuberculeuse la présence du bacille de Koch.

Tous les microbes pathogènes que l'on trouve dans les otites peuvent exister dans les fosses nasales, la bouche et le pharynx de sujets sains. Ils pénètrent de la cavité bucco-pharyngienne dans la trompe d'Eustache (de Rossi) et de là dans la caisse à laquelle ils peuvent encore arriver par les fentes lymphatiques du tissu conjonctif qui revêt la trompe.

Ils envahissent aussi l'oreille moyenne par la membrane du tympan, qu'elle soit intacte ou perforée.

Enfin les microbes peuvent pénétrer de la cavité crânienne dans l'oreille moyenne à travers la suture pétro-squameuse.

SYMPTOMES

Les mêmes symptômes se retrouvent dans toutes les maladies de l'oreille ; seule leur intensité varie.

Ces symptômes sont l'altération de l'ouïe, les bruits subjectifs, les vertiges, les douleurs et l'hyperesthésie acoustique.

Altération de l'ouïe. — L'apparition de ce symptôme est très variable.

L'ouïe est conservée chez les uns, malgré l'existence d'une affection de l'oreille, mais c'est l'exception. D'autres accusent une surdité datant d'une période de temps peu éloignée, malgré la constatation d'une altération de l'organe paraissant remonter déjà à plusieurs années ; tel est le cas de certains épaississements et de certaines inversions du tympan.

Un symptôme important du début de l'affaiblissement de l'ouïe consiste dans le manque d'attention soutenue pour suivre un discours de longue haleine.

Une personne expérimentée s'aperçoit de l'altération de l'ouïe chez un enfant par son impuissance à écouter d'une façon suivie les leçons du professeur au-delà d'une demi-heure ou d'une heure. Au bout de cette période de temps, les muscles de l'oreille se relâchant, le tympan n'est plus tendu ; l'enfant, ne comprenant plus les explications du maître, cesse d'être attentif.

Chez d'autres personnes, la surdité débute brusquement: elle survient en une nuit, ou à la suite d'un choc sur l'oreille, etc.

Enfin d'autres malades sont atteints de diminution progressive de l'ouïe.

En général, la surdité est unilatérale, ou du moins une oreille est plus affectée que l'autre.

Souvent les malades ne s'aperçoivent pas de leur altération de l'ouïe. Mais il suffit d'une circonstance pour la leur révéler. C'est ainsi que fréquemment les personnes se rendent compte de la diminution de leur ouïe par la difficulté et même l'impossibilité de soutenir une conversation avec plusieurs interlocuteurs.

D'autres malades disent encore qu'ils entendent bien pendant le jour, mais mal pendant la nuit. Cela provient

de ce que, pendant le jour, ils lisent sur les lèvres, et sai-
sissent ainsi quelques syllabes qui leur suffisent pour se
tenir au courant de la conversation.

Il faut aussi savoir que certains sourds entendent parfaitement à distance des mots prononcés par une voix à
timbre ordinaire, tandis qu'ils ne peuvent saisir à une distance bien moindre d'autres paroles dites sur un ton
beaucoup plus élevé.

Habituellement c'est l'audition musicale qui disparaît en
dernier lieu. Un sourd peut suivre parfaitement un
concert.

Il est très rare de rencontrer des gens qui n'entendent
absolument rien.

Paracousie. — Certains malades sont atteints de *para-*
cousie. On entend par là l'audition fausse d'un son ; l'impression sonore ne répond plus alors au son produit.
L'oreille saine entend la note juste, l'oreille malade perçoit cette même note plus élevée ou plus grave.

Le sujet atteint de cette anomalie éprouve ainsi l'impression d'un son double : *diplacousie.*

Quoique ce symptôme soit assez fréquent, il est généralement peu accusé par les malades, à moins que ceux-
ci n'aient l'oreille musicale.

La diplacousie est souvent consécutive à une otite
moyenne aiguë.

Paracousie du lieu. — En temps ordinaire, nous jugeons
de la direction du son, suivant qu'il atteint plus fortement l'une ou l'autre oreille. Mais il est des cas où il est
impossible d'indiquer le lieu ou la direction de la source
sonore (*paracousie du lieu*).

Ce phénomène qui s'observe souvent dans les exostoses,
le cérumen, les polypes du conduit, et dans les otites

moyennes, n'est guère indiqué spontanément par les
malades.

Paracousie de Willis. — On a donné ce nom à un phénomène étrange qui se produit chez les personnes très
dures d'oreilles, et qui consiste en une amélioration
notable de l'ouïe par l'action de sons bruyants.

Ces personnes entendent mieux la voix ou le son de
l'acoumètre en chemin de fer, en voiture, dans la rue ou
quand on pose un diapason sur le crâne, que lorsque leur
oreille est éloignée de tout bruit un peu intense.

Certains auteurs ont dit à tort que, si l'on entendait
mieux au milieu du bruit, cela résultait de ce que l'on
élevait davantage la voix ; d'autres, comme Müller, ont
supposé que ce phénomène se présentait quand le nerf
auditif était réveillé de sa torpeur habituelle par une
excitation vive. De Troeltsch a cru faussement qu'il existait une interception légère de la conductibilité du son dans
la caisse, par suite de la disjonction de l'enclume et de
l'étrier, et que les bruits intenses en poussant la membrane
en dedans rapprochaient ainsi les osselets; mais, comme
ce symptôme s'observe principalement dans les otites
sèches, il faut admettre avec Politzer que l'ébranlement
violent communiqué à la chaine des osselets ankylosés
la rend plus propre à propager les ondes sonores que
lorsqu'elle est à l'état de repos.

Autophonie. — Ce phénomène très rare, du reste,
consiste en ce que le malade entend résonner sa propre voix avec une intensité assez prononcée.

Il est dû à la béance anormale de la trompe qui laisse
ainsi arriver librement l'air dans la caisse de telle sorte
qu'il imprime au tympan des vibrations violentes.

L'autophonie est plus prononcée quand on prononce les

lettres nasales, car, le pharynx nasal n'étant plus fermé par le voile du palais, le son pénètre plus facilement dans la trompe.

Bruits subjectifs. — Les bruits subjectifs sont un des symptômes les plus fréquents des maladies de l'oreille.

Ils peuvent manquer quelquefois, mais généralement ils apparaissent dès le début de l'affection.

Tantôt ils sont si faibles, que le malade les perçoit à peine ; tantôt, au contraire, ils sont tellement violents, qu'ils empêchent tout travail, ôtent le sommeil et poussent même au suicide.

Il faut distinguer les bruits d'origine nerveuse des bruits internes ou entotiques.

Bruits entotiques. — Ces bruits sont produits dans l'oreille moyenne ou dans son voisinage, et propagés à l'appareil de perception.

Ils ont pour causes : soit le courant sanguin dans la carotide ou l'artère auditive interne (bruit pulsatile), dans la veine jugulaire ou le sinus latéral (bruit uniforme) ; soit des contractions des muscles du marteau et de l'étrier (ronflement); soit encore les mouvements du tympan et des parois tubaires ou les déplacements de sécrétions amassées dans la caisse (gargouillement, sensation de bulles qui éclatent).

Quand ces bruits entotiques sont assez forts, ils peuvent être entendus par d'autres personnes que par le malade.

Bruits subjectifs ou d'origine nerveuse. — Les bruits d'origine nerveuse sont dus à un état d'irritation du nerf auditif résultant d'une maladie d'oreille, ou d'une transmission réflexe des nerfs du cerveau et de la moelle au nerf acoustique.

Ces bruits sont perçus le plus souvent dans l'oreille

même, parfois dans l'intérieur de la tête, à l'occiput ou dans la région temporale ; rarement ils sont localisés au dehors. Dans ce dernier cas, les malades les entendent contre l'oreille, à quelques centimètres de distance, quelquefois même au loin (bruit de cascade, de sonnerie, etc.).

Souvent les sujets ne peuvent préciser la nature des bruits. La plupart du temps ils indiquent un bruit de bouillonnement, de bruissement, de chute d'eau, d'eau bouillante, de vapeur, de bourdonnement d'essaims d'abeilles, de coquille appliquée contre l'oreille, de bruit de vent dans les feuilles, de sonnerie aiguë de petite cloche, de bourdonnement consécutif au battement d'une cloche, de tintement métallique, de grondement, dé sifflement, de roulement d'un train de chemin de fer, de grésillement d'un grillon, d'un gazouillement d'oiseaux.

On peut encore percevoir des voix humaines inarticulées, des aboiements de chien, un fracas de vitres, un bruit éclatant de trompettes, des froissements dans l'oreille, le choc d'un marteau et même des mélodies suivies.

Chacun de ces bruits peut persister isolément ; plusieurs d'entre eux peuvent être entendus en même temps. D'autres fois, certains bruits alternent temporairement ou d'une façon définitive.

Ces bruits qui sont intermittents ou continus se montrent fréquemment dans les affections de l'oreille interne et surtout dans celles de l'oreille moyenn . Dans ce dernier cas, ils sont dus souvent à des modifications pathologiques simultanées du labyrinthe ; néanmoins, la plupart du temps ils résultent d'un accroissement anormal de la pression intra-labyrinthique produit par des masses d'exsudat chargeant les fenêtres, ou par une anomalie de tension des osselets.

Différentes circonstances peuvent faire varier ces bruits : ainsi les temps pluvieux, la forte chaleur, l'entrée subite du froid dans une chambre chaude les augmentent.

Ils sont moins perceptibles à l'air libre que dans un espace clos. Les distractions et les occupations les font oublier.

Quand ils sont faibles, ils ne sont pas appréciables dans le jour, mais ils s'accentuent le soir et pendant le décubitus principalement.

Des bruits objectifs couvrent souvent les bruits subjectifs, de sorte qu'on ne les perçoit pas en voiture, en chemin de fer et dans les lieux bruyants, mais on les entend au milieu du silence ou quand on ferme le conduit auditif.

Certains bruits peuvent encore être produits par l'application du courant continu quand on ferme la cathode pôle négatif) ou quand on ouvre l'anode (pôle positif), ainsi que par l'attouchement de l'étrier dans les cas de large perforation du tympan.

Ces bruits subissent parfois une modification et même une diminution momentanée ou durable par la pression sur l'apophyse mastoïde ou sur la première vertèbre cervicale (Türck), par l'insufflation sur les parois du conduit avec une poire de caoutchouc, par l'action des courants électriques et des bruits extérieurs.

Les bruits sont également provoqués ou renforcés par des altérations temporaires de l'organisme : effort corporel ou intellectuel, position penchée maintenue pendant quelque temps, conversation prolongée, toux, éternuement, rotation et ébranlement de la tête, veillées nocturnes, sommeil prolongé, usage des spiritueux, surcharge de l'estomac, menstruation, grossesse, etc.

En général, les bruits augmentent d'intensité dans le cours de la maladie ; s'ils étaient intermittents, ils deviennent continus ; cependant, dans certains cas, ils diminuent à mesure que la surdité augmente pour disparaître lorsque l'ouïe est complètement abolie.

Vertiges. — Les vertiges sont fréquemment associés aux bruits subjectifs de l'oreille. Ils peuvent être produits par une injection d'eau froide dans le conduit, par la présence de corps étrangers de l'oreille externe et de l'oreille moyenne, par une pression exagérée sur les fenêtres, par insufflation d'air dans la trompe [1], par l'attouchement de l'étrier avec une sonde, par un son puissant de sirène, un coup de fusil, etc..., par hypérémie ou exsudation de l'oreille interne et par blessure du labyrinthe.

Le vertige paraît être occasionné par un état d'irritation pathologique des nerfs, des canaux demi-circulaires. Il peut encore être dû à une lésion des pédoncules cérébelleux.

Douleurs. — La douleur accompagne ordinairement toutes les affections aiguës et quelquefois même les inflammations chroniques de l'oreille externe et de l'oreille moyenne.

Elle est encore le symptôme d'une névralgie du conduit auditif et du plexus tympanique. D'autres fois elle n'est qu'irradiée à l'oreille, comme dans les cas de carie

---

[1] C'est ainsi que dans les cas d'obstruction prolongée de la trompe, ayant amené l'aspiration du tympan, de la base de l'étrier et de la membrane de la fenêtre ronde vers l'intérieur de la caisse, une insufflation produit une poussée sur les bases des fenêtres en déterminant une augmentation brusque de la pression sous laquelle se trouvent les liquides labyrinthiques, ainsi que sur les terminaisons nerveuses qu'ils renferment, et celles-ci subissent de cette façon, une sorte de commotion ou de compression (Lœwenberg).

dentaire et d'ulcération du larynx ou du pharynx, par suite d'anastomoses nerveuses.

La plupart du temps, la douleur n'est pas localisée à la région de l'oreille, elle rayonne vers le crâne, les parties latérales du cou, l'épaule, les dents, etc.

C'est dans les furoncles, dans les inflammations aiguës du tympan et de la caisse, avant la perforation, et aussi dans la carie du temporal que les douleurs sont les plus violentes.

Les sensations de plénitude, de pesanteur, d'engourdissement et de pression se manifestent dans les cas d'occlusion du conduit auditif, dans les inflammations et exsudations de la caisse, dans les obstructions de la trompe d'Eustache et aussi dans les anomalies de tension de la membrane du tympan et des osselets.

Hyperesthésie acoustique. — On désigne ainsi une sensation désagréable provoquée dans l'oreille par certains sons ou certains bruits.

En général, cette sensation douloureuse est produite par les sons de tonalité très élevée.

Cette hyperesthésie se montre parfois dans les maladies de l'organisme affectant le système nerveux, mais principalement dans les affections de l'oreille moyenne et surtout dans les cas de rupture du tympan et d'inflammation aiguë de la caisse. On l'observe aussi dans les otites sèches ; elle est alors due probablement à des modifications secondaires du labyrinthe.

L'hyperesthésie acoustique n'a aucun rapport avec les bruits subjectifs de l'oreille ; ces deux symptômes peuvent exister simultanément.

DIAGNOSTIC

Pour le diagnostic il est important de s'assurer si l'affection a débuté brusquement, au milieu de phénomènes inflammatoires, avec diminution rapide de l'ouïe, ou si elle est survenue lentement, sans réaction prononcée, avec diminution progressive de l'audition.

Il est encore utile de savoir s'il existe des bruits, des vertiges, de l'écoulement, et si l'oreille est sensible à la pression, etc.

De plus, il faut faire l'examen de l'acuité auditive et s'assurer de l'état de la caisse et des trompes, etc.

PRONOSTIC

Le pronostic est d'autant plus favorable que la faculté auditive est soumise à des oscillations importantes, que les bruits sont intermittents ou améliorés par le traitement, et qu'enfin l'affection est de date récente.

Si, dans l'otite moyenne chronique avec bourdonnements continus, on obtient par le traitement une amélioration de l'audition, sans modification des bruits, il faut s'attendre à ce que cette amélioration ne persiste pas et à ce qu'il se produise tôt ou tard une rechute de l'ouïe. Le pronostic est encore défavorable si les bruits se sont montrés plusieurs années avant la diminution apparente de l'ouïe.

CHAPITRE VIII

EXAMEN DE L'ACUITÉ AUDITIVE

Perception aérienne. — Perception crânienne.
Réaction du nerf auditif

Les ondes sonores arrivent à l'appareil nerveux terminal par deux voies :

1° Par l'air, c'est la *perception aérienne*. Les sons viennent frapper la membrane tympanique et de là parviennent au labyrinthe par les osselets ;

2° Par les os, c'est la *perception crânienne*. Les ondes sonores sont transmises au labyrinthe par l'intermédiaire des os de la tête. Dans ce cas, le tympan et les osselets peuvent entrer en vibration pour permettre aux ondes sonores d'arriver à l'oreille interne. Ce dernier mode de propagation est désigné sous le nom de *perception crânio-tympanique* pour le distinguer du mode de propagation directe, où le liquide labyrinthique est mis en vibration par la masse osseuse qui l'entoure.

Le bon fonctionnement de l'organe exige une certaine mobilité de l'appareil de transmission (tympan et osselets)

Au contraire, y a-t-il des modifications dans l'élasticité du tympan, des soudures entre les osselets et les parois de la caisse, la propagation des ondes sonores ne s'effectue pas, mais cependant la perception crânienne peut être favorisée par ces mêmes conditions.

En effet les sons se propagent d'autant mieux par les os que les organes qui servent d'intermédiaires entre les os et le labyrinthe sont plus fortement tendus, ce dont on peut s'assurer en mettant dans le conduit un petit tube en os auquel est relié un cordon attaché à un diapason vibrant. Le cordon est-il très tendu, le son du diapason est perçu d'une façon intense. Au contraire, relâche-t-on de plus en plus le cordon, le son va en diminuant progressivement.

A l'état normal, la perception aérienne l'emporte sur la perception crânienne, comme il est facile de le démontrer par l'*expérience de Rinne*. On place un diapason en vibration sur le crâne (fig. 54), et on l'y maintient jusqu'à ce que le son ne soit plus perçu ; puis on met le diapason devant le méat auditif ; le son est alors entendu de nouveau pendant un certain temps.

Nous allons étudier successivement la perception aérienne et la perception crânienne, puis la réaction du nerf auditif qui rend aussi certains services dans l'examen fonctionnel de l'ouïe.

PERCEPTION AÉRIENNE

L'acuité auditive sert à se rendre compte de la distance à laquelle le malade entend la voix ou certains bruits, comme le tic-tac de la montre, ou certains sons, comme ceux du diapason, d'un acoumètre, etc.

La source sonore doit se trouver à une distance suffisante de l'oreille pour que le malade ne l'entende pas tout d'abord ; on la rapproche ensuite progressivement jusqu'à ce qu'elle soit nettement perçue. Chaque oreille est examinée à part, pendant que l'autre est obturée au moyen du doigt. On doit veiller à ce que le malade ait les yeux fermés afin d'éviter certaines causes d'erreurs dues à une illusion ou à une supercherie du patient.

La voix, la montre, le diapason, les acoumètres, le sifflet de Galton sont les sources sonores généralement utilisées.

La détermination de la distance de l'audition pour la montre et l'acoumètre ne sert qu'à constater la différence de l'altération de l'ouïe dans les deux oreilles et à apprécier approximativement le degré d'altération fonctionnelle. Du reste, il est facile de se rendre compte qu'il n'y a pas de rapport constant entre l'acuité auditive prise avec la voix et celle évaluée avec la montre et même le diapason.

Il faut encore savoir que l'ouïe peut présenter des variations avec l'état physiologique du sujet ; l'acuité auditive peut être différente avant ou après les repas, après l'exercice, etc.

Il serait à désirer de posséder un instrument donnant une série assez étendue de sons, dont on pourrait modifier à volonté l'intensité, et il serait avantageux que cet appareil pût servir aussi bien à l'examen de la perception aérienne qu'à celui de la perception crânienne. Malheureusement nous sommes encore loin d'avoir atteint ce but idéal.

Comme, en somme, ce qu'il importe avant tout aux sourds, c'est d'entendre surtout la voix, notre examen doit avoir pour but principal de rechercher le degré de l'acuité auditive pour la parole.

Voix. — On commence par calculer la distance à laquelle la voix moyenne ordinaire, puis la voix chuchotée sont entendues par la bonne ou, tout au moins, par la meilleure oreille ; puis on examine l'autre. Le malade doit répéter au fur et à mesure les mots prononcés.

On a soin de dire d'abord certaines lettres. Oscar Wolf a démontré que les voyelles étaient mieux entendues que les consonnes ; que *a*, *e*, *i* étaient mieux perçues que *o* et *u* ; que les sifflantes étaient plus vite entendues que les muettes.

On prononce ensuite des chiffres, des mots, des phrases, en se rappelant que les mots bien entendus sont ceux qui renferment des voyelles ou des consonnes sifflantes et vibrantes, comme chacal, sifflet, scarabée, et que les mots les plus mal entendus sont ceux qui contiennent des consonnes nasales, tels que menu, manteau, mouton, etc

Pour donner à la voix chuchotée une intensité toujours égale, Bezold emploie pour parler l'air qui reste dans les poumons après une expiration naturelle non forcée. Il ne prononce que les chiffres de la première centaine, en se rapprochant peu à peu du malade, jusqu'à ce que celui-ci puisse saisir les nombres de dizaines difficiles à comprendre, qui commencent ou finissent par 7 ou 9.

Dans toutes ces épreuves, il faut éviter que le malade ne puisse lire sur les lèvres.

Bien que l'oreille non examinée soit obturée, il est difficile d'abolir complètement le pouvoir auditif de ce côté, puisque l'on sait qu'en bouchant les conduits avec de la glycérine et un bouchon de caoutchouc et en fermant en même temps le nez et la bouche, des phrases prononcées à haute voix à une distance de 50 centimètres sont encore entendues assez nettement. Aussi, à l'exemple de Dennert, conseillons-nous, après l'examen de la mauvaise oreille, de fermer celle-ci (les deux sont alors bouchées); si le son est entendu à la même distance qu'auparavant, on est certain qu'il était perçu par la bonne oreille.

D'après les recherches de certains auteurs, la voix chuchotée est entendue à environ 20 mètres dans un appartement donnant sur la rue.

Les malades ayant une destruction du tympan, une perte du marteau et de l'enclume entendent mieux la voix chuchotée que la voix haute (O. Wolf et Burckhardt-Mérian). Certains sourds affectés d'ankylose de l'étrier entendent mieux au milieu du bruit.

Chez quelques-uns de ces malades atteints d'une forte surdité, les sons arrivant au labyrinthe par les os de la tête et non plus par la transmission de l'air au tympan secondaire à travers la caisse, les mots prononcés dans un tube acoustique ne sont plus compris, tandis que les paroles dites à haute voix dans le voisinage de l'oreille peuvent être perçues.

Montre. — Il faut tout d'abord établir la limite à laquelle une montre à tic-tac aussi fort que possible est entendue chez les individus sains, ce qui est fort variable avec les différentes montres, car celles-ci n'ont ni le même timbre ni la même hauteur de ton.

Il faut mieux faire usage de montre à cylindre ou à répétition.

Le patient ayant les yeux fermés, le médecin place la montre sur l'axe auditif à une certaine distance de l'oreille et l'avance progressivement vers le méat jusqu'à ce que le tic-tac soit nettement entendu.

Si l'on agissait autrement, les perceptions sonores ayant une certaine durée et l'imagination du malade aidant, celui-ci pourrait se figurer entendre la montre, même quelques instants après qu'il aurait cessé d'en percevoir le son.

Il est bon d'éloigner ou d'enlever de temps en temps la montre, à l'insu du malade, afin de s'assurer de l'exactitude de ses réponses.

A la limite de la perception, auprès de la zone silencieuse, la recherche de la sensation exige des efforts d'attention et d'adaptation de l'organe.

Le tic-tac de la montre placée à cette distance peut être entendu d'abord, puis, quelques secondes après, être perçu moins nettement et enfin n'être plus entendu ; quelques secondes après, le son renaît et devient de plus en plus sensible. Ce phénomène est dû à un arrêt de l'accommodation produit par la fatigue de l'appareil de transmission et d'accommodation de l'organe.

Il faut aussi tenir compte de l'*ombre sonore*, comme cause d'erreur dans la mesure de l'acuité auditive.

Guye a démontré que, dans certaines conditions, en fermant une oreille avec le doigt, cette oreille pouvait entendre le tic-tac d'une montre jusqu'à une distance de 4 à 10 centimètres. A cette limite, le son cesse d'être perçu, car c'est ici que commence la zone de la tache obscure qui finit à 15 centimètres environ. A cette distance le tic-tac apparaît de nouveau pour être entendu jusqu'à 25 centimètres, chez certains sujets.

Voici l'explication de ce phénomène ; la montre est entendue tout d'abord par l'oreille fermée ; mais bientôt celle-ci cesse d'en percevoir le son ; puis, à la distance de

15 centimètres, le tic-tac est entendu par l'oreille non bouchée, lorsque le sujet se trouve près d'un meuble permettant aux ondes sonores de se réfléchir.

Aussi dans l'examen de l'ouïe faut-il éviter de placer le malade près d'une armoire ou de tout autre objet faisant office de réflecteur du son ; on ne négligera pas non plus de faire boucher l'oreille non explorée.

La montre ne donne pas une idée exacte de la finesse de l'ouïe.

De plus, comme nous l'avons dit, les résultats de la montre et de la voix ne coïncident pas toujours. De Trœltsch a dit que, quand la surdité datait de l'enfance, la montre était mieux entendue que la parole et, quand la surdité ne survenait qu'à une époque plus avancée de la vie, les individus étaient plus sensibles à la voix.

Ces différences entre la perception de la voix et celle de la montre tiennent à diverses causes, dont la principale est que la montre ne donne qu'un son, tandis que la parole peut en produire une infinité variable par l'intensité, la hauteur et le timbre.

Tube interauriculaire. — Dans certains cas, il est utile, pour apprécier la finesse de l'ouïe de placer dans les conduits auditifs du sujet les deux extrémités d'un tube de caoutchouc de 60 centimètres environ de longueur (fig. 47).

Sur le milieu de ce tube, on applique une montre. La personne dont l'ouïe est normale l'entend également bien dans les deux oreilles. En déplaçant la montre de 2 à 3 centimètres vers la droite, à l'insu du malade (en opérant derrière lui), le tic-tac est entendu de l'oreille droite.

L'augmentation d'intensité est assurément bien faible,

et cela donne l'idée de la finesse de l'ouïe qui apprécie de si petites différences.

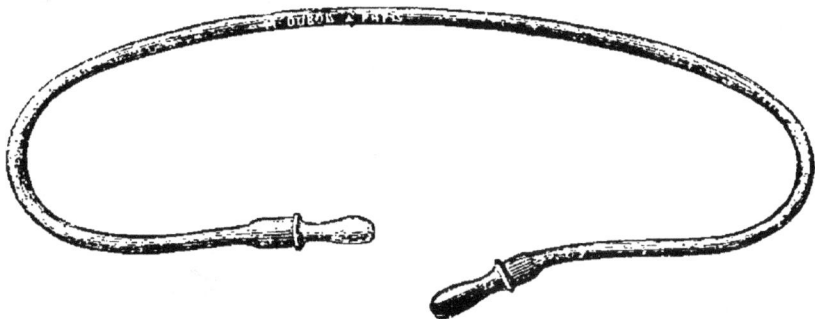

Fig. 47. — Tube interauriculaire.

Avec ce tube, on peut encore étudier séparément la sensibilité acoustique de chaque oreille, en pinçant le tube entre la montre et l'oreille que l'on veut isoler.

Diapason. — Le diapason (fig. 48) sert surtout pour l'examen de l'oreille relativement aux divers sons.

Plus sont longues la durée de la perception des vibrations et la distance à laquelle celles-ci sont entendues, plus est bonne l'acuité auditive.

Certains auteurs mesurent seulement la distance à laquelle le son du diapason est entendu : d'autres préfèrent compter la durée de la perception de cet instrument mis en vibration, puis tenu à l'oreille (Conta).

Conta avait remarqué que la force avec laquelle est frappé le diapason n'a d'influence sensible sur la durée du temps pendant lequel il est entendu que lorsque cette force offre de très grandes différences.

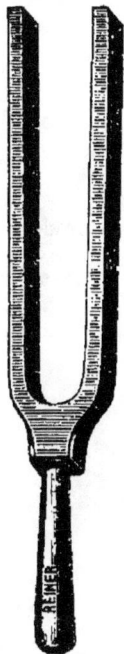

Fig. 48. — Diapason.

Il n'est donc pas utile d'avoir un diapason mis en vibration par un marteau à ressort fix sur l'une de ses branches (fig. 49) ; il suffit de le frapper sur un bloc de bois blanc Jacobson a vu qu'en prenant pour règle d'agir ainsi, le résultat ne s'écartait que de 1/50 de la moyenne obtenue pour un grand nombre de déterminations de l'acuité auditive.

Il est nécessaire d'avoir plusieurs diapasons à sa disposition afin de connaître l'état de l'ouïe par rapport aux diverses tonalités.

On peut employer une série de diapasons donnant une note à diverses octaves, le *do*, le *sol*, dont on a déterminé préalablement le nombre de secondes pendant lesquelles ils sont entendus chez un certain nombre de personnes entendant parfaitement.

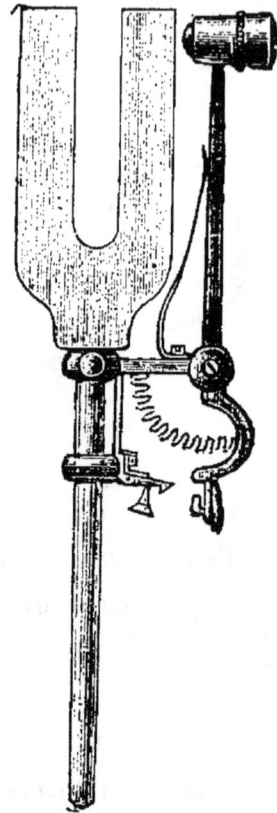

Fig. 49. — Diapason de Lucae.

Nous faisons usage habituellement de la série des *do.*

$$do^1 = 130 \text{ vibrations simples}^1,$$
$$do^2 = 261 \qquad —$$
$$do^3 = 522 \qquad —$$
$$do^4 = 1044 \qquad —$$
$$do^5 = 2088 \qquad —$$
$$do^6 = 4176 \qquad —$$

On peut fixer aux branches des diapasons de basse

---

[1] Le *la*[3] ou *la* normal = 870 vibrations.

tonalité de petits étaux (fig. 50) qui suppriment les harmoniques, tout en conservant le son fondamental. Ceci a l'avantage de rendre plus nettes les réponses des malades qui affirment fréquemment entendre mieux de l'oreille percevant la note élevée, si l'on n'a pas soin de leur dire que c'est le bourdonnement (son fondamental) et non le tintement (note supérieure) qui doit attirer leur attention.

Toutefois les étaux modifient la hauteur du son du diapason ; ils abaissent la note de plusieurs tons. Plus on fixe bas les étaux, plus le son est élevé. L'accroissement de hauteur comporte toute une octave.

Le diapason doit être placé devant le méat de telle sorte qu'aucune de ses arêtes ne soit devant l'orifice, car le son n'est plus aussi bien entendu dans cette position.

On calcule le nombre de secondes pendant lesquelles chaque diapason est perçu, et, à l'exemple de Lucae nous conseillons à l'expérimentateur de porter devant son oreille le diapason lorsque ses vibrations paraissent éteintes pour le malade, afin de déterminer le temps pendant lequel elles sont encore entendues ; c'est une manière d'éviter l'erreur pouvant être attribuée à l'inégalité du choc.

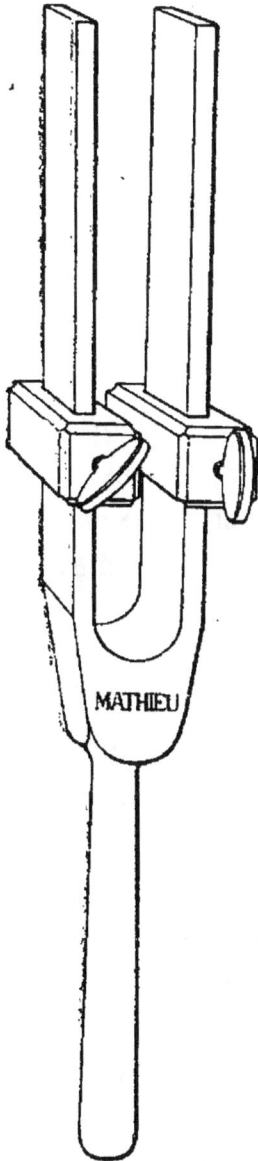

Fig. 50. — Diapason avec étaux.

Bonnafont a démontré que, dans la surdité nerveuse, la faculté de perception pour les sons élevés diminuait d'abord, tandis que les sons bas étaient encore perçus. Les recherches nécroscopiques de Moss et de Lucae ont confirmé cette observation. Dans la sclérose au contraire, la surdité est généralement assez prononcée pour les sons graves, tandis qu'elle est meilleure pour les sons élevés.

Cependant, dans les affections du labyrinthe, la perception des sons bas peut diminuer plus rapidement que celle des sons élevés.

La perception des sons élevés étant plus importante pour la compréhension du langage que celle des sons graves (Moos), on comprend que toute personne entendant bien les sons graves, mais très peu les sons élevés, n'aura pour la parole qu'un pouvoir auditif très restreint.

Avec le diapason, on peut encore constater chez les musiciens ayant une forte tension du tympan un changement dans la hauteur du son ; ainsi une note est parfois entendue d'un quart, d'un demi, rarement d'un ton plus élevé qu'elle ne l'est réellement ; on ne trouve guère un abaissement du son dans ces cas, cependant on l'a noté quelquefois.

Acoumètres. — Sans nous arrêter à la description des appareils composés d'un marteau tombant d'une hauteur déterminée sur une plaque de bois ou de métal (Wolf) et d'un petit marteau venant frapper un cylindre d'acier accordé toujours sur le même ton (fig. 51), sans insister sur les *tiges vibrantes* de Kœnig composées d'une série de cylindres d'acier donnant les notes de *do*[7] (8,192 vibr.) à *do*[10] (65,536 vibr.), nous arrivons aux acoumètres munis de téléphones.

Le plus simple consiste en une bobine d'induction à chariot à laquelle est relié un téléphone qui conduit le son à l'oreille du malade. Les deux bobines étant en contact, le son est fort ; il va en diminuant à mesure qu'on éloigne la bobine mobile ou induite de la bobine fixe ou inductrice. Ici le son est produit par l'interrupteur de la bobine.

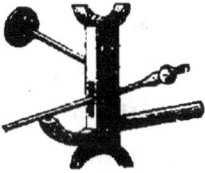

Fig. 51. — Acoumètre de Politzer.

A l'exemple d'Hartmann, on peut intercaler dans le circuit d'un courant électrique : 1° un téléphone ; 2° un diapason amenant dans le courant des interruptions régulières ; et 3° un rhéostat ou un appareil d'induction à chariot avec lequel on modifie à volonté l'intensité du courant.

Mais l'examen ne peut porter que sur une courte série de sons.

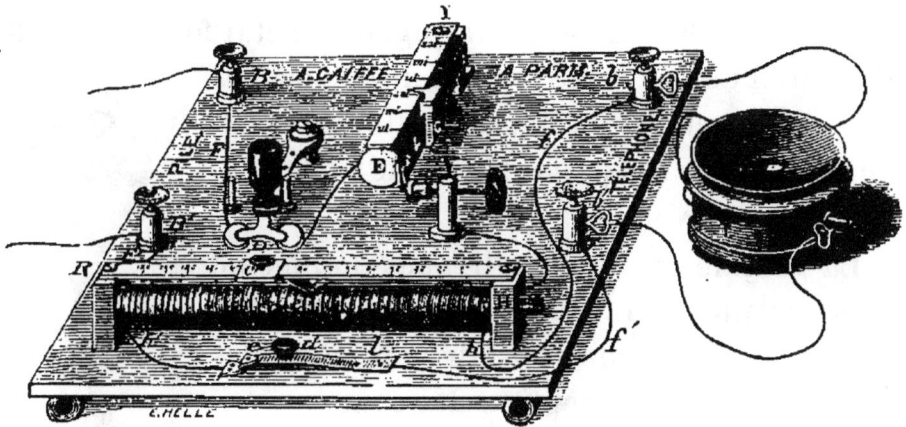

Fig. 52. — Audiomètre de Barataux.

Nous avons fait construire par M. Gaiffe un audiomètre se composant d'un interrupteur automatique mû par un générateur électrique constant et d'une bobine d'induction reliée à un téléphone (fig. 52). Cet interrupteur auto-

matique se compose d'une lame vibrante sur laquelle se
meut une glissière ; on peut ainsi obtenir une série de
notes allant du *do²* au *sol³*. Un curseur glissant sur une
règle permet au courant de traverser une ou plusieurs
sphères de l'hélice conductrice de la bobine et de faire
varier ainsi le courant d'induction qu'elle produit et par
suite le son recueilli dans le téléphone. Le Dr Cheval a
imaginé récemment un acoumètre plus compliqué.

Il resterait encore à parler du phonographe, mais un
bon instrument de ce genre ne se trouve pas dans le
commerce ; du reste, il ne présente pas encore un degré de
perfectionnement suffisant pour en généraliser l'emploi.
Il aurait cependant l'avantage de rendre tous les sons
perceptibles pour une oreille normale et de permettre
l'examen comparatif chez le même individu à différentes
époques. Avec cet instrument il serait facile de dresser une
échelle acoumétrique, à l'instar des échelles optométriques.

Sifflet de Galton. — Pour juger de l'état fonctionnel de
l'appareil auditif relativement aux sons éle-
vés, on se sert du sifflet de Galton (fig. 53)
qui donne des sons allant de 6,461 à 80,000
vibrations simples.

La gamme des sons qu'il peut donner ne
présente aucune interruption, aussi permet-
il de découvrir et de constater aisément les
lacunes dans la perception des sons.

Le sifflet de Galton, fabriqué par Kœnig,
ne porte pas le nombre de vibrations inscrit
sur l'instrument. Il faut alors composer
avec ses verges le ton qui représente la

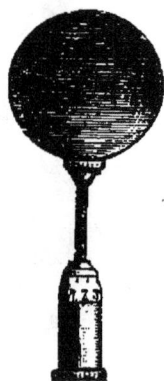

Fig. 53. — Sif-
flet de Galton.

limite de la faculté de perception du patient (Burckhardt-
Mérian).

Autres instruments musicaux. — Dans quelques cas, il est utile d'examiner l'ouïe pour la perception d'une série de sons musicaux ; mais comme, en général, on ne possède pas une série complète de diapasons, on a recours au piano ou à l'harmonium qui permettent de constater la présence partielle de lacunes dans la perception des sons, comme Moos, Schwartze, Burnett, Gottstein, Politzer et nous-même avons eu l'occasion de l'observer.

PERCEPTION CRANIENNE

La perception crânienne est basée sur ce fait que, quand un corps sonore est mis en contact avec les os du crâne, une partie des sons est transmise au labyrinthe par le squelette, sans passer par l'appareil de transmission, tandis qu'une autre partie n'arrive à l'oreille interne qu'après avoir passé des os du crâne sur la membrane tympanique et les osselets (E.-H. Weber et Lucae).

Pour faire l'examen de la perception crânienne, on fait habituellement usage de la montre et du diapason.

Montre. — La montre est appliquée successivement sur les régions suivantes :

1 région pariétale ;
2 — parotidienne ;
3 — temporale ;
4 — pariéto-temporale ;
5 — mastoïdienne.

On note si le tic-tac est entendu en tous ces points et avec quelle intensité.

La montre donne un résultat important pour le diagnostic et le pronostic des affections de l'oreille moyenne. De la diminution ou de l'absence de la perception de la montre par les os de la tête, on peut conclure, dans les cas d'otite sèche à marche lente, avec épaississement de la muqueuse, à une atteinte simultanée du labyrinthe, surtout si, en même temps, il existe des bruits subjectifs continus et une diminution rapide de l'ouïe.

Dans les affections de l'oreille moyenne où la perception osseuse pour la montre est conservée, le pronostic est plus favorable que dans les cas analogues où la perception est diminuée ou éteinte.

La perception est-elle conservée avec abolition ou grave diminution de l'acuité pour la montre, l'acoumètre et la voix, il y a généralement altération de l'ouïe par obstacle à la transmission du son, et non affection labyrinthique.

Cependant le mode d'épreuve par la montre ne répond pas à toutes les nécessités pratiques.

Il arrive qu'une montre à fort tic-tac ne suffit pas pour constater la présence ou l'absence de la perception crânienne. Aussi, si avec la montre on obtient un résultat négatif, il ne faut pas en conclure qu'il y ait extinction de la perception, car souvent, avec une autre source sonore plus intense, on s'aperçoit que la perception est très diminuée, mais non complètement éteinte, comme on peut s'en rendre compte avec l'*acoumètre de Politzer* (fig. 51) auquel on a adapté perpendiculairement une tige métallique dont l'extrémité libre est élargie pour s'appliquer sur les os de la tête.

Diapason. — La recherche de la perception crânienne au moyen du diapason est de la plus haute importance (A. fig. 121).

En appliquant un diapason en vibration sur la ligne médiane de la tête, au vertex (*diapason-vertex*) (fig. 54), au front, à la racine du nez, ainsi que sur les incisives et le menton, le son est également perçu des deux oreilles, chez le sujet sain.

Ferme-t-on une oreille avec le doigt, le son du diapason-vertex est entendu avec plus de force de ce côté : tel est le phénomène connu sous le nom d'*expérience de E.-H. Weber*.

De nombreuses explications ont été données de ce fait curieux ; c'est celle de Mach qui paraît la plus vraisemblable. Cet auteur dit que le renforcement du son obtenu par l'obturation d'une oreille est dû à ce que les ondes sonores transmises par les os du crâne à l'oreille se dirigent les unes vers le labyrinthe et les autres vers l'extérieur. Celles-ci, trouvant un obstacle qui les empêche de sortir au dehors, se réfléchissent vers l'oreille interne, d'où renforcement de son.

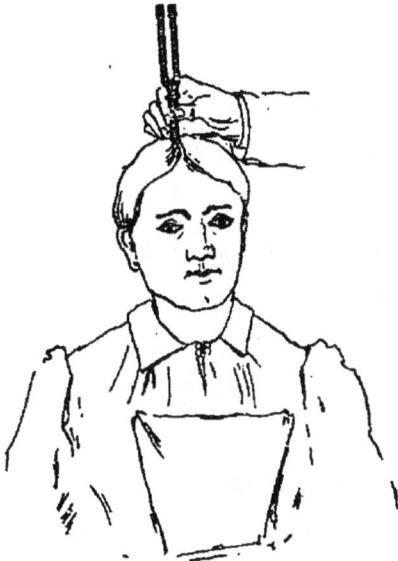

Fig. 54. — Diapason-vertex.

D'après Politzer, à cette cause s'en adjoindrait une première qu'ont signalée Rinne et Toynbee : c'est la résonance de l'air dans le conduit auditif externe et dans l'oreille moyenne, et une seconde émise par Lucae : une modification de la tension de la membrane du tympan et des osselets.

Pour l'épreuve de Weber, il est préférable de faire usage

du diapason à son grave ou à son moyen, comme les diapasons compris entre le *sol*^{2} (avec étaux) au *do*^{4}, car, leurs vibrations durant plus longtemps, le malade indique avec plus de précision dans quelle oreille la sensation sonore est prédominante quand l'action du son est prolongée.

Si l'on exécute un Valsalva [1] ou un Politzer, pendant que le diapason est appliqué au vertex, le son disparaît un instant pour renaître dès qu'on avale, le nez ouvert.

L'épreuve de Weber a été appliquée à la pathologie. On peut en effet admettre comme règle générale que, dans les cas où il existe dans le conduit ou dans l'oreille moyenne un obstacle à la transmission du son, le diapason appliqué sur la ligne médiane du crâne est entendu surtout et avec plus de force par l'oreille affectée, en supposant que le labyrinthe ne soit pas lésé, en même temps, au point que la perception des vibrations du diapason par le nerf auditif ne soit plus possible.

Les deux oreilles sont-elles malades à des degrés différents, c'est par l'oreille la plus atteinte que le diapason est le mieux perçu.

Comme nous l'avons dit plus haut, l'emploi de l'expérience de Weber étant important pour le diagnostic des affections auriculaires, il faut se mettre en garde contre l'erreur du patient qui ne s'observe pas bien.

Ainsi, dans les cas de dureté de l'ouïe d'un seul côté, ou d'affection inégale des deux oreilles, le malade questionné indique généralement, d'une manière précise, la prédominance de la perception sonore dans une oreille. Il n'en est plus de même quand la différence du degré de dureté

[1] Voir page 136.

de l'ouïe dans les deux oreilles n'est pas considérable ; alors le malade indique fréquemment une perception égale des deux côtés.

Il arrive aussi qu'il croit entendre mieux de la bonne oreille et qu'il affirme alors que le son est mieux perçu de celle-ci ; mais il rectifie aussitôt son dire, si on l'engage à bien faire attention à la localisation de la perception dominante.

Lorsque l'application du diapason sur le crâne ne donne pas de résultat précis, il faut le mettre sur la ligne médiane de la lèvre supérieure, contre les incisives, ou sur la ligne médiane de la mâchoire inférieure ; en ces points, le lieu de la sensation sonore la plus forte est généralement indiqué d'une façon plus exacte que par l'application sur le crâne.

L'épreuve de Weber ne donne pas toujours des résultats permettant d'établir un diagnostic avec certitude ; il existe, en effet, un certain nombre d'exceptions à la règle générale précédemment énoncée.

L'épreuve du diapason n'a une valeur diagnostique que dans les cas où il y a indication positive du patient affirmant qu'il entend mieux de l'oreille malade.

Elle donne encore des résultats quand le diapason n'est mieux entendu de l'oreille malade que sur quelques points de la ligne médiane, tandis qu'il est mieux perçu de l'oreille normale, sur d'autres points (Lucae, Urbantschitsch); car, dans les otites internes primitives, le diapason n'est perçu de l'oreille malade sur aucun point de la ligne médiane du crâne.

Mais, il est des cas où, le diapason étant mieux entendu de l'oreille normale ou de l'oreille la moins affectée, on ne peut pas affirmer l'existence d'une maladie labyrinthique. En effet, il peut arriver, dans certaines maladies de la caisse, que le diapason soit mieux entendu par la meilleure oreille. Cholewa a observé sur des malades atteints de sclérose de l'oreille moyenne, que le son du diapason était souvent mieux perçu par l'oreille entendant le mieux. Il en conclut qu'il n'y avait pas d'ankylose, et pratiqua la ténotomie du muscle tenseur avec succès (?).

En outre, dans les affections adhésives chroniques de l'oreille moyenne, il arrive souvent que la diminution de mobilité des osselets soit suffisante pour affaiblir, à elle seule, la perception par les os du crâne.

La perception crânienne du diapason peut aussi nous renseigner sur le pronostic.

En effet, lorsque le son du diapason-vertex est latéralisé d'un côté, si par l'occlusion digitale de l'oreille opposée le son est susceptible d'être déplacé et de paraître venir de l'oreille fermée avec le doigt, le pronostic est excellent.

Il en est de même si le son du diapason-vertex étant resté central peut être latéralisé.

En outre, Bonnafont a montré qu'au contraire il n'y avait à espérer ni guérison ni amélioration importante quand le diapason n'était plus entendu par les os. Toutefois, dans les maladies récentes, où la perception osseuse faisait défaut, Politzer a vu survenir la guérison dans certains cas.

Le retour de la perception des sons élevés est encore favorable au pronostic (Moos).

Aussi est-il utile d'examiner l'ouïe au point de vue de la perception crânienne avec la série de diapasons dont nous avons parlé à propos de l'acuité auditive par l'air. Il est évident qu'on aura eu soin de déterminer préalablement, chez plusieurs personnes entendant bien, le temps pendant lequel les vibrations sont entendues lorsque le diapason est appliqué sur l'apophyse mastoïde.

Les diapasons qui conviennent le mieux pour cette méthode d'examen sont ceux qui sont perçus pendant trente à cinquante secondes environ par une oreille normale [1].

---

[1] Hartmann a proposé de se servir de schémas pour inscrire les résultats des données fournies par les perceptions aérienne et osseuse du diapason.

Son tableau est divisé en une série de cases destinées chacune à l'inscription du résultat fourni par l'épreuve de chaque diapason, la partie supérieure étant réservée à la perception aérienne, et l'inférieure à la perception osseuse. Chaque case se subdivise elle-même en deux pour l'oreille droite et l'oreille gauche.

Le rapport entre le nombre de secondes pendant lesquelles le diapason est entendu par le malade et l'audition normale est représenté par 100 et indiqué dans une colonne divisée en cent parties sur un des côtés du tableau.

Supposons que le ut^1 soit entendu pendant douze secondes de l'oreille gauche, tandis qu'il est perçu pendant vingt secondes de l'oreille normale, on aura l'équation :

$$\frac{20}{12} = \frac{100}{\times} \text{ c'est-à-dire } 60.$$

On teinte alors 60 divisions de la colonne concernant l'oreille gauche sous la rubrique ut^1.

Pour le résultat de l'examen de la perception osseuse, Hartmann ne note pas le rapport entre le nombre de secondes pendant lesquelles le diapason est entendu par le malade et l'audition normale par les os, mais ce rapport existant entre le résultat obtenu et l'audition par l'air ; cela lui permet de comparer la perception aérienne à la perception osseuse.

Ainsi, dans le cas précédent, si le son de ut^1 est entendu pendant huit secondes par l'os, l'équation s'exprime ainsi :

$$\frac{20}{8} = \frac{100}{\times} \text{ c'est-à-dire } 40.$$

On teinte donc 40 divisions de la colonne concernant l'oreille gauche sous la rubrique ut^1 dans la moitié inférieure du schéma.

On peut ajouter le nombre de secondes pendant lesquelles le diapason a été entendu.

Il est bon de n'inscrire que la moyenne de plusieurs épreuves successives, trois par exemple.

Pour noter ces données, nous faisons usage de tableaux analogues aux feuilles de température, en traçant des lignes de couleurs différentes pour chaque oreille.

Les résultats obtenus par l'épreuve de la montre et du diapason ne concordent pas toujours ; les données sont même inverses assez souvent, car la montre n'est pas perçue ou est perçue beaucoup plus faiblement quand on l'appuie sur la tempe du côté où le diapason est bien mieux entendu par les os du crâne. La cause en est dans la différence d'intensité des sons de la montre et du diapason.

Pour le faible tic-tac de la montre, l'obstacle au passage du son, dans la caisse, tant qu'il empêche ce son de s'échapper de l'oreille, n'a aucune influence sur le renforcement de la perception, parce que la diminution de la mobilité des osselets et l'affection secondaire du labyrinthe, qui atténuent la perception par les os de la tête, l'emportent sur l'augmentation qui pourrait résulter de l'obstacle à la sortie du son.

Il en est tout autrement pour les vibrations du diapason. Ici une grande masse du son est envoyée à l'oreille malade, et, quoiqu'une partie soit perdue par suite de la diminution de la mobilité et que le reste soit perçu moins nettement à cause de l'affaiblissement de la faculté de perception labyrinthique, la quantité de son retenue dans l'oreille par l'obstacle à la transmission est tellement dominante qu'il en résulte pour l'organe malade une perception plus forte que dans l'oreille normale où le son peut s'échapper sans obstacle.

On a dit que la perception crânienne diminuait et disparaissait vers cinquante à soixante ans, même chez les individus doués d'une bonne acuité auditive. Cela ne tient pas à la diminution de conductibilité des os de la tête, mais aux modifications matérielles éprouvées par le nerf auditif dans l'évolution sénile.

Expérience de Rinne. — Pour l'oreille saine, la perception crânienne l'emporte sur la perception osseuse, comme l'a démontré Rinne. Pour répéter cette expérience on applique un diapason à son grave, en vibration, sur le vertex (fig. 54) ou sur l'apophyse mastoïde (fig. 55), on l'y maintient jusqu'à ce que le son ne soit plus perçu, puis on le porte devant le conduit auditif : le son est encore entendu avec force pendant un certain temps.

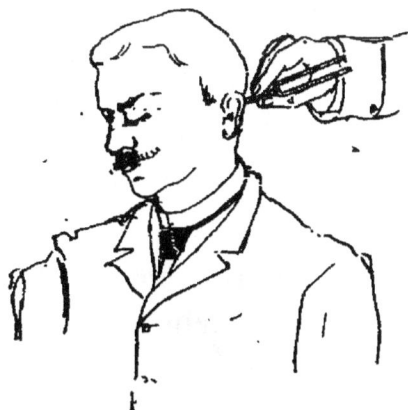

Fig. 55. — Diapason à l'apophyse mastoïde.

Gruber a proposé de modifier cette expérience de la façon suivante : après que le diapason s'est éteint sur le crâne, il fait boucher l'oreille, puis il porte le diapason sur le doigt obturateur. Le son est ainsi entendu avec plus d'intensité que dans le procédé de Rinne.

On dit que l'expérience de Rinne est *positive* (Lucae) quand la conduction aérienne est supérieure à la conduction osseuse. Quand, au contraire, la perception osseuse prédomine, le résultat est dit *négatif*.

On peut du reste indiquer par les signes suivants A +, O + le résultat de cette expérience suivant la prédominance de la perception aérienne ou osseuse.

Rinne a démontré le parti que l'on pouvait tirer de son épreuve. En effet, il a reconnu qu'en cas de surdité, si son expérience donne un résultat analogue à celui que fournit une oreille normale (résultat positif), il n'y a pas de troubles de conductibilité des os de la tête et de l'appareil de transmission : l'oreille interne est affectée.

Au contraire, si le malade entend le son aussi ou plus

longtemps, lorsqu'il est transmis par les os, que lorsqu'il est transmis par l'air (résultat négatif), il y a une altération de l'appareil de transmission.

Cette méthode ne donne pas toujours un résultat capable d'établir un diagnostic par son emploi seul, à l'exclusion des autres épreuves de l'ouïe. Car, dans certains cas, on a constaté qu'avec un rinne positif, c'est-à-dire avec la perception aérienne prédominante, il y avait une affection de l'oreille moyenne, et réciproquement, avec un rinne négatif, c'est-à-dire avec la prédominance de la perception osseuse, il y avait une altération du labyrinthe. On a surtout constaté ces résultats dans les faits de surdité modérée.

Aussi Lucae a-t-il proposé de restreindre l'emploi du rinne dans les différents cas où la voix chuchotée n'est plus entendue à plus de 1 mètre, pour poser un diagnostic d'affection de l'appareil de perception ou de celui de transmission.

Il est utile de pratiquer l'expérience de Rinne avec une série de diapasons, si l'on veut avoir une idée exacte du caractère d'une surdité donnée, car souvent la perception osseuse l'emporte sur la perception aérienne pour les sons graves, et inversement.

Lorsqu'on fait usage de diapasons à notes élevées, il arrive que le son du diapason placé sur le crâne est entendu aussi et même plus longtemps par les os que par l'air. Pour s'assurer s'il n'y a pas une cause d'erreur, on recherche d'abord le nombre de secondes pendant lequel le diapason est entendu par le crâne, puis on recommence l'épreuve en ayant soin d'éloigner un peu le diapason de l'os avant que le nombre de secondes précédemment obtenu ne soit atteint. Si le sujet perçoit encore le son, le diapason était entendu par l'air ; dans le cas contraire, il était perçu par les os.

Le procédé de Rinne ajoute une grande valeur au diagnostic d'affection du nerf auditif quand la montre et le diapason ne sont pas perçus par le crâne.

Contre-audition. — Lorsque le diapason est appliqué perpendiculairement à l'axe du limaçon, mais à l'endroit où l'on fait habituellement la trépanation (fig. 55), on obtient, dans certaines conditions, le phénomène connu sous le nom de *contre-audition*, c'est-à-dire audition par l'oreille opposée à celle où le diapason est placé.

Cette épreuve se fait avec un diapason à notes élevées, car le résultat est plus accusé avec ces instruments qu'avec des diapasons à notes graves.

A l'état normal, si on bouche l'un des conduits et si on place en même temps un diapason vibrant sur l'apophyse mastoïde du côté opposé, le son se fait sentir dans l'oreille bouchée.

Ferme-t-on alors les deux oreilles, la contre-audition disparaît.

Lorsqu'il existe un obstacle au passage du son, dans l'un des deux organes de l'appareil de transmission, la contre-audition existe de ce côté ; mais, si cet obstacle est léger, en fermant l'oreille du côté où se trouve le diapason, la contre-audition disparaît, le son est mieux perçu du côté de cette oreille. Dans ce cas, le pronostic est favorable.

Lorsque la maladie est bilatérale, s'il n'y a pas contre-audition, il est probable que les deux affections sont au même point.

Si une oreille est plus atteinte, la contre-audition se fait de ce côté. Mais, si celle-ci disparaît en fermant l'oreille la moins affectée, le pronostic est favorable pour la plus mauvaise oreille.

Dans le cas où le diapason appliqué sur le crâne est perçu par la mauvaise oreille, et le diapason, placé sur l'apophyse mastoïde correspondant au côté le plus atteint, est perçu par l'oreille entendant le mieux, il existe une affection probable du labyrinthe.

Auscultation transauriculaire. — Un diapason étant appliqué sur la bosse frontale, on relie le conduit du patient à l'oreille du médecin par un tube-stéthoscope (fig. 56). Si l'oreille est normale, le son est perçu nettement.

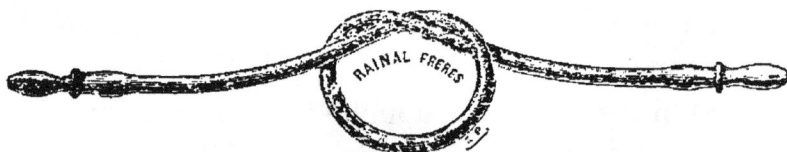

Fig. 56. — Tube-stéthoscope.

Le son est-il nul ou très affaibli, on fait passer de l'air dans la caisse, alors le son du diapason naît brusquement dans l'oreille de l'observateur ou augmente d'intensité aussitôt, si on ne l'avait perçu tout d'abord que faiblement. On en conclut que la trompe est perméable et que la caisse s'est reformée.

Si l'air pénètre bien, sans qu'aucune amélioration ne se produise au point de vue de l'écoulement des ondes sonores au dehors, il faut admettre un épaississement ou une immobilisation du tympan.

Mesure de la tension de la membrane tympanique. — A l'état normal, pendant qu'un diapason, ut^4, résonne à l'oreille, le son s'affaiblit par l'augmentation de la tension qui résulte de l'entrée de l'air dans la caisse.

Mais, si la tension est anormale, le changement est nul ou faible ; au contraire, s'il y a relâchement de la membrane, le son paraît renforcé (Gruber).

Pressions centripètes. — Lucae a démontré que la perception de la montre et du diapason par les os du crâne était diminuée par la pression de l'air dans le conduit externe en pressant le tragus avec la pulpe du doigt.

Pour l'exécution de cette expérience, Gellé s'est servi d'un ballon terminé par un tube garni à son extrémité d'un embout fermant hermétiquement le méat auditif du sujet (fig. 57).

En comprimant doucement l'air dans le conduit, le son d'un diapason, ut^3, mis en contact successivement avec le tube en caoutchouc et avec les os de la tête, est notablement diminué à chaque pression, par suite de l'augmentation de tension qu'on imprime au tympan et à tout l'appareil auditif.

Les rémissions de la sensation sonore indiquent l'état normal et prouvent la mobilité et l'élasticité des parties conductrices et surtout de l'étrier.

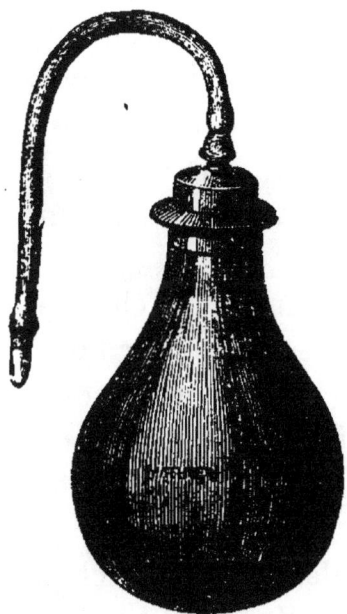

Fig. 57. — Ballon pour les pressions centripètes.

A l'état pathologique, le son n'est pas modifié dans certains cas ; dans d'autres, il s'éteint tout à fait à chaque coup.

Si le son n'est pas modifié, c'est que la poussée

ne dépasse pas le tympan ou que l'étrier est immobile.

L'extinction brusque à chaque poussée d'air annonce l'action exagérée de la pression aérienne sur la platine de l'étrier. L'enfoncement trop grand de l'étrier arrête net le courant sonore. En même temps, il se produit souvent des vertiges et des bourdonnements, symptômes caractéristiques d'un accroissement de pression dans le labyrinthe.

Les pressions centripètes combinées à l'épreuve du diapason-vertex permettent d'étudier la mobilité de la platine de l'étrier et l'état des fenêtres, le tympan étant toutefois conservé.

Auscultation pendant les pressions centripètes. — Pour pratiquer l'auscultation pendant les pressions centripètes, on se sert d'un tube à trois branches reliées l'une à la poire, l'autre au sujet, et la dernière à l'observateur pour lui permettre d'ausculter. Cette dernière branche est séparée par un diaphragme en baudruche qui empêche les pressions d'agir sur l'oreille du médecin, mais non sur le tympan du malade.

Fait-on vibrer le diapason sur le front, à chaque pression le son baisse à la fois pour le sujet et pour l'observateur si l'oreille est saine. Dans le cas contraire, souvent le sujet n'éprouve aucune variation du son, sous l'influence des poussées, tandis que l'observateur ressent ces changements à chaque pression.

Synergies fonctionnelles binauriculaires. — Si, chez un individu sain, on approche de l'oreille droite un diapason, ut^4, en vibration, et que l'on comprime le tympan avec le doigt ou avec la poire adaptée à l'oreille gauche, le son perçu à droite baisse aussitôt.

Lorsque l'oreille est malade, il y a exagération ou absence de cette atténuation : absence, si l'oreille est

immobile et ne subit aucune modification des pressions;
exagération, si le tympan est relâché.

Dans certains cas, on constate son existence normale :
c'est d'un excellent pronostic.

Cette épreuve rend manifeste l'action de l'appareil
d'accommodation d'une oreille sous l'influence d'une excitation de l'oreille opposée, et permet de l'étudier, car avec
un tube-stéthoscope on perçoit les variations du son
annoncées par le sujet, le diapason étant alors appliqué
sur la bosse frontale de celui-ci, du même côté que le
tube-stéthoscope.

Avant d'employer l'épreuve des synergies d'accommodation, il faut avoir recours à l'épreuve des pressions
sur le tympan, le diapason vibrant d'abord sur le tube
reliant la poire à l'oreille, puis sur le vertex.

L'épreuve des synergies fonctionnelles peut être d'une
grande ressource dans bien des circonstances, ainsi
lorsque, le diapason-vertex donnant un résultat nul, il
suffit que l'on puisse d'un côté produire l'atténuation du
son aérien par l'action des pressions exercées avec la
poire sur le tympan opposé, pour qu'on puisse conclure à
la mobilité des appareils auditifs.

L'épreuve des réflexes supplée ainsi à celle des pressions mise en défaut par l'absence de la perception crânienne.

Mesure de l'accommodation. — Il existe un intervalle
de silence entre deux sensations sonores successives dont
la première est très forte et la seconde le plus faible possible (minimum perceptible).

Après avoir noté préalablement ce minimum perceptible sur la règle graduée de l'appareil (et qui peut être
soit le diapason électrique relié à une bobine et à un

téléphone, soit notre audiomètre), on fait passer le courant produisant le son maximum : puis, brusquement, la bobine ou le curseur est glissé près du point limite marqué d'avance.

A l'état normal, les deux sons se succèdent sans interruption. A l'état morbide, il peut y avoir entre les deux sensations sonores successives un silence de quelques secondes et même d'une demie à une minute.

Il n'y a pas de retard de sensation, lorsqu'on va du son faible au son fort, car la tension du tympan existe.

Perception du son du diapason par la trompe. — Lorsqu'on tient un diapason de tonalité moyenne, $do^3 = 522$ vibrations simples, devant les orifices du nez, on entend dans les deux oreilles, à l'état normal, une légère résonance égale des deux côtés. Si, à ce moment, on exécute un mouvement de déglutition, la résonance de vibrations du diapason dans les deux oreilles augmente d'une façon notable, parce que ces vibrations pénètrent plus facilement dans la cavité tympanique par suite de l'élargissement de la trompe d'Eustache.

Dans les affections unilatérales de l'oreille moyenne avec obstruction de la trompe, le son du diapason do^3 est plus fortement perçu par l'oreille normale ; au contraire, quand le canal de la trompe n'est pas obstrué, les vibrations du diapason sont mieux perçues par l'oreille malade.

Dans les *affections labyrinthiques unilatérales*, le diapason do^3, tenu à l'entrée des fosses nasales, est perçu seulement dans l'oreille saine, que l'on exécute ou non un mouvement de déglutition.

Il en résulte que si, dans un cas de dureté d'ouïe unilatérale, due à une affection de l'oreille moyenne, le diapason do^3 tenu devant les ouvertures nasales est mieux entendu par l'oreille saine, on peut conclure à l'obstruction de la trompe du côté malade. Au moment de la déglutition, le son du diapason est, en général, mieux perçu pendant un moment par l'oreille non affectée.

Au contraire, si la perception du son est augmentée dans l'oreille malade, on peut admettre que la trompe est perméable de ce côté. Pendant l'acte de déglutition, souvent la perception du son passe pour un instant à l'oreille saine.

Toutefois il faut faire observer que, si les vibrations du diapason sont perçues plus fortement par l'oreille saine, il peut arriver que ce son puisse prédominer dans l'oreille malade au moment de la déglutition : il faut attribuer ce phénomène à la dilatation passagère de la trompe obstruée.

De même la perception plus nette du son localisé tout d'abord à l'oreille saine, ce qui faisait conclure à l'obstruction de la trompe malade, peut passer momentanément ou d'une façon permanente dans l'oreille malade, lorsque l'obstruction de la trompe a disparu de ce côté (Politzer).

Les diverses méthodes que nous venons d'énumérer sont nécessaires pour établir un diagnostic rigoureux, mais elles ont un grave inconvénient, celui d'exiger beaucoup de temps. Aussi se contente-t-on généralement de n'utiliser que quelques-unes de ces expériences, telles que l'emploi de la voix, de la montre, du diapason, des expériences de Weber et de Rinne. Cependant nous ne saurions trop recommander d'avoir recours à la plupart d'entre elles, car elles nous ont permis, dans nombre de cas, de réformer un diagnostic établi seulement sur les données de quelques-unes de ces épreuves.

Il est encore bon d'y joindre l'examen de la réaction du nerf auditif.

DE LA RÉACTION DU NERF AUDITIF

Pour se rendre compte de la sensibilité du nerf auditif, on se sert de l'électricité statique ou dynamique.

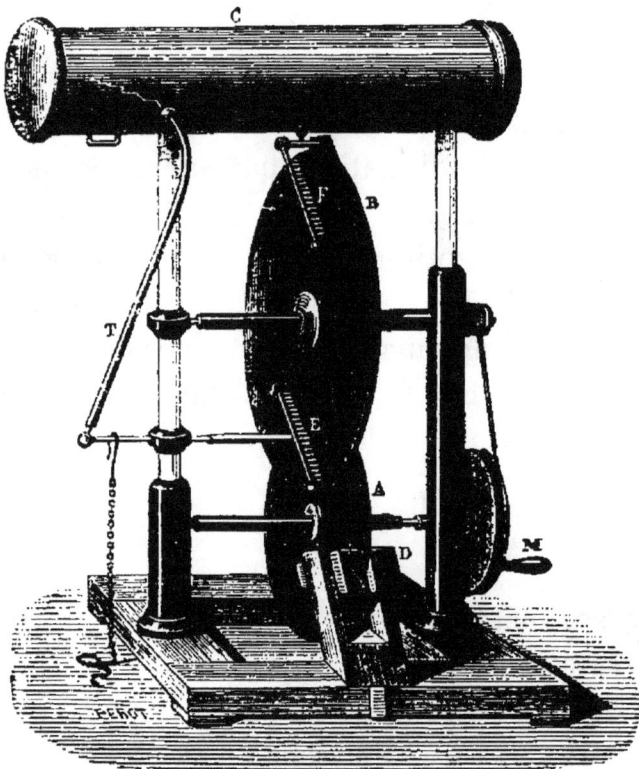

Fig. 58. — Machine de Carré.

1° ÉLECTRICITÉ STATIQUE. — On emploie de préférence la machine de Carré pour produire cette électricité (fig. 58);

2° ÉLECTRICITÉ DYNAMIQUE. — Elle comprend l'électricité voltaïque ou à courants constants et l'électricité faradique ou d'induction.

a. Électricité voltaïque. — On choisit la pile de Chardin au bisulfate de mercure (fig. 59), ou l'une des piles de Gaiffe, soit celle au sulfate de mercure, soit celle au chlorure de zinc et au bioxyde de manganèse (fig. 60). Il est utile de joindre à ces instruments un *collecteur* (A. fig. 122, MM') destiné à faire entrer un à un les éléments dans le circuit, un *interrupteur* (A. fig. 122, I), un *commutateur* ou *renverseur* du courant (A. fig. 122, CC), un *rhéostat* (A. fig. 123) servant à varier la longueur du circuit et à en augmenter ou à en diminuer l'intensité, et enfin un *galvanomètre* d'intensité (A. fig. 124) ayant pour but d'indiquer la quantité d'électricité qui passe dans l'unité de temps à travers le circuit.

Depuis quelques années, on calcule l'électricité en unités portant les noms des savants ayant fait les plus belles découvertes en cette science.

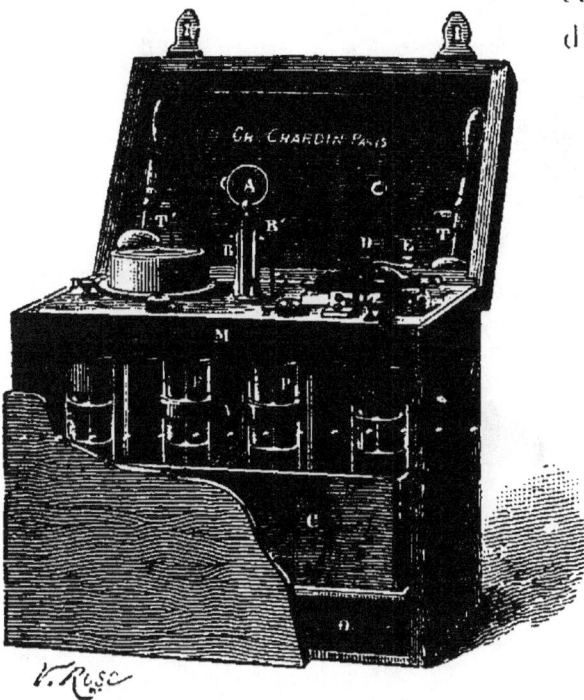

Fig. 59. — Pile de Chardin.

Le *volt* est l'unité de force électromotrice. Elle est donnée par un élément de Gaiffe au chlorure d'argent.

L'*ohm* est l'unité de résistance, équivalente à la résistance opposée au passage du courant par 100 mètres de fil télégraphique de 4 millimètres de diamètre.

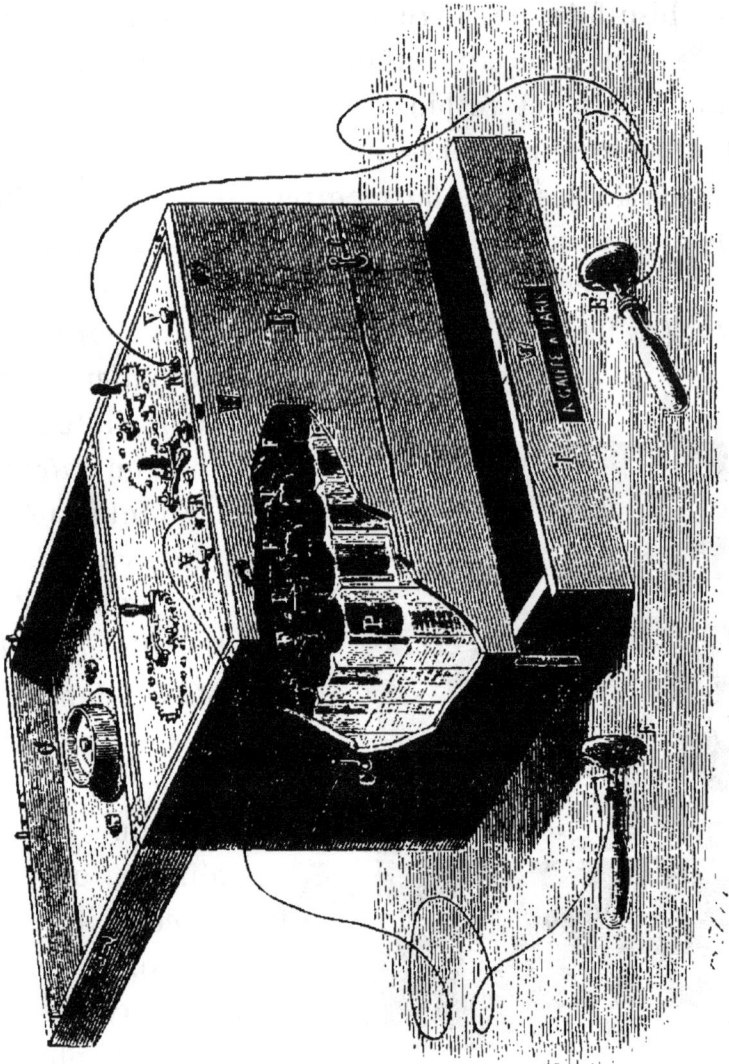

Fig. 60. — Pile de Gaiffe.

L'*ampère* est l'unité d'intensité. C'est la quantité d'électricité fournie par un volt et traversant dans l'espace d'une seconde un ohm.

b. Électricité faradique. — On emploie à cet effet l'ap-

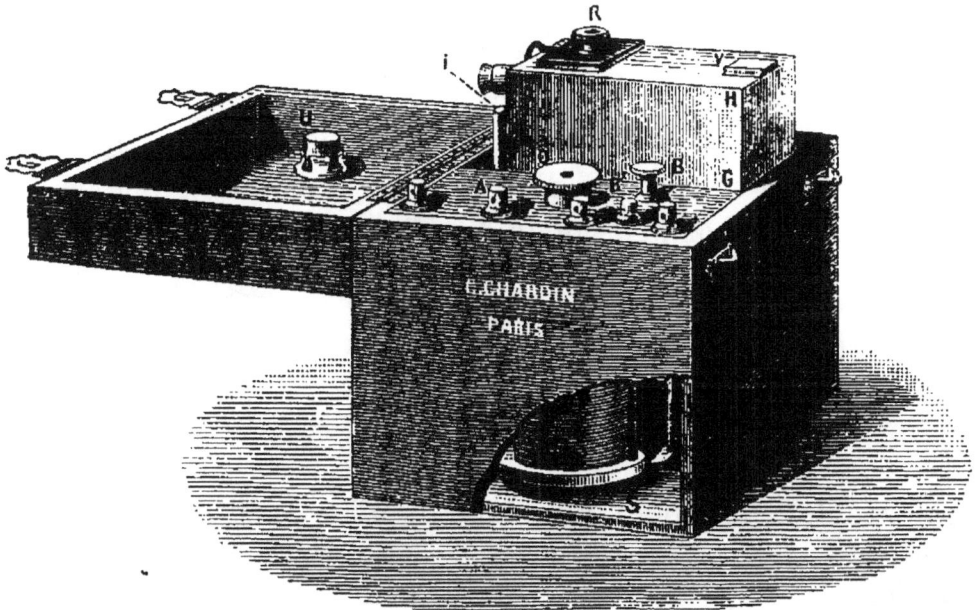

Fig. 61. — Pile de Chardin.

pareil de Chardin (fig. 61) ou la pile à auge de Gaiffe
(fig. 62).

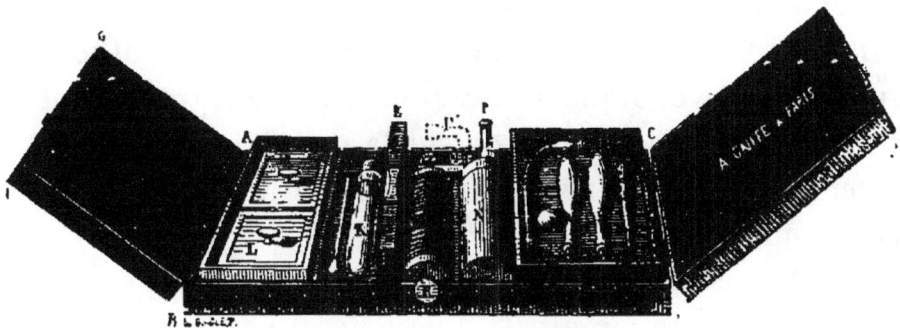

Fig. 62. — Pile de Gaiffe.

Mode opératoire. — *Électricité statique.* — Placer le
malade sur un tabouret isolant, le mettre en communi-

cation avec la machine et lui tirer des étincelles de la
région auriculaire au moyen d'un excitateur qu'on éloigne
davantage du malade, si l'on veut avoir l'étincelle en
forme d'aigrette ou le souffle électrique.

Électricité dynamique. — Qu'il s'agisse du courant
continu ou du courant intermittent, on peut placer l'électrode active, sous forme d'éponge (fig. 63) ou de cône de
coton mouillé, dans le conduit auditif externe (disposition

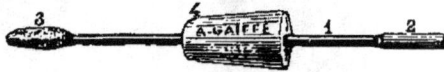

Fig. 63.

interne de l'électrode) (Brenner), ou mieux mettre le pôle
actif terminé par une plaque de 5 centimètres de côté,
sur le tragus (Erb), sans fermer complètement le méat
(disposition externe de l'électrode). Le pôle indifférent
relié à une grande électrode est placé sur la nuque, sur
le sternum ou mieux sur le dos de la main.

On ne fait guère usage du courant faradique ; il en est
autrement du courant voltaïque.

D'après Brenner, en appliquant le pôle négatif(cathode)
d'un courant voltaïque à la région du tragus, et le pôle
positif (anode) sur le cou ou sur la main, il se produit, à
la fermeture du courant cathodal (FC), dans l'oreille
armée, une sensation sonore (S), son vif,qui dure (DC) un
certain temps et disparaît (S >).

L'ouverture du circuit (OC) ne détermine rien.

Si l'on dispose les électrodes en sens inverse, c'est-à-
dire le pôle positif étant au tragus, et le pôle négatif à la
main, il ne se produit aucun bruit, dans l'oreille armée,
par la fermeture du circuit anodal (FA) ou pendant la

durée du courant anodal (DA), tandis qu'à l'ouverture du circuit (OA) il se produit une sensation sonore faible (*s*).

Voici la formule de Brenner à l'état normal :

$$FC = S$$
$$DC = S >$$
$$OC = -$$
$$FA = -$$
$$DA = -$$
$$OA = s$$

Erb a fait remarquer que, chez les personnes bien portantes, l'excitation du nerf auditif était une chose peu facile. Pour cela, il faut avoir recours à des courants assez forts qui déterminent alors des phénomènes si nombreux et si désagréables (par l'excitation du facial, du cerveau, de l'œil et des nerfs de la sensibilité, du goût et de la salivation) que beaucoup d'individus ne peuvent s'habituer à saisir et à observer soigneusement les sensations auditives au milieu de ces circonstances qui en augmentent les difficultés.

Pollak et Gaertner ont constaté que le nerf acoustique d'une oreille normale ne réagissait pas ordinairement aux courants d'une intensité de 15 milliampères.

Gradenigo dit même que, dans les conditions normales, on ne réussit qu'exceptionnellement et qu'imparfaitement, en tous cas, à provoquer la réaction de l'acoustique même avec des courants très intenses.

Pour faciliter cette réaction, il est nécessaire que l'excitation électrique de l'acoustique soit augmentée d'une façon pathologique (maladies de l'oreille s'accompagnant de phénomènes graves d'hyperémie et d'irritation).

Il n'y a pas d'hyperexcitabilité du nerf dans les affections représentant des otites d'inflammation légère ou qui se passent sans phénomènes graves de réaction (otites catarrhales chroniques, otites scléreuses).

L'hyperexcitabilité électrique de l'acoustique a lieu même fréquemment dans les stades initiaux des affections endo crâniennes s'accompagnant habituellement de névrite auriculaire bilatérale, tandis que les fonctions auditives se maintiennent normales.

Pour obtenir la réaction on commence par l'emploi de courants faibles dont on augmente peu à peu l'intensité.

On facilite l'apparition de CF en faisant agir préalablement AD.

Plus tôt on fait suivre AO de CF, et plus on effectue avec rapidité le changement, à l'aide du commutateur des courants, plus tôt et plus fortement agit la fermeture du pôle négatif.

L'obtention de AO est facilitée par la durée plus longue de la fermeture. Mais le plus sûr moyen de l'obtenir, c'est d'introduire peu à peu pendant AD les forces de courant les plus grandes que l'on puisse supporter, puis d'ouvrir subitement la chaîne.

Pour obtenir la réaction de AO, il faut employer auparavant une longue durée du courant ou augmenter même son intensité ; mais il faut faire AO aussitôt après CF.

En continuant d'augmenter l'intensité du courant, on peut aussi obtenir CO.

Les sons aigus (clochettes) sont perçus à FC et à OA ; les sons graves (rumeur), à OC et à FA.

La réaction du nerf auditif semble devoir être attribuée au tronc ou à ses ramifications terminales plutôt qu'aux cellules du labyrinthe.

Au point de vue thérapeutique, AF et AD font disparaître les bourdonnements, tandis que CF et CD les augmentent ; CO peut amener leur cessation momentanée.

Cependant la réaction peut être inverse, c'est-à-dire qu'il y a diminution du bourdonnement par CF et augmentation par AF.

D'après Erb, il faut employer, aussi longtemps que possible et pendant une durée assez longue, les causes excitatrices qui diminuent le bourdonnement ou le suppriment, en laissant de côté celles qui les augmentent, et, pour cela, on introduit peu à peu le malade dans le courant ou bien on l'en fait sortir lentement.

Si AD calme le bourdonnement, on emploie un courant anodal qu'on ferme brusquement dans toute sa force et qu'on laisse agir pendant quelques minutes ; puis on abaisse graduellement son intensité au moyen du rhéostat ou par la diminution du nombre des éléments en évitant toute réaction due à l'ouverture du courant.

Disons en terminant que les séances doivent être assez fréquentes, mais que leur durée ne doit pas dépasser quinze à vingt minutes.

CHAPITRE IX

INSUFFLATION D'AIR DANS L'OREILLE MOYENNE

Procédés sans cathéter. — Du cathétérisme. — Utilisation de la douche d'air pour le diagnostic et le traitement.

Les insufflations d'air dans l'oreille moyenne servent non seulement à établir le diagnostic de certaines affections de l'ouïe, mais encore à traiter un certain nombre d'entre elles.

Pour les faire, on peut se servir d'un instrument, qui porte directement l'air ou les vapeurs dans la caisse du tympan, ou encore employer divers procédés, qui, se basant sur la physiologie de la trompe d'Eustache, entr'ouvent son orifice guttural et permettent ainsi aux gaz de parcourir le trajet de ce tube qui met en communication l'oreille moyenne et la cavité naso-pharyngienne.

De là, deux méthodes d'insufflation avec ou sans cathéter.

I. — PROCÉDÉS D'INSUFFLATION SANS CATHÉTER

Nous ne passerons en revue que les méthodes principales.

Procédé de Toynbee. — On fait exécuter au patient un mouvement de déglutition, la bouche et le nez fermés.

Au moment de la déglutition, il y a une tendance au vide dans la cavité naso-pharyngienne, en même temps que l'orifice de la trompe d'Eustache s'ouvre sous l'influence des muscles dilatateurs, et l'air contenu dans la caisse sort par le conduit tubaire.

Dans certains cas, l'air ne passe pas dans la caisse, car les lèvres du méat de la trompe s'appliquent l'une contre l'autre au moment où l'air comprimé de la région naso-pharyngienne exerce une pression sur elles.

Procédé de Valsalva. — Il consiste à faire suivre une inspiration profonde d'une expiration forcée, la bouche et le nez fermés. La pression à laquelle est soumis l'air expiré le chasse dans la caisse.

Cette pression doit varier avec l'âge de l'individu et la force des muscles de l'expiration. Elle doit être plus faible chez les enfants et les personnes faibles.

En général, l'air pénètre dans la caisse lorsqu'on fait l'expérience de Valsalva sous une pression de 20 à 60 millimètres de hauteur mercurielle.

P. Menière, se basant sur ce que, lors de la déglutition, la trompe s'entr'ouvre, a conseillé de faire un mouvement de déglutition au moment où l'on exécute le valsalva.

Procédé de Politzer. — Ce procédé consiste à insuffler de l'air dans les fosses nasales du patient pendant que celui-ci déglutit un peu d'eau.

Pour exécuter ce procédé, on se sert d'une poire en caoutchouc non vulcanisé, terminée par un petit embout conique (fig. 64) que l'on recouvre d'un tube en caoutchouc de 2 centimètres de long [1]. Celui-ci doit dépasser

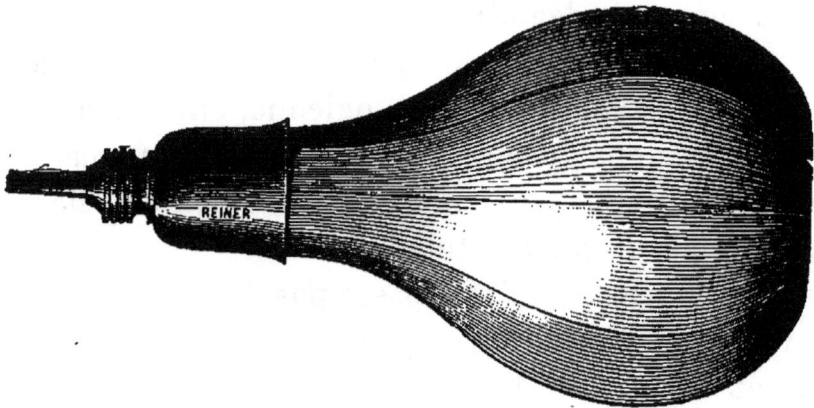

Fig. 64. — Poire de Politzer.

l'embout de quelques millimètres. Ce tube, que l'on change pour chaque malade est, destiné à éviter tout danger de contagion et à rendre le contact de l'instrument moins désagréable sur la muqueuse nasale. L'instrument ainsi disposé est préférable aux embouts conseillés par Politzer (A. fig. 125) ou par Gruber (A. fig. 126).

On introduit l'embout presque verticalement dans la narine en comprimant avec le doigt les ailes du nez. Puis l'on commande au patient d'avaler l'eau qu'il a préalablement mise dans la bouche pendant que l'on presse sur la poire pour en chasser l'air (fig. 65). Celui-ci pénètre alors dans l'oreille moyenne par l'orifice tubaire entr'ouvert au moment de la déglutition, car, à cet instant, tous les

---

[1] On peut encore faire usage d'une poire en caoutchouc avec monture également en caoutchouc, à laquelle on adapte un embout arrondi en verre qu'il suffit de faire bouillir, après qu'on s'en est servi.

autres orifices du pharynx sont fermés soit naturellement, soit artificiellement avec les doigts.

Certains malades, ainsi ceux qui ne respirent pas par le nez, ne peuvent garder longtemps l'eau dans la bouche.

Il faut faire en sorte que le patient avale l'eau au moment où l'opérateur l'ordonne ; on doit attendre une seconde environ entre le commandement d'avaler et la compression de la poire, autrement dit insuffler l'air au moment où le larynx exécute un mouvement ascensionnel afin de permettre au malade de déglutir, car, si l'air de la poire est chassé pendant que l'eau est encore dans la bouche du malade, celui-ci rejette le liquide et est pris de quintes de toux ; d'un autre côté, si l'on presse la poire après la déglutition, l'air pénètre dans l'estomac où il détermine une sensation de plénitude désagréable qui ne disparaît qu'après quelques éructations que l'action d'avaler une gorgée d'eau facilite, ou encore après plusieurs inspirations profondes.

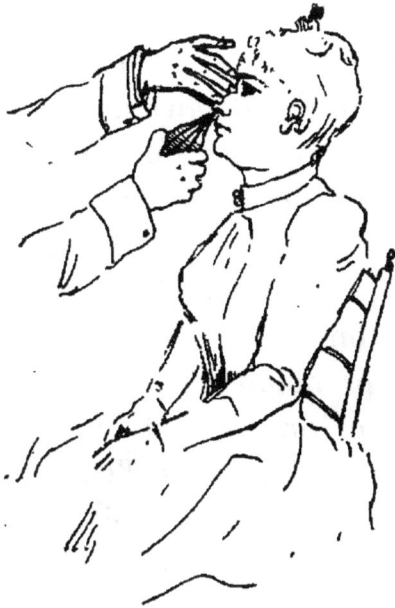

Fig. 65. — Procédé de Politzer.

Pour exécuter le procédé de Politzer, il faut prendre la poire à pleine main et non appuyer avec le pouce sur l'extrémité renflée de l'instrument [1].

---

[1] Si l'on fait cette expérience en se servant d'un manomètre, on voit que la colonne de mercure monte au moins trois fois plus haut dans le premier cas que dans le second.

Le ballon ne doit pas être comprimé brusquement d'un seul coup, mais pressé graduellement ; il faut combiner une vitesse lente du courant d'air avec une force modérée de la pression, ce que l'on obtient en ne pressant la poire qu'avec quatre, trois ou deux doigts.

Dès que l'insufflation est faite, il faut retirer du nez le ballon encore comprimé entre les doigts, pour ne pas raréfier l'air que l'on vient de lancer dans la cavité naso-pharyngienne.

Comme il n'est pas facile de faire avaler l'eau aux enfants, il suffit, après qu'on leur a fait faire une profonde inspiration, les lèvres étant rapprochées, ou bien pendant qu'ils soufflent par un petit tube tenu entre les lèvres, de comprimer entre les doigts la poire en caoutchouc.

Chez les tout jeunes enfants, on peut profiter du moment où ils crient pour faire l'insufflation.

Si l'enfant a peur du ballon, on prend un tube en caoutchouc d'environ 30 centimètres de longueur et on l'introduit dans la narine, comme on le fait avec l'embout de la poire, et on souffle l'air pendant qu'il aspire, les lèvres rapprochées.

Il faut faire une insufflation dans chaque narine : la première fait le chemin, et la seconde agit sur la caisse et sur le tympan.

Procédé de Lucae. — Ce procédé consiste à prononcer la voyelle *a*, ou *i*, pendant qu'on insuffle de l'air avec la poire.

Au moment de l'émission du son, le voile du palais se relève et s'applique à la partie postérieure du pharynx qu'il ferme.

Nous préférons faire prononcer le mot *Royat*, par exemple, en ayant soin de bien séparer les deux syllabes :

la première est destinée à avertir l'opérateur qui presse sur la poire dès que le malade émet la seconde syllabe.

Dans tous ces procédés, pour empêcher la pénétration de l'air dans les deux oreilles, il suffit d'introduire un doigt dans le conduit de l'organe sur lequel on ne veut pas agir, en même temps qu'on fait pencher la tête sur le côté de cette dernière oreille ; on préserve ainsi le tympan de certaines lésions.

En effet, remarquons qu'avec les procédés précédents, le procédé de Politzer en particulier, l'air est comprimé dans toute la partie postérieure du pharynx et dans les fosses nasales. Or, si l'une des trompes d'Eustache est saine, c'est-à-dire si, au moment de la déglutition, elle s'ouvre largement, tandis que l'autre est plus ou moins rétrécie par le gonflement catarrhal, par exemple (ce qui, du reste, est souvent le cas), il est évident que l'air pénètrera avec force et en grande abondance dans l'oreille moyenne saine, le tympan subira une forte et plus ou moins brusque extension en dehors, et la pression pourra le faire éclater ; au contraire, il n'entrera que peu d'air dans la trompe d'Eustache malade.

Si l'on ferme le conduit auditif externe, on emprisonne ainsi l'air dans le conduit ; de cette façon, le tympan ne pourra pas se fêler, car, en se dépliant en dehors, cette membrane comprimera davantage l'air du conduit externe et cet air réagira en sens inverse sur le tympan.

Il faut savoir que, même dans les cas physiologiques, l'ouverture et la perméabilité des deux trompes peuvent présenter entre elles des différences assez sensibles.

Comparaison des divers procédés. — Le *procédé de Toynbee* a l'avantage d'être d'un emploi facile, de permettre à l'opérateur d'ausculter aisément l'oreille et d'agir faiblement sur les tympans.

En revanche, comme la pression de l'air est faible, il est inefficace dans les cas d'oblitération de la trompe et de relâchement des parois de ce tube.

Le *procédé de Valsalva* a l'avantage de renseigner sur l'état de perméabilité du tube et de la caisse.

En effet, par ce procédé, l'air pénétrant dans l'oreille moyenne sous une pression de 20 à 60 millimètres de hauteur mercurielle, s'il existe un catarrhe du pharynx avec gonflement muqueux de la trompe, il faut employer une pression plus élevée. Quelquefois même la pression expiratoire maximum ne peut faire pénétrer l'air dans la caisse ; il faut alors conclure à l'existence d'un obstacle dans le canal tubaire.

Ce procédé permet souvent de savoir s'il y a perforation de la membrane du tympan, par le bruit de l'air traversant le liquide qui séjourne dans la caisse ou dans le conduit.

Mais il est insuffisant au point de vue thérapeutique, car l'air ne peut pénétrer qu'avec peu de force dans la caisse et encore faut-il qu'il n'y ait pas d'obstacle au niveau de la trompe.

De plus, chaque fois qu'on l'emploie. il détermine une congestion des organes de la tête et une stase sanguine : le tympan devient rouge, en même temps qu'il se produit aussi une hyperémie de la caisse ; et, s'il existe un processus inflammatoire, l'emploi du valsalva peut lui donner de nouveaux coups de fouet et amener finalement une surdité des plus complètes. En outre, le tympan continuellement repoussé devient de plus en plus mince, flasque et mobile, et incapable de recevoir les vibrations.

Ajoutons que cette méthode est inapplicable chez les enfants en bas âge.

Le *procédé de Valsalva modifié par Menière* est plus efficace et moins dangereux au point de vue de la congestion des organes céphaliques.

Le *procédé de Politzer* ne congestionne pas la tête ; de plus, il est très énergique par suite de la forte pression exercée par l'air sur les orifices pharyngiens de la trompe.

Dans certains cas de modifications pathologiques du tympan ou encore lorsque la trompe est trop large, ce procédé peut déterminer la rupture du tympan, ce que l'on évite en obstruant les deux oreilles avec les doigts pendant l'insufflation.

Le *procédé de Lucae* offre l'avantage de supprimer le mouvement de déglutition, mais il est peu efficace.

II. — DU CATHÉTÉRISME

Notions anatomiques. — Quelques notions anatomiques sont nécessaires à rappeler avant de parler du cathétérisme.

L'orifice pharyngien de la trompe se trouve sur la paroi latérale du pharynx, au niveau du cornet inférieur, à 1 centimètre au-dessus du plancher de la fosse nasale, à 7 1/2 centimètres en moyenne de la partie postérieure de l'orifice antérieur de la narine, à 1 1/2 centimètre ou 2 de la paroi postérieure du pharynx et à 2 ou 2 1/2 centimètres de la cloison nasale.

Cet orifice est limité en avant, en haut et en arrière par

le cartilage tubaire recourbé en forme de crochet; sa paroi postéro-interne fait, sous le nom de bourrelet, une saillie prononcée vers le plan médian.

L'axe de la trompe fait avec l'horizon un angle de 40 degrés.

Instrumentation. — Le cathétérisme de la trompe d'Eustache s'exécute au moyen de sondes ou mieux de cathéters.

La première sonde a été inventée en 1724, par Guyot, maître de poste à Versailles. Elle était formée d'un tube en étain qui était coudé à angle obtus à son extrémité pharyngée.

Aujourd'hui nombreux sont les modèles de cathéters.

Ces instruments se composent d'un corps ou tube long de 10 centimètres environ, d'un pavillon de 3 centi- mètres de longueur, qui est muni d'un point de repère unique, anneau, incisure, etc..., afin d'indiquer la conca- vité de l'instrument; enfin d'une extrémité pharyngienne de 1 1/2 centimètre à 2, qui fait avec le corps du cathéter un angle d'environ 135 à 140 degrés.

La longueur totale de la sonde est donc de 15 centi- mètres [1].

Il est avantageux que la lumière du cathéter soit assez large, mais que son orifice d'écoulement soit petit.

---

[1] Pour noter la courbure du cathéter, nous avons proposé de la dé- signer par une fraction dont le numérateur indiquerait la courbure, et le dénominateur la longueur de cette courbure.

La figure ci-jointe nous sert à cet effet (fig. 66).

Il suffit d'appliquer le cathéter suivant la ligne AB, de sorte qu'au point C corresponde le commencement de la courbure, pour que celle- ci prenne la direction d'un des arcs de cercle. Ceux-ci ont été décrits en prenant pour centre un point situé sur la ligne des centres des circonférences, toutes étant tangentes en C. Leurs rayons varient de

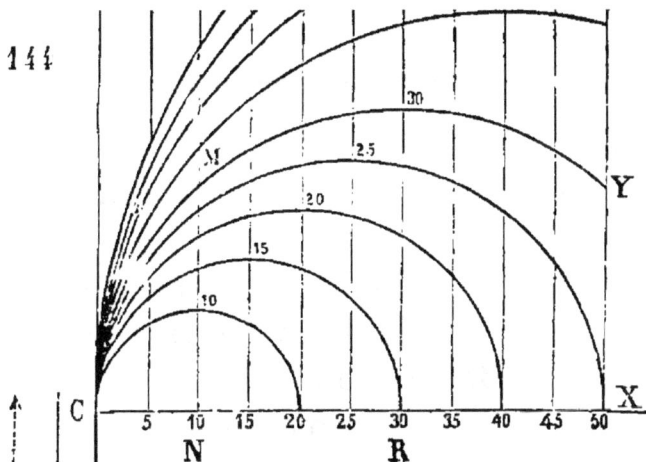

Fig. 66. — Mesure des cathéters

L'épaisseur de l'instrument doit être de 2 à 3 millimètres.

Les cathéters peuvent être fabriqués avec diverses substances (argent, maillechort, etc.), mais nous préférons les cathéters en caoutchouc durci (fig. 67), car ils impressionnent moins désagréa-

5 millimètres. Le point où s'arrête sur l'axe l'extrémité du bec donne la longueur de la courbure.

Pour éviter tout calcul, nous avons élevé les perpendiculaires à la ligne des centres. Il suffit de voir sur quelle verticale est l'extrémité du bec pour désigner la longueur du cathéter par le numéro correspondant à cette verticale.

Supposons que le cathéter dont nous voulons mesurer la courbure et la longueur du bec suive la direction de l'arc ayant 30 millimètres de rayon, nous disons que sa courbure est de 30; que son bec s'arrête au niveau de la perpendiculaire élevée à 10 millimètres du point C, nous désignons sa longueur par 10.

Donc la mesure est de 30/10. Cette mesure est portée sur la plaque du pavillon; de l'autre côté de cette plaque, on note le diamètre de la sonde.

On obtient ainsi les mesures nécessaires à connaître.

Fig. 67. — Cathéter en caoutchouc durci de Politzer.

blement la muqueuse nasale et s'adaptent mieux aux déviations de la cloison et aux différentes sinuosités du méat inférieur.

Les cathéters en caoutchouc n'ont pas besoin d'être chauffés pour être introduits dans les fosses nasales ; ils ont encore l'avantage de pouvoir recevoir tous les liquides, le chloroforme excepté ; mais on n'emploie celui-ci que sous forme de vapeur.

Lorsque la courbure du cathéter n'est pas convenable, il suffit de le plonger dans l'eau chaude ou de le passer au-dessus de la flamme d'une lampe pour le rendre malléable et lui donner la forme que l'on désire [1].

Pour éviter toute confusion, nous laisserons le nom de cathéter à l'instrument, souvent appelé sonde, qui sert au passage de l'air.

La bougie est l'instrument plein en gomme ou en boyau

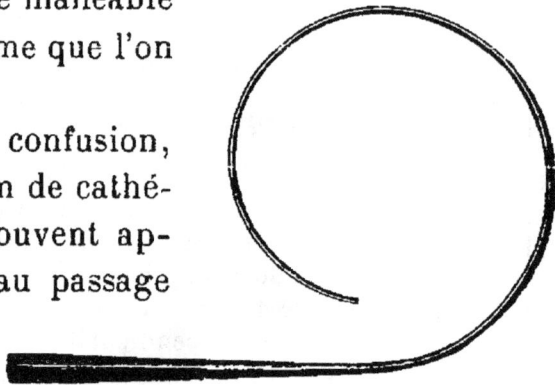

Fig. 68. — Sonde de Weber-Liel.

(glande salivaire du ver à soie) qui est introduit dans le cathéter.

---

[1] Pour nettoyer le cathéter métallique, on le fait bouillir pendant dix minutes dans l'eau, puis on le plonge dans une solution phéniquée à 5 0/0 et ensuite dans de l'eau bouillie et filtrée.

Si l'instrument est en caoutchouc bien durci, on peut aussi le plonger dans l'eau bouillante ou le faire passer à l'étuve, après avoir eu soin d'y mettre un mandrin qui l'empêche de se déformer ; on peut encore le tremper dans une solution antiseptique : sublimé à $1/1000$, de permanganate de potasse à 1 0/0, etc..., et ensuite dans l'eau bouillie et filtrée.

La sonde (fig. 68) est l'instrument en caoutchouc durci, creux, qui passe également dans le cathéter pour atteindre les parties profondes de la trompe d'Eustache.

Cette sonde a environ 17 centimètres de longueur et 1 1/4 millimètre d'épaisseur ; elle est élargie en forme de cône à une de ses extrémités, afin qu'on puisse y adapter une poire, une seringue, etc.

Procédés de cathétérisme. — Guyot se cathétérisait par la bouche. Aujourd'hui, on n'utilise plus que la voie nasale, à de très rares exceptions près.

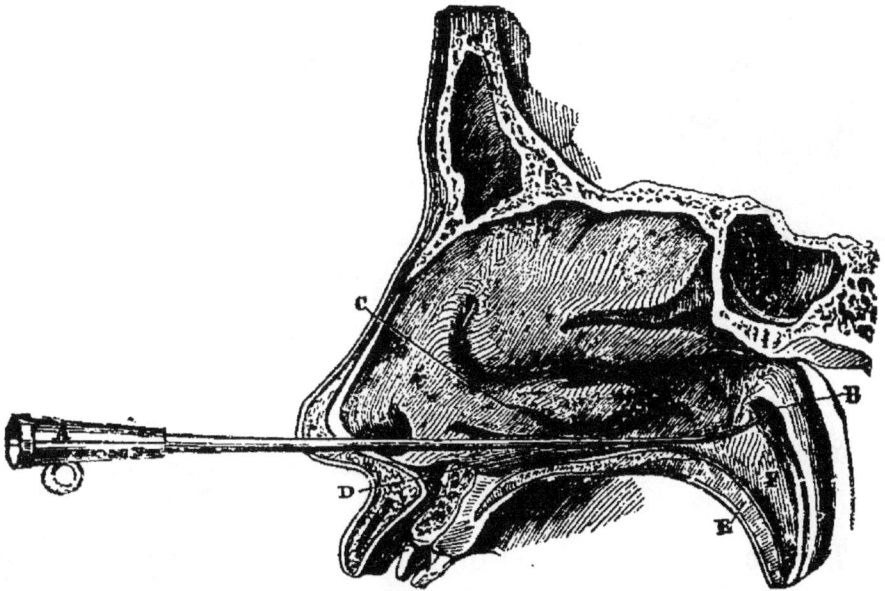

Fig. 69. — Procédé de cathétérisme ayant son point de repère sur la paroi externe des fosses nasales.

A, cathéter ; B, orifice pharyngien de la trompe d'Eustache ; C, cornet inférieur ; D, méat inférieur ; E, voile du palais ; F, pharynx.

Il existe différents procédés, mais nous ne parlerons que des plus simples et des plus commodes :

Premier procédé (fig. 69). — Point de repère : *paroi externe des fosses nasales* (Triquet).

Dans ce procédé, le bec suit la paroi externe du méat inférieur ou encore l'angle dièdre formé par le plancher et la paroi externe.

Deuxième procédé (fig. 70). — Point de repère : *bord postérieur de la cloison* (procédé décrit dans le livre de Franck, 1845).

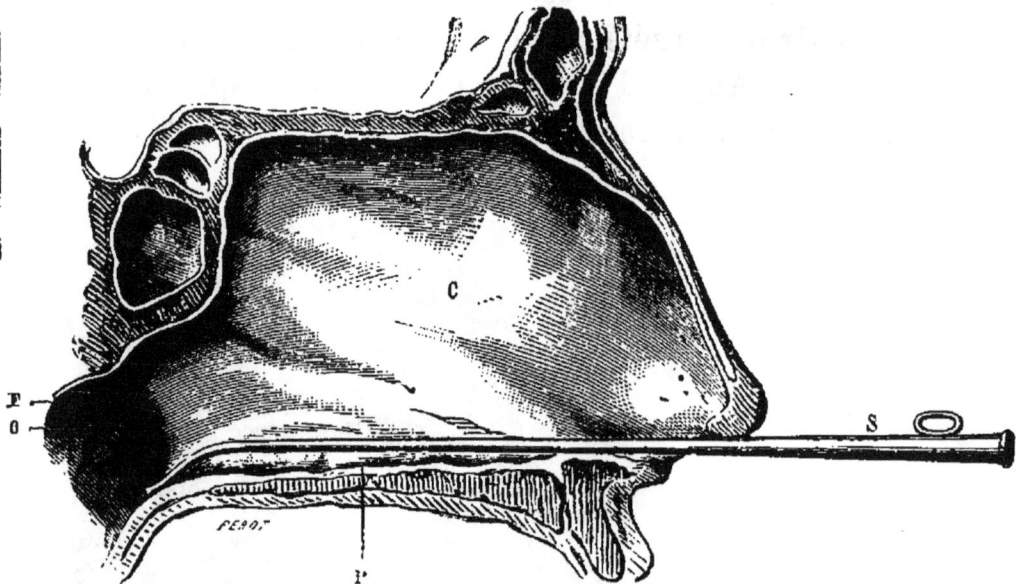

Fig. 70. — Point de repère du bord postérieur de la cloison.
C, cloison des fosses nasales ; F, son bord postérieur ; O, orifice pharyngien de la trompe d'Eustache ; P, plancher des fosses nasales.

Troisième procédé. —Point de repère : *lèvre postérieure et saillante de la trompe* (P. Menière).

Le bec du cathéter, après avoir touché la paroi postérieure du pharynx, est dirigé en dehors ; puis il suit la paroi externe du pharynx et rencontre la lèvre postérieure de la trompe qu'il contourne pour pénétrer dans son orifice.

Pour les commençants, il vaut mieux essayer d'abord le procédé décrit dans le livre de Franck, puis celui de Menière, enfin celui de Triquet.

Pour exécuter cette opération, le malade est debout ou, mieux, assis, la tête immobile, appuyée contre le dos d'un siège ou contre un mur. Pendant l'opération, il doit respirer par le nez, en laissant la bouche légèrement entr'ouverte.

Après avoir recommandé au malade de se moucher, afin de faciliter le glissement du cathéter, ou d'enlever les mucosités accumulées dans les fosses nasales, l'opérateur se place en face du patient en tenant le cathéter avec la main droite, comme une plume à écrire ou comme un archet de violon. Il soulève le lobule du nez avec le pouce gauche pendant que le bec de l'instrument s'engage dans le méat inférieur. Le pavillon doit alors être dirigé en bas, mais, au fur et à mesure que le cathéter s'engage dans le nez, on relève le pavillon, de telle façon que l'instrument devienne horizontal dès qu'il a parcouru une longueur de 3 ou 4 centimètres dans la fosse nasale.

En suivant ces recommandations, on évite d'engager le bec de l'instrument dans le méat moyen, ce qui empêcherait d'exécuter le mouvement de rotation du cathéter, dans le pharynx nasal, et par conséquent nuirait à son introduction dans l'orifice de la trompe.

Dans les deux premiers procédés que nous recommandons, on pousse l'instrument légèrement et sans effort jusqu'à ce qu'il soit dans la cavité pharyngienne.

Là, si l'on prend comme point de repère le bord de la cloison, on tourne la concavité du cathéter vers l'oreille sur laquelle on ne veut pas opérer; l'on ramène alors l'instrument à soi, jusqu'à ce qu'il vienne buter contre la cloison, puis on lui fait exécuter un mouvement de rotation de 180 degrés, de sorte que le bec du cathéter s'engage dans l'orifice de la trompe situé sur le même plan que le bord postérieur de la cloison.

Se guide-t-on au contraire sur la lèvre postérieure de la trompe, on va toucher la paroi postérieure du pharynx avec le bec de l'instrument que l'on tourne de manière que sa concavité regarde obliquement en bas et en dehors, ce qui est indiqué par le point de repère du pavillon de l'instrument. Le bec de celui-ci se trouve alors dans la fossette de Rosenmüller. On l'attire à soi jusqu'à ce qu'il rencontre la tubérosité du tube d'Eustache ; si on la dépasse, on a une sensation nette de soubresaut, puis de vide : on est dans l'orifice. L'œillet du cathéter en caoutchouc est alors dirigé vers l'angle externe de l'œil.

Difficultés. — L'introduction du cathéter présente parfois diverses difficultés. La cloison est fréquemment déviée, à gauche principalement. Il peut exister une hyperostose de la cloison, du maxillaire ou une hypertrophie du cornet. La cloison forme encore souvent un angle proéminent qui s'étend dans presque toute l'étendue de la fosse nasale.

Il est donc nécessaire de pratiquer la rhinoscopie antérieure avant tout cathétérisme ; il est même utile parfois d'éclairer les fosses nasales pendant l'introduction du cathéter.

On remédie à ces obstacles par un traitement approprié et par l'emploi d'un cathéter en forme de S, ou d'un cathéter mince et à bec très court.

On peut au besoin faire le cathétérisme par la narine opposée, suivant le procédé de Deleau, c'est-à-dire avec un cathéter à long bec.

Le voile du palais est-il fortement contracté, le malade doit aspirer l'air par le nez ou exécuter un mouvement de déglutition ; du reste, cette dernière manœuvre facilite beaucoup l'introduction du cathéter dans la trompe.

Si la pituitaire est trop sensible, quelques attouchements réitérés émousseront sa sensibilité ; on pourra encore recourir à un badigeonnage préalable avec une solution de cocaïne à 1/15.

Position de l'instrument. — Lorsque le cathéter est bien en place, sa concavité est tournée vers l'angle externe de l'œil ; alors l'instrument ne peut exécuter aucun mouvement étendu, et le malade peut parler sans la moindre gêne.

Si le cathéter est dans la fossette de Rosenmüller, le médecin a une sensation ferme et élastique et il peut faire exécuter à l'instrument des mouvements de rotation.

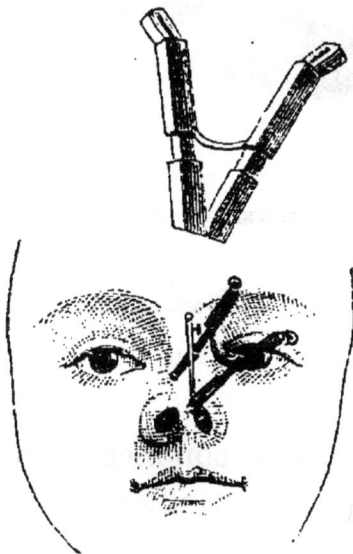

Fig. 71. — Pince de Delstanche.
Pince en position.

Il est nécessaire de bien fixer le cathéter pour qu'on ne fasse pas exécuter de mouvements intempestifs à son bec, ce qui pourrait produire des chatouillements et même des déchirures de la muqueuse du pharynx. Aussi est-il bon de tenir le cathéter près de son pavillon entre le pouce et l'index gauche, qui relèvent en même temps le lobule du nez pendant que les trois derniers doigts prennent un point d'appui sur le nez et sur le front, près de la racine du nez du patient.

On peut encore fixer le cathéter au moyen de la pince de Delstanche (fig. 71). Cette pince n'est autre qu'une tige de baleine chauffée, de manière à lui donner la forme d'un M. Un anneau de caoutchouc est passé sur chacun des angles du sommet de la lettre, afin de servir de ressort.

Appareils d'insufflation. — Des divers appareils employés pour l'insufflation de l'air ou des vapeurs dans l'oreille moyenne le plus simple est la poire en caoutchouc (fig. 64), dont la petite extrémité est munie d'un embout s'adaptant au pavillon du cathéter, ou encore à un tube de caoutchouc de quelques centimètres de long, terminé également par une tubulure qui rentre dans le cathéter (fig. 72). Nous ne recommandons cette pièce intermé-

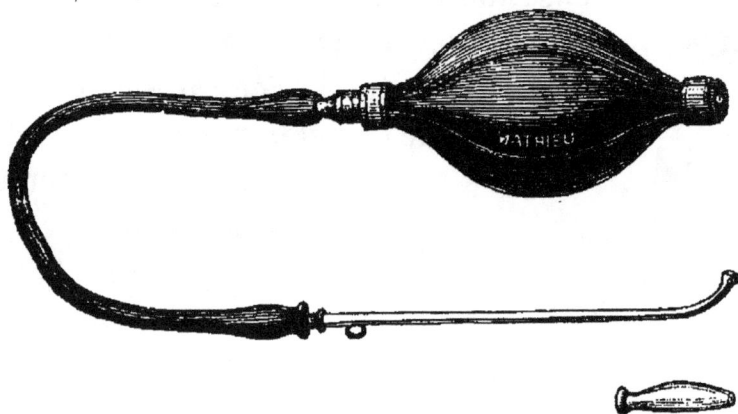

Fig. 72. — Poire à double soupape aspirante et foulante.

diaire entre le cathéter et la poire qu'aux commençants qui n'ont pas encore l'habitude de maintenir l'instrument solidement fixé au nez.

Le ballon est saisi avec la main droite[1], et adapté au cathéter suivant l'axe de ce dernier. On le vide par une pression rapide, en évitant d'imprimer un mouvement à l'ajustage, car on déterminerait de la douleur. On fait

[1] Il faut le prendre à pleine main et non pas appliquer le pouce à son extrémité renflée, c'est-à-dire au point opposé à son embout.

en sorte de ne pas presser le bec du cathéter contre la
paroi postérieure de la trompe au moment de l'insuffla-

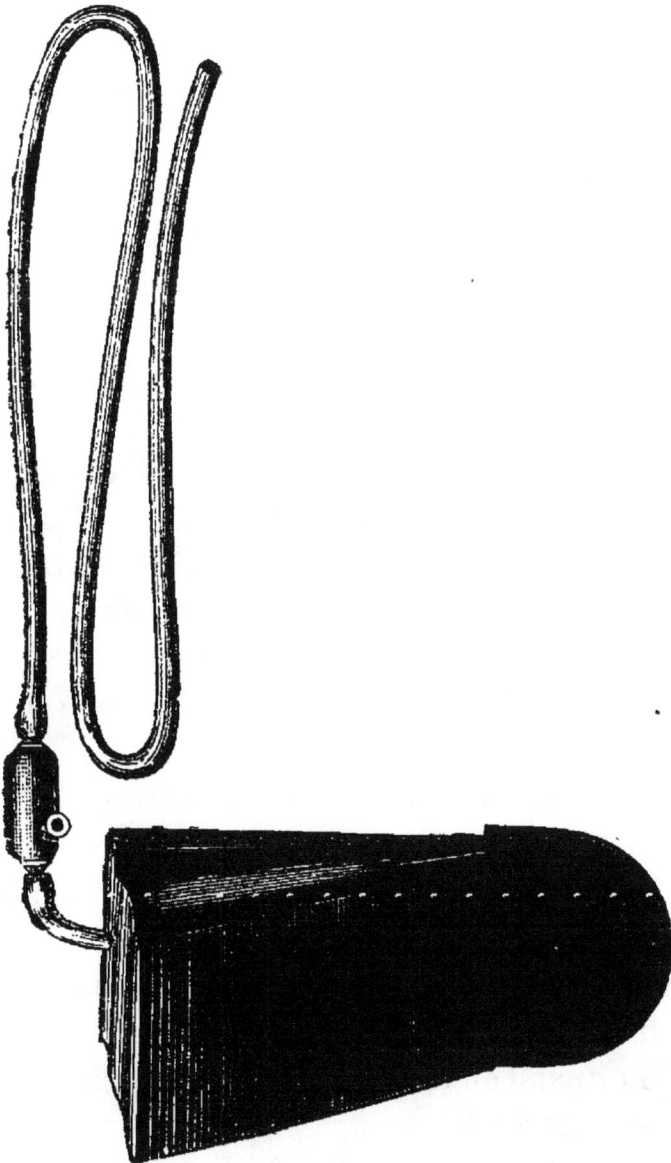

Fig. 73. — Soufflet manœuvré par le pied.

tion. Après chaque pression de la poire, on la retire du
cathéter en la maintenant comprimée. Après l'avoir
laissée reprendre son volume normal, on fait une nou-

velle insufflation. Cinq ou six insufflations consécutives sont suffisantes, en général.

A l'état normal, avec une pression faible on peut faire passer l'air dans la caisse ; mais, si la trompe est gonflée, il faut employer une pression plus forte et même engager le malade à exécuter un mouvement de déglutition au moment de l'insufflation.

Pour ces insufflations, on a encore recommandé l'emploi du double ballon, dit poire de Richardson (Lucae), ou d'un soufflet pressé avec le pied (fig. 73). Politzer et de Troeltsch ont même fait construire des pompes à compression spéciales.

Accidents du cathétérisme. — L'introduction du cathéter dans le nez peut déterminer de la toux, des éternuements, des vomissements, des vertiges, des névralgies des dents, de l'œil et de la tempe ; tous ces accidents disparaissent avec la cause qui les a produits.

S'il existe de la rhinite, on peut déterminer une épistaxis ou une douleur vive.

La rupture du tympan est devenue très rare depuis qu'on ne fait plus usage de pompe à compression. Cependant, si l'on craint cet accident, on ferme le conduit avec le doigt.

L'emphysème se produit quand on appuie fortement le bec de l'instrument en métal contre les parois des fosses nasales, ou quand on se sert d'un cathéter en caoutchouc éraillé à son extrémité.

Lorsque l'instrument a déchiré la muqueuse en insufflant de l'air avec force, il se produit un emphysème sous-muqueux considérable dans le nez, le pharynx, le voile du palais, la luette, les tissus voisins de l'oreille, les parties externes du cou ; il peut même s'étendre jusqu'au thorax.

Cet emphysème détermine une sensation de corps étrangers dans le cou, de la douleur, de la difficulté à avaler et même de la suffocation.

Dans le pharynx, la muqueuse est soulevée sous forme de bulles transparentes d'un blanc jaunâtre. Sur le cou, l'emphysème est facile à constater par la palpation.

Dès que cet accident est produit, il faut introduire le doigt dans la bouche, comprimer la paroi postérieure du pharynx de bas en haut, et cela méthodiquement, de manière à refouler l'air vers le haut et à dégager le larynx pour permettre l'entrée de l'air dans les conduits pulmonaires.

On donne de la glace au patient et on lui recommande d'éviter scrupuleusement toute expiration forcée, telle que la toux, les cris, les éternuements et l'action de se moucher avec force, car l'emphysème se reproduit ou augmente sous l'influence de chacun de ces efforts.

Il ne faut pas cathétériser le malade avant deux ou trois semaines après cet accident.

Nous ne saurions trop répéter qu'il est nécessaire de dire à chaque malade de se procurer un instrument, afin d'éviter tout danger de contagion, car nombreux ont été, à un moment donné, les accidents de ce genre.

III. — UTILISATION DE LA DOUCHE D'AIR POUR LE DIAGNOSTIC ET LE TRAITEMENT

Le cathétérisme et la douche d'air sont utilisés au point de vue du diagnostic et du traitement.

A. **Diagnostic.** — Le passage de l'air dans la trompe

d'Eustache et dans la caisse nous renseigne sur l'état de ces organes, grâce aux phénomènes stéthoscopiques que nous pouvons y constater.

A cet effet, on fait usage d'un tube en caoutchouc, *tube-stéthoscope* (fig. 56), long d'environ 75 centimètres et muni à ses extrémités d'embouts olivaires dont l'un est introduit dans le conduit auditif du médecin et l'autre dans celui du malade.

Lorsque l'air pénètre dans une oreille normale, on entend un bruit de souffle doux, large, prolongé, comparable à une expiration rapide, la bouche étant légèrement fermée et la langue rapprochée de la voûte palatine. Ce bruit, d'abord lointain, devient superficiel à mesure que l'air se rapproche de la caisse et, quand il y arrive, on l'entend pour ainsi dire sous l'oreille. A ce moment, il se produit un craquement (*bruit de choc*) comparable à celui d'une étoffe qu'on tend brusquement : il est produit par le tympan qui est projeté vers le conduit. Ce bruit se continue en *bruit de souffle* jusqu'à la fin de l'insufflation.

Ce bruit normal est variable avec le cathéter; il est d'autant plus net et plus élevé, comme tonalité, que l'instrument est plus mince et plus étroit.

Lorsque le cathéter est mal placé, le bruit est étouffé et plus éloigné que le bruit normal.

Si la trompe est rétrécie par suite d'altérations pathologiques, on perçoit un bruit de souffle faible qui peut être suivi d'un silence, si, par exemple, un bouchon muqueux obstrue le canal.

Lorsqu'il existe des sécrétions, on entend un *bruit* de râle (râle crépitant ou râle à grosses bulles). Ce bruit est dû, soit à des sécrétions de la trompe que l'insufflation chasse dans la caisse, soit à des bulles que l'air insufflé détermine dans l'épanchement occupant l'oreille moyenne. Les caractères des râles varient avec la quantité et la consistance de ce liquide.

Quand le tympan est perforé, il se produit pendant toute la durée de l'insufflation un bruit qui prend un caractère de sifflement d'autant plus aigu que la perforation est plus petite. Toutefois, pour que ce sifflement se produise, il faut que la caisse ne renferme pas de sécrétion, sans cela l'insufflation déterminerait des râles bruyants.

Dans les cas de perforation le médecin éprouve, en auscultant, une sensation telle qu'il croirait qu'on lui souffle directement dans l'oreille.

Le sifflement est quelquefois utile pour établir le diagnostic d'une petite perforation siégeant près du bord antéro-inférieur du tympan qui est caché par le conduit auditif externe.

Tous ces bruits d'auscultation peuvent être perçus, en employant le cathétérisme ou les procédés de Valsalva, de Politzer, etc..., mais c'est avec le cathéter que ces bruits s'expriment avec le plus de netteté.

Il est des circonstances où, malgré que l'air ne passe pas dans la caisse, on entend des bruits à l'auscultation. Ainsi, lorsque la partie pharyngienne de la trompe est libre, tandis que sa partie moyenne est obstruée complètement, l'air pénétrant dans cette première portion du canal détermine un bruit qui se transmet par les parties solides et les osselets de l'oreille à l'otoscope, quoique le malade affirme qu'il n'a rien senti dans la caisse.

Il en est ainsi lorsque la trompe est obstruée par un bouchon muqueux. Il faut tenir compte des réponses du patient, car, après quelques insuffla ions, le bouchon étant chassé, le malade affirme qu'il sent l'air pénétrer dans la caisse.

Les débutants sont encore souvent induits en erreur par la production d'un râle à grosses bulles qui se passe dans le pharynx, au niveau de la fossette de Rosenmüller, lorsque le cathéter est engagé à tort à cet endroit. Le bruit est alors perçu à distance de l'oreille.

Lorsque l'air pénètre difficilement dans l'oreille par le procédé de Politzer, tandis qu'il passe librement par une faible pression, en employant le cathétérisme, il existe généralement un rétrécissement de l'orifice de la trompe [1].

La douche d'air fournit encore des renseignements de grande importance pour le diagnostic et le pronostic, par suite des changements d'aspect et de position du tympan, dans certaines affections de l'oreille moyenne.

En effet, elle peut déterminer des bulles à la surface de la membrane tympanique, si la caisse est remplie de liquide.

Elle peut ramener le tympan à sa position normale, dans certaines affections de l'oreille moyenne qui ont déterminé les anomalies de position et de tension de la membrane et des osselets.

Elle produit aussi une amélioration de l'audition dans

[1] *Manomètre.* — C'est un petit tube de verre de 3 à 4 centimètres, traversant un embout de caoutchouc destiné à fermer hermétiquement le conduit auditif externe. On introduit une goutte de liquide coloré dans le tube. Les déplacements de cette goutte indiquent les variations de pression de la caisse transmises par le tympan au manomètre.

Quand on veut comparer entre elles les différentes pressions que l'on fait subir à la membrane du tympan en injectant de l'air dans l'oreille moyenne, on peut employer un manomètre ordinaire qui s'adapte au conduit auditif par un tube de caoutchouc.

les cas où la surdité est due à une insuffisance fonctionnelle de la trompe, ou à un épanchement dans la caisse, par
exemple ; plus l'amélioration est grande, plus les obstacles
à l'audition sont légers.

Mais, abstraction faite des sécrétions dans l'oreille
moyenne, si l'audition ne subit aucun changement après
la douche d'air, le pronostic est généralement défavorable.

B. Traitement. — L'action du courant d'air écarte les
parois de la trompe et chasse l'exsudat de l'orifice de ce
canal dans le pharynx.

Le courant d'air repousse en dehors, dans sa position
normale, la membrane du tympan tendue en dedans et
avec elle, le marteau.

La pression agit aussi sur les fenêtres ovale et ronde et
sur les brides néoplasiques, vestiges d'inflammation de
la caisse. Elle produit une augmentation de la pression
sous laquelle se trouvent les liquides labyrinthiques et sur
les terminaisons nerveuses de l'oreille interne ; celles-ci
subissent de cette façon une sorte de commotion ou de
compression qui n'est que passagère, car, par suite de
la perméabilité de l'aqueduc du limaçon, le liquide péri-
lymphatique s'écoule vers l'espace sous-arachnoïdien.

Elle exerce aussi une action sur les exsudats de l'oreille
moyenne, car, s'ils sont fluides, ils sont chassés dans la
trompe, surtout si l'on a soin de faire pencher la tête en
avant et en bas du côté opposé à l'oreille malade : le liquide
s'amasse ainsi près de l'orifice tympanique de la trompe.

La pression agit encore favorablement sur la muqueuse
hyperémiée de la caisse en diminuant ou en écartant

complètement la tuméfaction, en expulsant peu à peu le sang des vaisseaux dilatés.

Si la membrane est perforée, la douche permet de chasser l'exsudat dans le conduit, ce qui est utile surtout lorsqu'il existe une petite perforation qui ne permet pas de nettoyer l'oreille par les moyens ordinaires.

La douche détermine un résultat excellent dans les perforations de la partie inférieure du tympan, car l'air, en entrant par la trompe, se trouve à la partie supérieure de la caisse et exerce alors une pression sur le liquide qu'elle refoule vers la petite ouverture.

Mais, si la perforation se trouve à la partie supérieure du tympan, l'air y passe directement, sans chasser le liquide.

Le cathétérisme permet enfin d'injecter des vapeurs ou des liquides dans l'oreille moyenne.

Veut-on insuffler des vapeurs, le procédé le plus simple consiste à vider plusieurs fois le ballon ordinaire, en plaçant son embout au milieu des vapeurs qui pénètrent ainsi dans la poire.

Quand on veut employer les vapeurs d'eau chaude, il est préférable de munir le flacon contenant l'eau bouillante de deux tubes, dont l'un est relié au cathéter, et l'autre à une poire qui renvoie les vapeurs dans la trompe (fig. 74).

Mais, si l'on désire obtenir des vapeurs d'éther, de bromure d'éthyle, de chloroforme, etc., il est préférable d'introduire l'embout de la poire dans le goulot de la bouteille renfermant un peu de la substance médicamenteuse et de comprimer plusieurs fois le ballon. Quelques praticiens versent le liquide volatil dans un récipient adapté à la poire (A. fig. 127).

On peut encore utiliser une ampoule en verre effilée à
ses deux extrémités (fig. 75), de telle sorte que, d'un côté,
elle pénètre dans le cathéter et que, de l'autre, elle reçoive
la poire. Cette ampoule renferme du coton au milieu
duquel on a placé
les cristaux de la
substance solide, ou
sur lequel on a ver-
sé quelques gouttes
de la solution dont
on désire obtenir des
vapeurs.

Pour porter les li-
quides médicamen-
teux au contact de

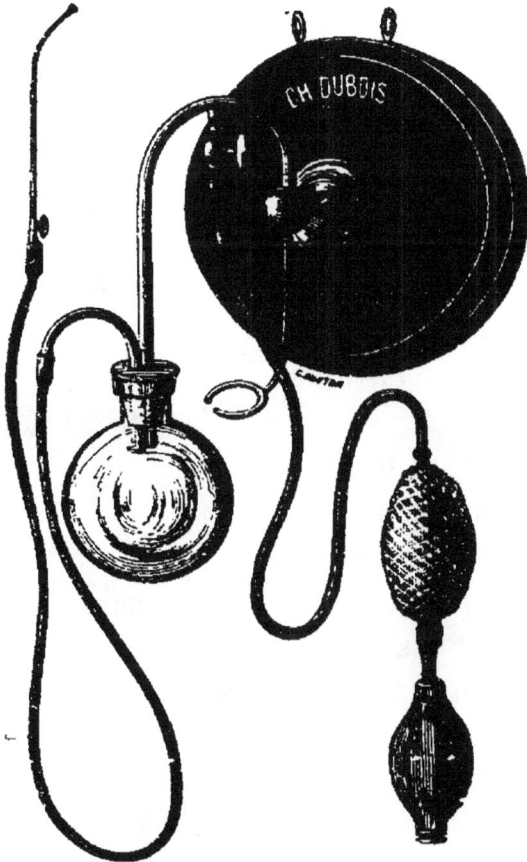

Fig. 74. — Ballon pour la production des
vapeurs.

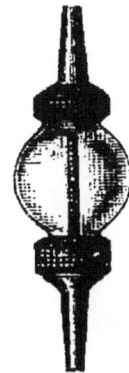

Fig. 75. — Capsule de
Bratmann.

la muqueuse de la trompe ou de la caisse, on injecte à
travers le cathéter préalablement introduit dans l'orifice
du tube d'Eustache quelques gouttes du liquide, soit avec
un compte-gouttes, soit avec une petite seringue munie
d'un ajutage conique (fig. 76).

Dans les cas où l'on désire porter directement le liquide dans l'oreille moyenne, on fait usage de la petite sonde de caoutchouc de Weber-Liel (fig. 68).

L'emploi des bougies est réservé aux cas où l'on ne peut remédier à l'obstruction de la trompe par les insuffla- tions d'air et les injections médicamen- teuses.

On emploie pour cela des bougies élastiques préparées avec de la cire (*bougies anglaises*) ou, mieux, des bou- gies faites avec la glande salivaire du ver à soie et recouvertes d'une couche de tissu enduit de gomme élastique (*bougies françaises*).

Quand on introduit dans la trompe ces bougies qui ont 1 millimètre de dia- mètre au maximum, il faut se rappeler que la longueur de la trompe est d'en- viron 36 millimètres dont les deux

Fig. 76. — Seringue pour instillation.

tiers sont formés par la portion membraneuse (A. fig. 128).

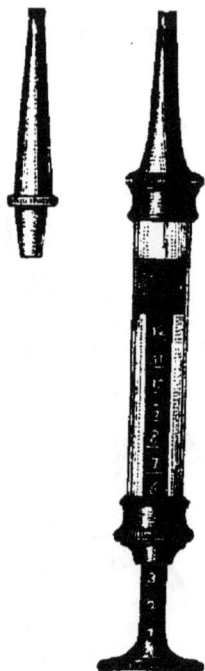

IV. — CAS OÙ IL FAUT EMPLOYER OU NON LE CATHÉTÉRISME

Il faut avoir recours aux insufflations d'air sans cathéter :

1° Chez les enfants ;

2° Chez les femmes nerveuses ou chez les personnes qui ne supportent pas le cathéter;

3° Dans les cas d'inflammation ou d'ulcération des fosses nasales ;

4° Dans les cas de sténose nasale ou d'affection pharyngée qui apportent un obstacle à l'introduction du cathéter dans la trompe ;

5° Enfin, lorsqu'on veut poser un diagnostic.

Il faut donner la préférence au cathétérisme :

1° Quand on ne veut soigner qu'une seule oreille ;

2° Dans les cas d'obstruction de la trompe ;

3° Si l'on veut faire pénétrer l'air graduellement, peu à peu, avec augmentation de force dans le même sens ;

4° Quand on veut introduire par la trompe des vapeurs ou des solutions médicamenteuses dans l'oreille.

CHAPITRE X

DE LA RARÉFACTION ET DE LA CONDENSATION DE L'AIR DANS LE CONDUIT AUDITIF EXTERNE

Pour raréfier ou condenser l'air dans le conduit auditif, quoique l'appareil le plus simple consiste en un embout d'ivoire ou de corne relié par un tube à la bouche du médecin, ou mieux à un petit ballon en caoutchouc, ou à une petite pompe aspirante ou foulante (fig. 77), il est préférable d'y adapter un speculum pneumatique qui permette de suivre ainsi les mouvements de la membrane (fig. 78).

Le raréfacteur à double effet de Delstanche est un des instruments les plus usités.

Après avoir chassé l'air du ballon (fig. 15) ou du raréfacteur, on introduit le speculum dans l'oreille, puis on laisse l'appareil revenir insensiblement sur lui-même; il faut éviter un mouvement brusque qui pourrait déterminer une hémorragie

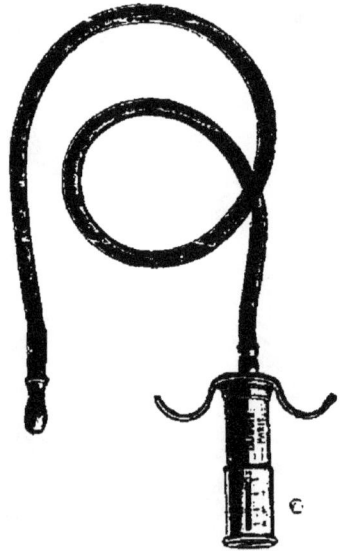

Fig. 77. — Masseur du tympan de Delstanche.

ou tout au moins une ecchymose du tympan. Il est même préférable de ne pas fermer hermétiquement le conduit, car l'air extérieur peut pénétrer en petite quantité, sans aucun inconvénient, dans le conduit externe.

A l'état normal le tympan se meut en bloc, entraînant ainsi le marteau. Après quelques déplacements exécutés par la membrane, on voit apparaître une injection des vaisseaux le long du manche du marteau.

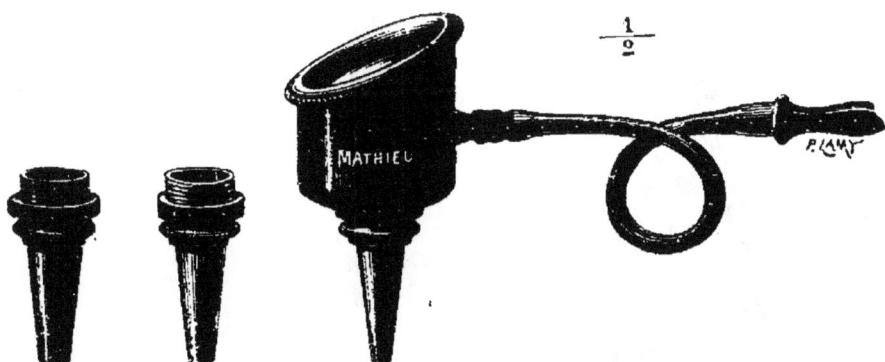

Fig. 78. — Speculum pneumatique.

C'est dans le quart postéro-supérieur du tympan, puis dans les points où existent des reflets lumineux que les mouvements de la membrane se découvrent le mieux.

Le speculum pneumatique nous renseigne sur la mobilité totale ou partielle du tympan, sur son degré de tension et de flaccidité, ainsi que sur son épaisseur et ses adhérences.

Plus les mouvements s'exécutent facilement, plus on peut supposer que la membrane est mince, peu tendue et libre de toute adhérence.

Si le tympan est refoulé vers la caisse, la raréfaction de l'air attirera le tympan en dehors, pourvu que les mouvements des osselets soient libres. Au contraire, si la mem-

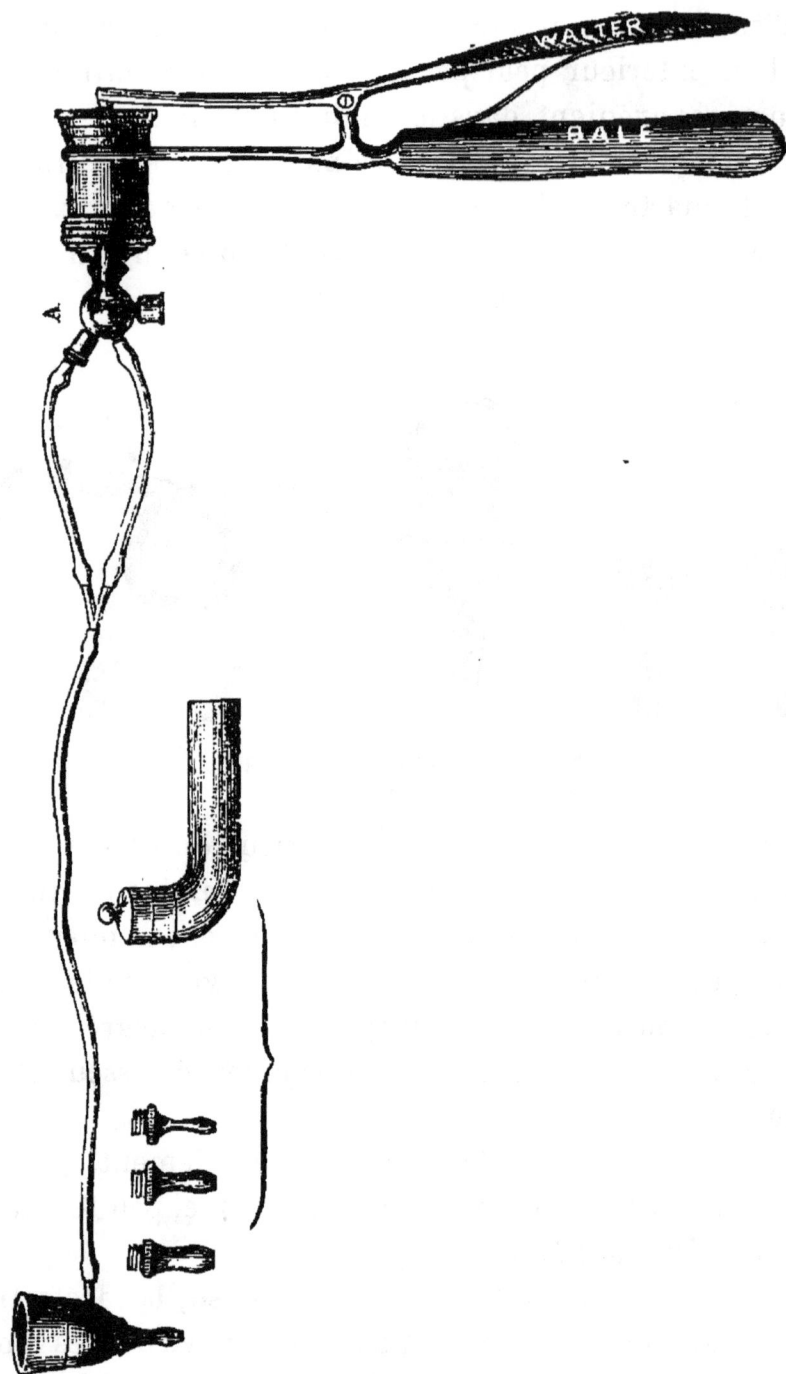

Fig. 79. — Raréfacteur à double effet de Delstanche.

brane adhère à la paroi interne de la caisse, sa projection
au dehors sera moindre ou même nulle. Quand il existe
une adhérence, le tympan présente en ce point un petit
enfoncement immobile qui apparaît comme un point
sombre.

On comprend facilement qu'en produisant successivement la raréfaction et la condensation de l'air dans le
conduit, on met davantage en relief les indications fournies par la membrane.

Au point de vue du traitement, la raréfaction peut être
utilisée concurremment avec la douche d'air dont elle
augmente considérablement les effets.

Outre l'amélioration de l'ouïe, certains bourdonnements
peuvent disparaître par la raréfaction qui fait reprendre
à l'étrier sa position normale. Après l'emploi de cette méthode, les malades éprouvent généralement une sensation
de légèreté de la tête.

Le raréfacteur est aussi utilisé après la paracentèse,
ou dans les cas de perforation de la membrane de Schrapnell, quand la caisse du tympan étant remplie de liquide
ne peut être vidée par la douche d'air.

La raréfaction est encore employée dans les cas où la
moitié postérieure du tympan, à la suite d'une cicatrisa-
tion vicieuse forme une cavité indépendante du reste de
la caisse, ce qui ne permet plus à l'air de pénétrer dans
cette poche et par conséquent de la refouler au dehors.

CHAPITRE XI

THÉRAPEUTIQUE GÉNÉRALE DES MALADIES DE L'OREILLE

Injections. — Instillations. — Insufflations. — Applications externes sur l'oreille. — Opérations chirurgicales.

Parmi les principaux moyens de traitement des maladies de l'oreille qui sont d'un usage journalier, il faut citer les injections, les instillations et les insufflations de poudre.

On a aussi recours assez souvent à l'emploi du froid et de la chaleur.

A. — DES INJECTIONS AURICULAIRES

Les injections sont fréquemment employées pour le traitement des maladies de l'oreille ; malheureusement, la plupart du temps, malades et médecins ne savent pas les faire. Disons même que ceux-ci les recommandent souvent à tort à toutes les personnes qui viennent les consulter pour une dureté de l'ouïe.

Les injections ne doivent être ordonnées qu'après inspection préalable du conduit ayant démontré la nécessité de faire sortir quelque chose de l'oreille. Hors cela, on ne doit pas faire d'irrigation.

Les injections sont utilisées pour enlever le cérumen et les corps étrangers, ainsi que pour nettoyer le conduit ou la caisse du tympan remplis de pus.

A ce propos, rappelons que souvent on peut diagnostiquer au moyen de l'injection si le pus vient de la caisse ou du conduit. En effet, chaque fois que l'on trouvera nageant dans l'eau de l'injection des flocons blancs, muqueux et assez résistants pour être pris avec une pince, on pourra affirmer l'existence d'une perforation du tympan, car ces mucosités sont sécrétées seulement par la caisse.

Technique. — Pour faire convenablement une injection, il faut avoir à sa disposition une seringue, un vase contenant l'eau destinée à l'injection et un récipient pour

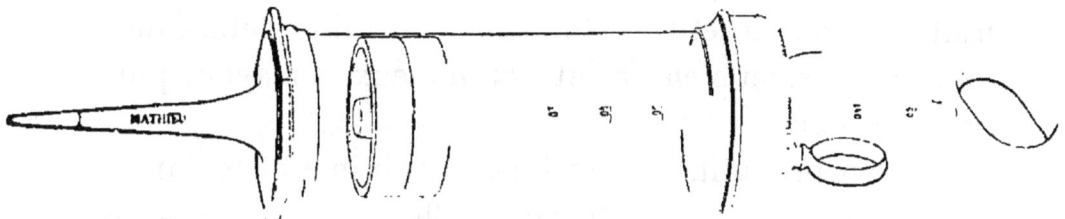

Fig. 80. — Seringue métallique à trois anneaux.

recevoir cette eau sortant du conduit.

On emploie soit une seringue en métal ou en caoutchouc durci, soit une poire en caoutchouc.

La seringue en métal porte près du piston deux anneaux

destinés à recevoir l'index et le médius, tandis que le pouce s'engage dans l'anneau du piston (fig. 80).

Cette disposition rend le maniement de la seringue plus sûr et empêche l'instrument de glisser, ce qui arrive parfois lorsque les doigts sont mouillés.

Ces anneaux sont remplacés dans la seringue en caoutchouc durci par un rebord saillant de la partie qui se dévisse, permettant ainsi de bien saisir l'instrument entre l'index et le médius (fig. 81).

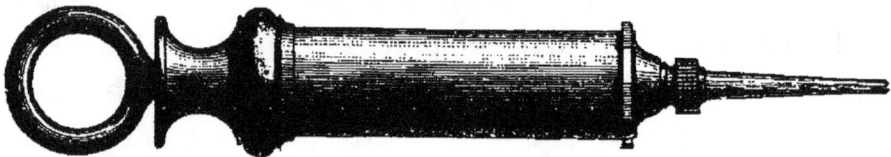

Fig. 81. — Seringue en caoutchouc.

La seringue doit avoir une contenance de 30 à 60 grammes. Sa canule doit être effilée et ne pas dépasser 4 à 5 centimètres de longueur. Le canal qui la traverse ne doit être ni trop étroit ni trop large, car on n'obtiendrait ainsi qu'un jet très ténu et pouvant alors déterminer des accidents, ou bien un jet volumineux et n'ayant plus assez de force.

On a encore utilisé la seringue aspirante et foulante, telle que la seringue de Czarda (A. fig. 129), qui, grâce à un ressort faisant remonter le piston de lui-même, permet au liquide médicamenteux de s'introduire au-dessous de celui-ci par un canal creusé dans la tige même du piston. Un tube en caoutchouc partant du piston plonge dans l'eau médicamenteuse. Malheureusement, il faut un aide pour tenir le vase contenant l'eau destinée à l'injection ; de plus, le vide n'est jamais absolu, de sorte que la seringue renferme de l'air.

L'instrument le plus convenable est certainement la seringue en caoutchouc durci, d'une contenance de 50 à 60 centimètres cubes ; le poids en est léger et le maniement facile avec une seule main.

Il ne faut pas négliger de nettoyer fréquemment le cuir de la seringue avec de la vaseline ou de la pétrobaseline phéniquée ; mais il faut rejeter l'emploi des huiles, car elles favorisent le développement des champignons. Il serait préférable que le piston des seringues fût en vulcanite ou en amiante.

On conseille au malade l'emploi d'une seringue en métal, ou mieux en caoutchouc durci d'une contenance de 25 à 30 centimètres cubes. Il faut lui défendre l'usage des seringues en verre ou en étain, ou des petites poires en caoutchouc avec embout d'ivoire.

La canule employée par le malade doit être courte et très légèrement renflée à son extrémité, car les canules longues et pointues peuvent blesser les parois du conduit, et les canules en forme de massues, remplissant le méat, empêchent ainsi le retour de l'eau injectée, ce qui produit un excès de pression sur la membrane tympanique.

Si le malade fait lui-même son lavage, il est préférable qu'il se serve d'une seringue dont l'ajutage, formé par un tube de maillechort, coudé à angle obtus (fig. 82) à 2 centimètres de son extrémité, empêche qu'on ne l'enfonce trop profondément par mégarde.

Quand l'écoulement est liquide, le patient peut aussi employer un petit ballon en caoutchouc (fig. 83), dont le tube de même nature forme corps avec la partie renflée. Ce ballon est d'une contenance de 30 centimètres cubes.

Son tube d'un diamètre de 2 millimètres est très souple et, par conséquent. ne blesse pas les parois du conduit.

En projetant en une seule fois le contenu du ballon, on arrive à bien nettoyer l'oreille dans le cas de suppuration fluide.

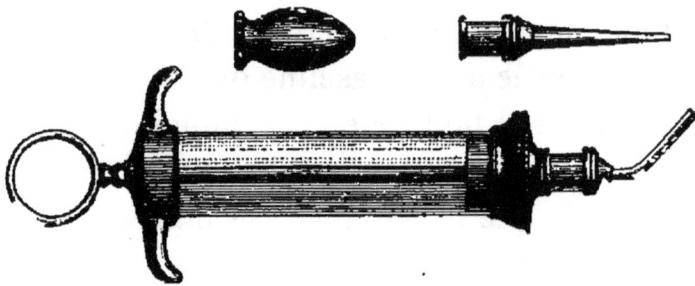

Fig. 82. --- Seringue d'Hartmann.

Certains praticiens recommandent l'usage d'un siphon analogue à l'appareil employé pour le lavage du nez (A. fig. 130).

L'eau de l'injection doit avoir de 25 à 30 degrés.

Il ne faut jamais employer l'eau froide qui expose le malade aux inflammations ai-guës, aux vertiges et aux syn-copes, si le liquide pénètre dans la caisse.

Si pour les injections faites en vue d'enlever un bouchon de cérumen on peut employer

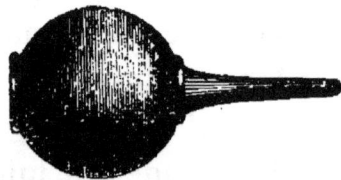

Fig. 83. — Ballon d'Hartmann.

l'eau ordinaire, il vaut bien mieux se servir d'eau bouillie et même d'eau rendue antiseptique, car derrière le bou-chon il peut exister une perforation du tympan.

Pour les lavages dans les cas d'otorrhée, il ne faut pas se servir d'eau pure qui a une action irritante sur la muqueuse de la caisse, mais d'une solution à 5 0/0 de sulfate de soude, c'est-à-dire deux cuillerées à café par demi-litre d'eau tiède.

En effet, le sulfate de soude a la propriété de dissoudre une substance albuminoïde que les sels et les bases du sérum tiennent en suspension. Cette substance est inso-luble dans l'eau pure qui la précipite et forme un ciment intercellulaire réunissant les globules purulents en la-melles. Avec une petite quantité de sulfate de soude ou de magnésie, le mélange avec l'eau devient homogène et les leucocytes flottent librement dans le liquide.

Il ne faut pas employer le bicarbonate de soude qui augmente la suppuration.

On peut encore faire usage d'une solution d'acide borique à 4 0/0.

Le nombre d'injections est variable. Si la suppuration est profuse, on fait trois ou quatre injections de 40 à 50 centimètres cubes ; si elle est moins abondante, une ou deux injections sont suffisantes.

Ces injections sont répétées une, deux ou trois fois par jour, suivant la quantité et la consistance du liquide sécrété : on s'en rend facilement compte par le coton qui ferme le méat auditif. Dès que le coton est suffisamment mouillé, il faut faire une injection ; il en est de même si le liquide est concrété au fond du conduit.

Quand la suppuration est fétide, on ajoute, par 150 à 200 centimètres cubes d'eau du lavage, une cuillerée à café d'une solution alcoolique de 10 0/0 d'acide salicylique.

La solution de sublimé à $\frac{1}{1000}$ peut encore être utilisée dans ce cas.

L'eau qui sort de l'oreille est reçue dans un bassin de caoutchouc durci en forme de haricot (fig. 84), ou d'un vase conique (fig. 85) que l'on place au-dessous du pavil-

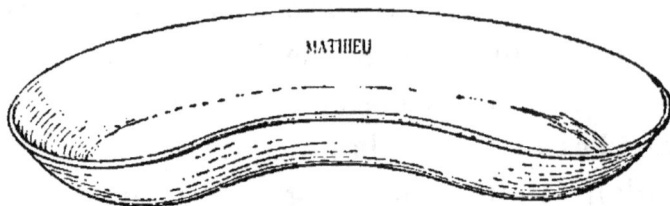

Fig. 84. — Bassin à pus.

lon de l'oreille, en recommandant au patient de tenir le plateau horizontalement, et en ayant soin en même temps de lui faire pencher légèrement la tête du même côté, afin que l'eau ne s'écoule pas dans le cou (A. fig. 131).

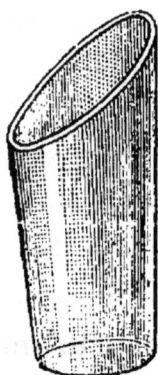

Fig. 85. — Verre pour injection auriculaire.

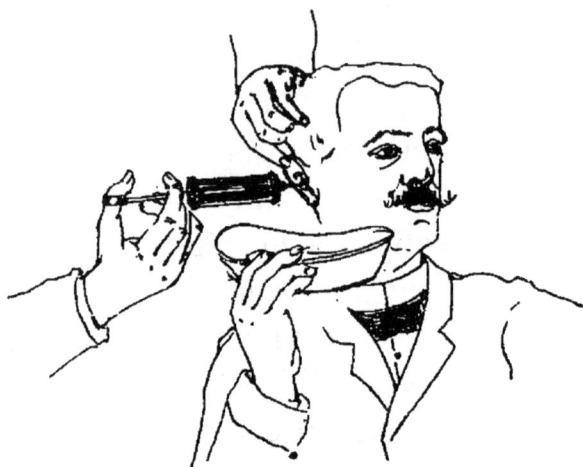

Fig. 86. — Technique de l'injection.

Un aide peut au besoin tenir ce plateau.

On remplit la seringue en évitant d'y laisser pénétrer de l'air qui, poussé violemment, détermine alors un bruit désagréable, une gêne et même une douleur, lorsque l'air mélangé au liquide est chassé de l'instrument.

L'opérateur a soin de tirer le pavillon du patient en haut et en dehors afin de redresser la portion cartilagineuse du conduit; sans cela, la paroi supérieure de cette portion est seule humectée, tandis que les parties profondes subissent à peine le contact de l'eau.

Le pavillon étant ainsi tiré avec la main gauche, on applique contre la paroi supérieure du conduit la seringue en ayant soin d'introduire son extrémité dans le méat, sans le toucher (fig. 86) [1].

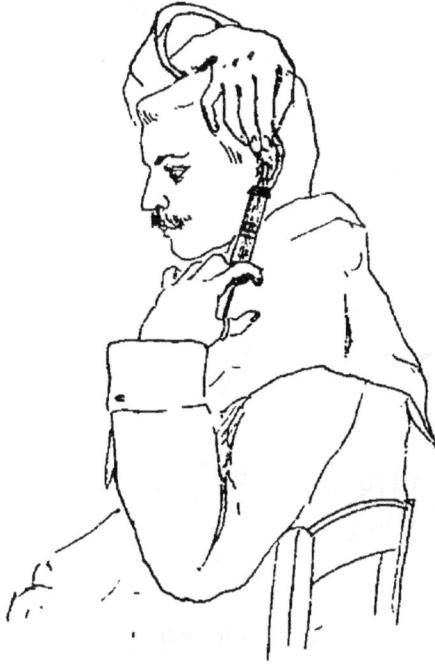

Fig. 87. — Injection avec la seringue à canule coudée (fig. 82).

Quand on fait une injection, pour la première fois, à un malade, il faut avoir soin de ne pas envoyer le jet sur son tympan, ce qui revient à dire qu'il ne faut pas diriger le courant suivant l'axe de conduit, mais contre une de ses parois, en graduant la force suivant les sensations éprouvées par le patient.

Quand il existe une perforation du tympan, et que la trompe offre peu de résistance, le liquide injecté passe facilement dans la cavité pharyngienne, s'écoule par les narines, ou pénètre dans la gorge. Pour éviter cet accident, il faut que le malade incline la tête en avant pendant l'injection.

[1] Les figures 87 et 88 expliquent suffisamment la technique que suit le malade pour faire son injection soit avec la seringue à canule coudée, soit avec la poire en caoutchouc.

Il faut toujours se rappeler qu'on ne doit pas chercher à obtenir un jet trop puissant, car on pourrait déterminer une perforation du tympan si celui-ci était rendu moins résistant par suite d'inflammation antérieure.

Un jet violent peut détruire le lien articulaire des osselets en pénétrant dans une caisse ouverte et enflammée, et

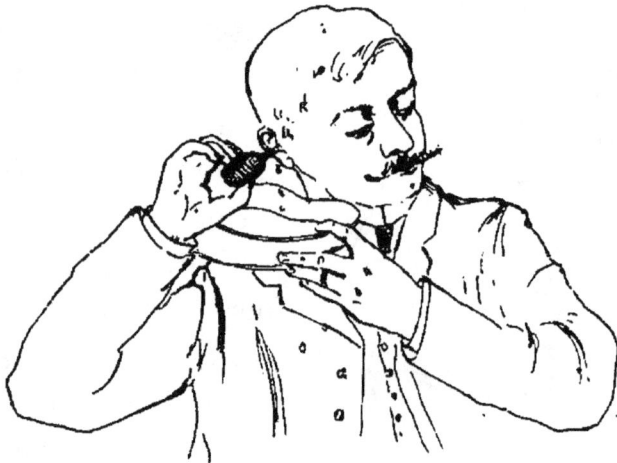

Fig. 88. — Injection avec la poire en caoutchouc (fig. 83).

même produire des désordres graves sur les parois osseuses déjà corrodées.

Si ces accidents sont relativement très rares quand on n'emploie pas de pompes à compression, comme quelques spécialistes le font encore, il n'en est plus de même des douleurs et des vertiges qui sont fréquents dans les cas où la trompe est difficilement perméable. Ces vertiges sont dus à des excès de pression sur les fenêtres du labyrinthe.

Parfois on voit aussi survenir des nausées et des vomissements, et même des syncopes lorsque l'injection est trop énergique et surtout lorsque l'eau est froide.

Aussi, faut-il faire l'injection avec précaution, en n'em-

ployant au début qu'une faible pression. Ce n'est que graduellement qu'on augmentera la force du jet, en ayant
soin de l'arrêter dès qu'il se produira un léger vertige.

Au reste, on doit toujours faire asseoir le malade en lui
recommandant de fermer les yeux pendant l'injection ;
on évite ainsi, la plupart du temps, tout symptôme verti-
gineux.

Lorsqu'il existe des bouchons muqueux consistants, ou
un exsudat granuleux et épaissi, accumulé au fond de
l'oreille, comme cela se rencontre si fréquemment dans
les otorrhées négligées, on ne peut les expulser facilement

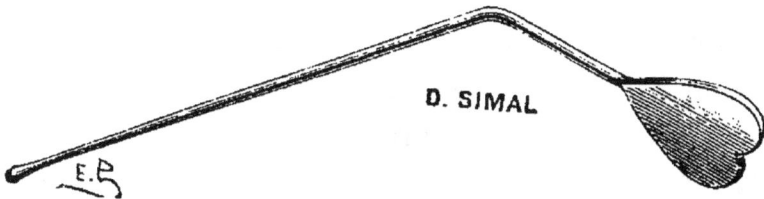

Fig. 89. — Stylet.

même avec de fortes injections. Il faut alors faire des instillations préalables avec des solutions de sulfate de soude,
d'acide borique ou phénique, pour les désagréger ensuite
au moyen d'un stylet à bouton (fig. 89).

Dans ce cas l'œil ne doit pas perdre de vue l'extrémité
de cet instrument, d'autant plus qu'il n'est pas toujours
facile de se rendre compte de la profondeur par la vision
monoculaire.

Pour faire sortir ces matières, on fait une injection
avec la seringue dont la canule aura été recouverte par
un tube de caoutchouc de 5 à 8 centimètres de long et
de 4 millimètres d'épaisseur ; ce tube a une paroi mince,
lisse, un peu arrondie à son orifice antérieur, et une forme

conique à l'autre extrémité qui s'adapte à l'ajutage de la seringue.

On introduit préalablement le tube dans le conduit, à environ 2 centimètres de profondeur, et on y adapte la seringue.

Cependant l'emploi de ce tube mou n'est possible que si la lumière du conduit est assez large pour permettre à la pointe du tube d'y pénétrer sans obstacle.

S'il y a rétrécissement du méat par l'infiltration ou la tuméfaction de ses parois, ou par des granulations ou des exostoses, il faut avoir recours à l'emploi d'une sonde élastique (fig. 68), ayant de 6 à 10 centimètres de longueur. On l'introduit jusqu'à ce que sa pointe éprouve une légère résistance.

On emploie encore cet instrument pour les lavages de la caisse à travers la perforation de la membrane tympanique, lorsqu'il y a des grumeaux de pus ou des masses caséeuses.

Mais, si l'exsudat ou des masses épidermiques sont accumulés dans la portion sus-tympanique ou dans l'antre mastoïdien, on emploie de préférence une canule en argent ou en caoutchouc durci (fig. 90), recourbée en forme d'S, et reliée à la seringue (fig. 81) par un tube de caoutchouc de 20 centimètres environ.

Fig. 90. — Sonde de Hartmann.

Quelques praticiens adaptent même directement la canule à la seringue, mais le maniement de cet instrument n'est pas très commode, il peut même être dangereux pour le malade.

Le médecin expérimenté peut employer une petite seringue (fig. 91) sur laquelle s'ajuste une canule assez fine [1] ; mais il est toutefois préférable d'avoir recours à une canule sur laquelle s'adapte un tube de caoutchouc portant en son milieu une petite poire (fig. 92) analogue à la seringue anglaise. On peut ainsi manœuvrer soi-même l'instrument, ou faire presser la poire par le malade.

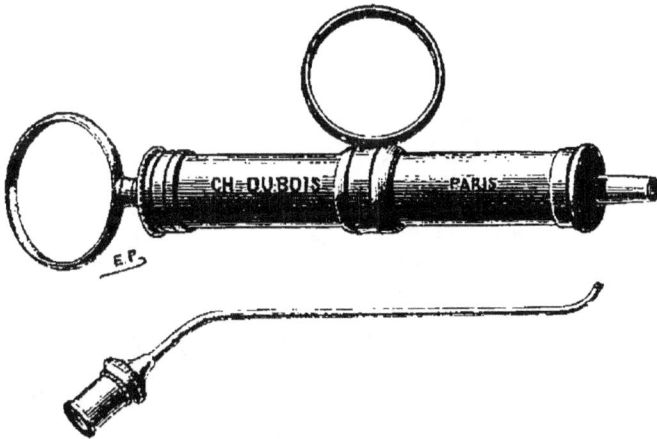

Fig. 91. — Seringue de Baratoux.

Cet instrument remplace avantageusement l'appareil plus compliqué de Politzer (fig. 93).

Pour introduire la canule coudée, on s'éclaire au moyen de l'otoscope, puis l'on passe avec précaution la pointe de la canule dans l'ouverture perforative, tandis que son extrémité postérieure est abaissée vers la paroi inférieure du conduit. Par une série de déplacements de la canule on lave la caisse dans toutes ses parties.

Lorsque les masses sont difficiles à détacher, on passe, dans le tuyau de la canule, une petite sonde en caout-

[1] Nous recommandons à cet effet l'emploi de la seringue automatique dont le mouvement est réglé par la tension de deux caoutchoucs élastiques fixés, d'une part, à un point fixe, sur le corps de la pompe, et, d'autre part, sur la tige du piston; le jeu de la seringue est réglé par un robinet qu'un seul doigt fait fonctionner.

chouc durci avec laquelle on essaie de désagréger les masses épidermiques.

Il est des cas où l'on est obligé de laver la caisse par la trompe d'Eustache : ainsi. lorsque le conduit est rétréci,

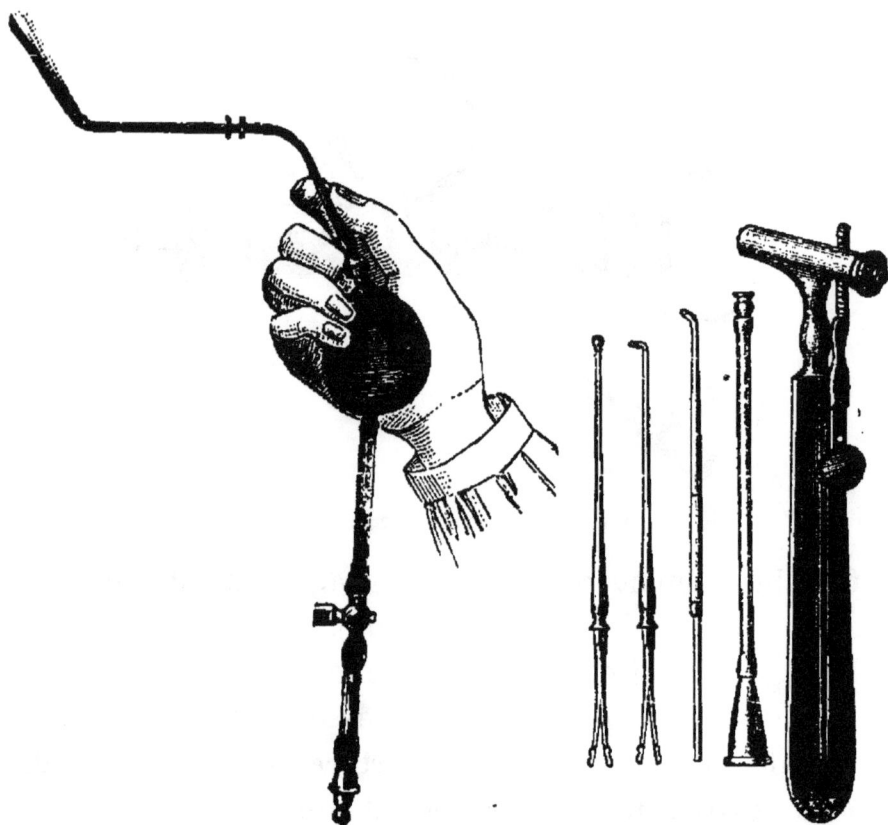

Fig. 92. — Injecteur intratympanique de Schwendt. Fig. 93. — Canule et stylets de Politzer.

ou quand, dans l'otite moyenne aiguë, la douleur persiste sans interruption après la rupture du tympan, quand une suppuration de la caisse ne peut être arrêtée par le traitement local, etc.

Pour cela, on introduit aussi loin que possible dans le pavillon de la trompe d'Eustache un cathéter à grande courbure par lequel on fait une insufflation d'air, afin de s'assurer que l'instrument est bien en place ; puis on pratique l'injection avec la seringue adaptée au cathéter. Le liquide passe ainsi de la trompe dans la caisse.

La seringue ne s'adapte pas toujours bien au pavillon du cathéter ; de plus, l'eau s'écoule facilement entre les parois de la trompe et le bec de l'instrument ; aussi vaut-il mieux employer la sonde élastique de Weber-Liel (fig. 68).

Le cathéter étant en place, on le fixe avec la pince de

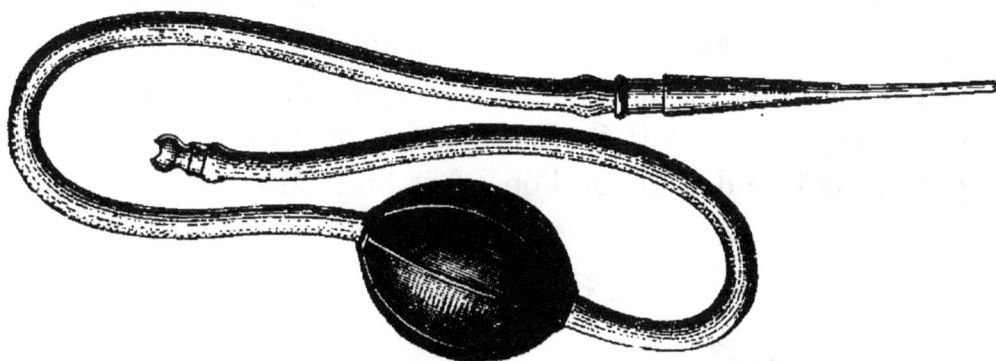

Fig. 94. — Seringue anglaise.

Delstanche. On engage alors la sonde de Weber-Liel dans le cathéter. L'extrémité de ce petit tube se trouve dans la cavité tympanique quand elle a dépassé de 2 et demi à 3 centimètres la pointe du cathéter, ce que l'on reconnaît à une marque faite préa'ablement sur l'extrémité renflée de la sonde. On adapte alors la seringue ordinaire, ou la seringue anglaise (fig. 94), à la partie conique de la sonde.

Comme le frottement du liquide dans ce petit tube est très considérable, il faut 'employer une pression assez forte pour pratiquer l'injection. Quand le liquide pénètre dans la caisse, on entend un bruissement sourd, analogue au bruit que l'on perçoit dans un tube de caoutchouc traversé par un liquide.

Si l'on fait usage d'une forte quantité de liquide, une grande partie de celui-ci pénètre dans la cavité naso-pharyngienne, tandis que la portion parvenue dans la caisse s'écoule généralement goutte à goutte par le conduit auditif. Pour éviter que l'eau ne sorte par le nez, on fait respirer le malade fortement par la bouche pendant l'injection [1].

L'injection étant faite, il faut chasser le liquide resté dans la caisse, au moyen d'un courant d'air passant par la trompe, soit en employant le procédé de Politzer, soit en pratiquant le cathétérisme, pendant que le malade penche la tête du côté où l'on a fait l'injection.

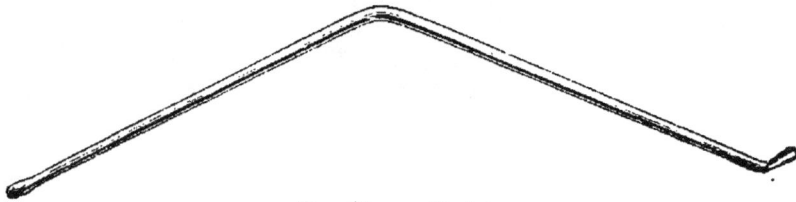

Fig. 65. — Stylet.

Chez les enfants et les vieillards, il ne faut employer qu'une faible pression, en n'augmentant cette pression que si l'on ne réussit pas à faire passer l'air dans la caisse, ou s'il entre avec trop peu de force. Chez les adultes, le courant d'air devra être plus énergique pour bien nettoyer la caisse.

Après chaque injection il faut toujours examiner le

---

[1] Afin d'insuffler de l'air ou d'injecter de l'eau, alternativement, par le cathéter, Hartmann a adapté à une poire de Richardson une pièce creuse munie d'un robinet spécial et reliée à un cathéter, d'une part, et à une seringue anglaise, d'autre part. Le déplacement du robinet permet d'obtenir à volonté de l'air ou de l'eau, ce qui rend utile cet instrument pour les lavages de la caisse par la trompe.

conduit, afin de se rendre compte s'il reste encore quelques matières accumulées dans l'oreille, et faire, s'il y a lieu, une nouvelle injection, ou enlever les débris avec le stylet (fig. 95, et A. fig. 132) ou la pince coudée (fig. 96, et A. fig. 133 et 134), ou mieux encore avec la pince à anneaux de Politzer.

Dans les cas d'amas peu abondant d'épiderme ou de

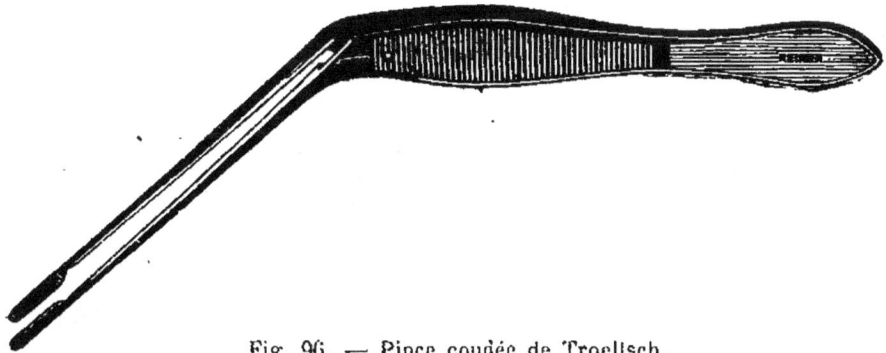

Fig. 96. — Pince coudée de Troeltsch.

cérumen dans le conduit, il n'est pas toujours nécessaire d'avoir recours aux injections, car souvent on arrive à les écarter avec le stylet ou la pince.

On essuie alors le conduit.

Pour cela on emploie un tampon d'ouate de 4 à 5 centimètres de longueur. On le roule entre le pouce, l'index et le médius jusqu'à ce qu'on lui ait donné une forme cylindrique dans ses trois quarts antérieurs, tout en ayant soin de laisser la partie la plus antérieure former un plumasseau.

On prend alors ce tampon avec une pince, de façon que l'extrémité en plumasseau déborde légèrement l'extrémité des mors de la pincette, puis on l'introduit dans le conduit qu'on redresse, en tirant le pavillon en haut et en arrière. Dès que le tampon est enfoncé à un demi-centimètre environ, on retire la pince jusqu'au méat pour pousser à leur tour les parties correspondantes. On continue ainsi la même manœuvre jusqu'à ce que l'ouate ait atteint la membrane ou la paroi interne de la caisse, si le tympan est détruit.

On laisse le tampon quelques instants en place, en recommandant au malade de pencher la tête de manière à favoriser l'écoulement du liquide, puis on retire le coton.

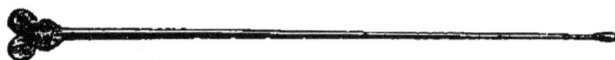

Fig. 97. — Stylet.

On peut encore enrouler l'ouate sur un stylet (fig. 97), renflé à l'une de ses extrémités et aplati à l'autre bout que l'on tient à la main ; on étire le coton en tous sens, puis on l'enroule autour de la tige, en ayant soin de bien le serrer au-dessous de la partie renflée, tandis qu'on laisse son extrémité former un plumasseau.

On ne doit entrer la tige garnie de coton qu'en redressant le conduit, ou mieux en s'aidant du spéculum. Il ne faut pas pousser directement la tige en avant ; il est préférable de l'introduire en lui faisant exécuter un mouvement de vrille, on ne s'expose pas ainsi à produire une douleur, parfois vive, comme lorsqu'on arrive brusquement au contact du tympan.

Quand on recommande au malade de faire ce nettoyage, on l'engage à se servir du stylet (fig. 97), ou plus simplement d'une petite allumette en bois, garnie de coton. On peut encore lui conseiller l'usage d'une pince à ressort introduite au milieu du coton. On a construit à

cet effet une sorte de pince ayant la forme d'une épingle
à cheveux plate à son extrémité ; ses deux branches fai-

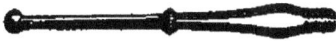

Fig. 93. — Pince de Hassenstein.   Fig. 99. — Pince d'Hartmann.

sant ressort sont passées dans un petit tube de métal
ou de caoutchouc (fig. 98 et 99).

B. — INSTILLATIONS MÉDICAMENTEUSES

Veut-on pratiquer une instillation médicamenteuse, on
fait d'abord une injection, en ayant soin d'employer toujours un jet faible dont on augmente graduellement la force,
puis on essuie le fond de l'oreille, comme nous l'avons
dit, afin que le médicament ne soit pas dilué par les
sécrétions ou l'eau de l'injection, et qu'il agisse directement sur les parties malades.

Supposons que l'on veuille faire une instillation d'une
solution forte de nitrate d'argent ; il est important que la
caisse soit bien nettoyée, car, si le lavage était insuffisant,
la solution de nitrate se combinerait avec l'exsudat pour
former un albuminate d'argent qui n'agirait pas sur la
muqueuse.

Après avoir rempli une seringue d'eau tiède et préparé
une solution de sel marin, on chauffe la solution à instiller
soit dans une cuillère en ivoire ou en verre que l'on
passe au-dessus de la flamme d'une lampe, soit dans un

petit tube à réactif que l'on plonge dans de l'eau chaude.

Il faut veiller à ce que la température du liquide ne soit pas trop élevée, car le médicament se décomposerait et l'oxyde d'argent se précipiterait sous forme de grains noirs.

Néanmoins, à part les solutions de nitrate d'argent, il est bon de temps en temps de faire bouillir les solutions médicamenteuses afin d'empêcher le développement de champignons qui pourraient végéter consécutivement dans l'oreille. C'est pour cette raison qu'il ne faut ordonner au malade qu'une petite quantité de liquide à instiller. Les solutions sont ainsi plus fraîches, et on a moins à craindre l'otite parasitaire.

Pour faire l'instillation, on recommande au malade d'incliner l'oreille sur le côté opposé au conduit dans lequel on veut mettre le liquide. Il ne faut pas engager le patient à incliner la tête en arrière, car le nitrate pourrait pénétrer facilement dans l'apophyse mastoïde et dans l'oreille interne, si les fenêtres n'étaient pas intactes, et déterminer alors une inflammation s'étendant aux méninges.

On commence par verser une seule goutte de la solution préalablement tiédie; si le malade la supporte bien, on en verse plusieurs gouttes ; on met ainsi dans le conduit quinze à vingt gouttes de la solution.

Pour faire pénétrer le liquide dans l'oreille moyenne, le malade exécute le valsalva de manière que l'air refoulé à travers la trompe traverse la couche de liquide, et vienne éclater sous forme de bulles dans le conduit. Lorsque la perforation est petite, la solution est refoulée dans la caisse en appuyant le tragus sur l'orifice externe du méat. On a aussi conseillé de fermer hermétiquement le conduit avec l'embout d'une poire de caoutchouc que l'on comprime ensuite, de manière à refouler le liquide dans la caisse.

On conserve le médicament dans l'oreille pendant une à dix minutes, suivant les solutions employées. On ne laisse guère une solution forte de nitrate d'argent qu'une, deux ou trois minutes dans l'oreille ; puis le patient incline la tête sur l'oreille malade afin de permettre l'écoulement de la solution.

Les solutions de nitrate d'argent déterminent rarement une brûlure de l'oreille ; au contraire, la pénétration de quelques gouttes de cette solution dans l'espace naso-pharyngien est presque constamment accompagnée d'une sensation désagréable et d'une démangeaison de la région latérale du pharynx.

Pour l'écarter rapidement, on fait couler dans l'espace naso-pharyngien par la fosse nasale correspondante deux ou trois cuillerées à bouche de la solution salée et légèrement tiédie que l'on a préalablement préparée.

S'il y a une réaction violente, une douleur qui peut même s'irradier dans le cou, on fait dans l'oreille une injection avec de l'eau tiède.

Il ne faut pas neutraliser l'excès de nitrate d'argent au moyen d'une instillation de solution de sel marin, car le précipité de chlorure d'argent formé reste adhérent dans la cavité tympanique.

Après la cautérisation, la peau du conduit apparaît rouge et la muqueuse de la caisse, blanche.

On a soin d'essuyer l'oreille au moyen de la tige garnie de coton ; puis on place à l'entrée du méat un tampon d'ouate pour mettre les parties profondes à l'abri des impuretés de l'air, et pour l'empêcher de se refroidir brusquement.

Après la cautérisation au nitrate d'argent, il est bon d'essuyer le pourtour de l'oreille avec une solution d'iodure de potassium à 3 ou 4 0/0, afin d'empêcher la formation de taches noires sur la peau.

L'eschare produite par la cautérisation se détache ordinairement dans les vingt-quatre heures ; cependant il est des cas où elle ne tombe qu'au bout de deux ou trois jours. Il ne faut pas faire une nouvelle cautérisation avant que l'eschare ne soit complètement détachée de la caisse.

Pour les autres instillations médicamenteuses, on les répète plusieurs fois par jour après injection, ou tout au moins après nettoyage de l'oreille avec le coton, suivant le plus ou moins d'abondance des sécrétions, et aussi suivant leur degré de consistance.

En tous cas, il est bon de répéter les instillations environ deux fois par jour au moins, au début. On diminue la fréquence des injections et des instillations suivant les circonstances.

C. — INSUFFLATIONS DE POUDRE

Comme insufflateur on peut employer un tube en verre ou un tuyau de plume relié à un tube de caoutchouc, ce qui permet au malade de faire lui-même les insufflations.

On fait encore usage d'une série d'insufflateurs (fig. 100, 101, et A. fig. 135, 136).

L'un des plus commodes est certainement celui de Kabierske (fig. 102) qui se compose d'un récipient en verre,

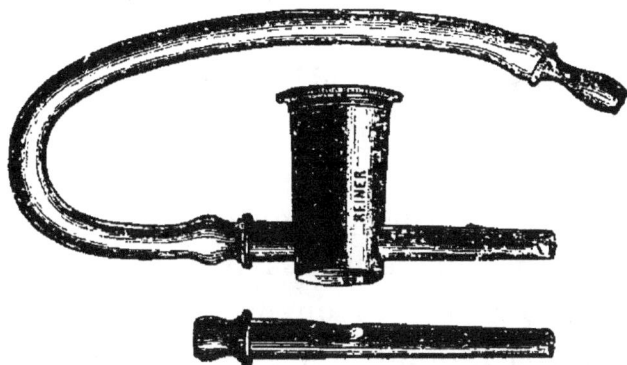

Fig. 100. — Insufflateur de Politzer.

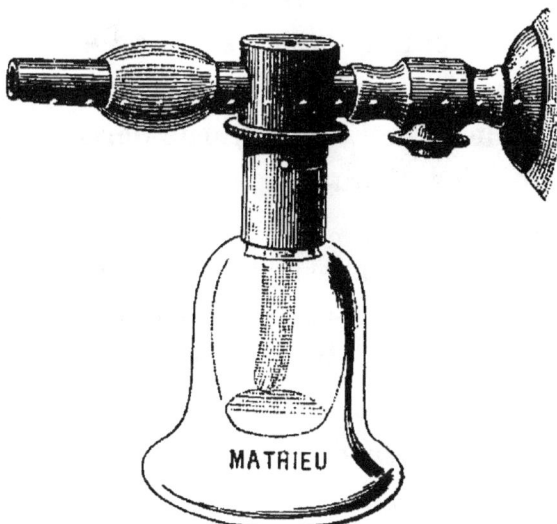

contenant la poudre, dans lequel plonge un tuyau relié verticalement à un deuxième tube terminé, d'une part, par une canule appropriée et, d'autre part, par un ballon de caoutchouc. Une pression sur ce dernier chasse la poudre du récipient dans le tube placé près du méat.

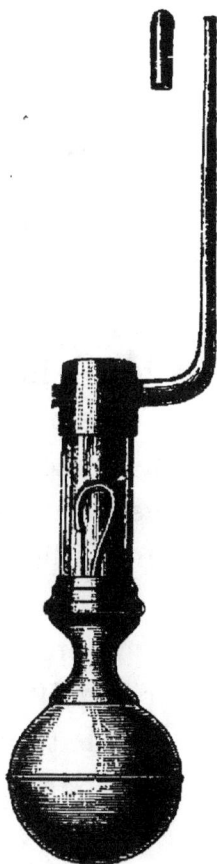

Fig. 101. — Insufflateur de Gersuny.

Fig. 102. — Insufflateur de Kabierske.

Il faut avoir soin de ne pas négliger de tirer en haut et en arrière le pavillon afin de redresser le conduit auditif.

Pour insuffler de la poudre dans la partie sus-tympanique de la caisse ou dans les cellules mastoïdiennes, nous nous servons d'une fine canule, en verre, dont l'une des extrémités est recourbée, tandis que l'autre est dilatée en forme d'ampoule, ouverte à sa partie supérieure afin de permettre l'introduction du médicament. On ferme cet orifice soit avec le doigt, soit avec une glissière en caoutchouc [1].

D. — APPLICATIONS EXTERNES SUR L'OREILLE

A cet effet on emploie des compresses, des cataplasmes, etc.

a) **Application du froid.** — On a souvent recours à l'application du froid dans certaines affections aiguës de l'oreille, en particulier dans les maladies de l'apophyse mastoïde.

On peut faire usage de compresses pliées en plusieurs doubles que l'on applique derrière l'oreille après les avoir imbibées d'eau froide. On les recouvre avec un taffetas gommé.

On se sert aussi de vessies de glace, mais il est préférable de les remplacer par le tube réfrigérent de Leiter (fig. 103).

L'appareil réfrigérent de Leiter consiste en un tube enroulé sur lui-même et terminé à ses deux bouts par un tube de caoutchouc.

[1] Ces canules ont été faites sur nos indications par M. P. Seguy, en 1883.

L'appareil étant fixé par un ruban sur l'apophyse mastoïde, on fait plonger un des tubes dans un récipient rempli d'eau et placé sur un plan plus élevé que la tête du malade; pour amorcer le système, on aspire légèrement à l'extrémité de l'autre tube qui plonge dans un vase posé à terre.

Avec cet appareil on peut obtenir des températures de 10 à 15 degrés qui produisent le même effet que de la glace pilée.

Si l'on abaisse davantage la température de l'eau, il faut interposer une couche d'ouate entre l'appareil et la peau. Ces applications froides sont faites, suivant les cas, pendant une durée de une à douze heures.

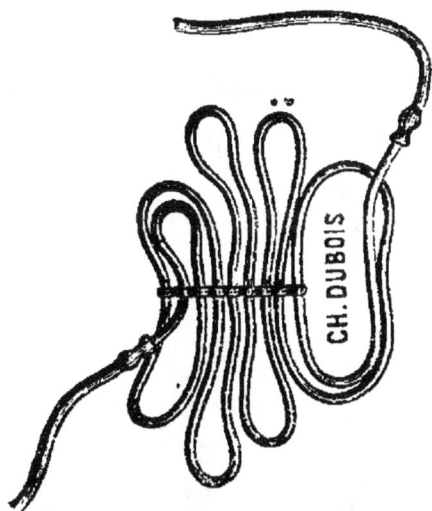

Fig. 103. — Réfrigérent de Leiter.

b) **Application de la chaleur.** — A cet effet on emploie des compresses plongées dans de l'eau chaude, ou des cataplasmes de fécule. La fécule est délayée dans l'eau tiède nécessaire pour en faire une pâte sur laquelle on jette de l'eau bouillante saturée d'acide borique. On y trempe plusieurs bandes de tarlatane dont on a enlevé préalablement l'apprêt par l'immersion dans l'eau. On recouvre ce cataplasme de toile gommée.

On peut encore utiliser l'appareil de Leiter, en élevant la température de l'eau, à sa sortie du récipient, au moyen d'un tube roulé en spirale que chauffe une lampe.

E. — Opérations chirurgicales

Les opérations les plus courantes se composent de la ponction du tympan, et de l'extraction des polypes[1].

a) **Ponction du tympan.** — Pour faire la ponction de la membrane, on emploie une aiguille en forme de lance à deux tranchants (fig. 104).

Il est bon de s'assurer, au préalable, au moyen de la loupe, que sa pointe n'est pas émoussée.

Si l'on veut faire une incision, il vaut mieux se servir d'un instrument rappelant par sa forme le bistouri ordinaire (fig. 105). On peut utiliser à cet effet le manche de Politzer (A. fig. 132), quoique pour notre part nous donnions la préférence aux instruments à manches fixes (A. fig. 137, 138 et 139).

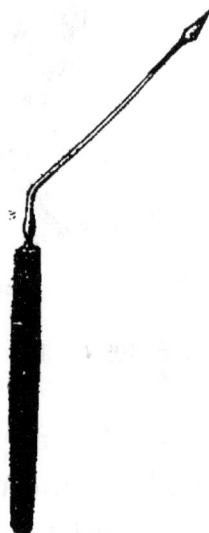

Fig. 104. — Aiguille à paracentèse.

Fig. 105. — Bistouri pour l'oreille.

b) **Polypotomes.** — Il existe un grand nombre de poly

[1] Il ne rentre pas dans notre cadre de décrire les opérations telles que la ténotomie du muscle tenseur du tympan, la mobilisation de l'étrier, l'enlèvement des osselets, etc... On trouvera la description de ces différents procédés dans le fascicule 3 de notre *Traité des maladies de l'oreille*, en collaboration avec le Dr Miot.

potomes destinés, comme le nom l'indique, à enlever les polypes.

L'appareil primitif de Wilde a été avantageusement modifié par Blake (fig. 106).

Au lieu d'employer un tube percé de deux trous à son extrémité, comme dans l'instrument de Blake, nous préférons nous servir d'un tube dans lequel l'anse puisse rentrer de 1 millimètre environ afin de sectionner complètement le polype. Ce tube s'adapte sous un angle obtus, à une tige portant un anneau à son autre extrémité. Sur cette

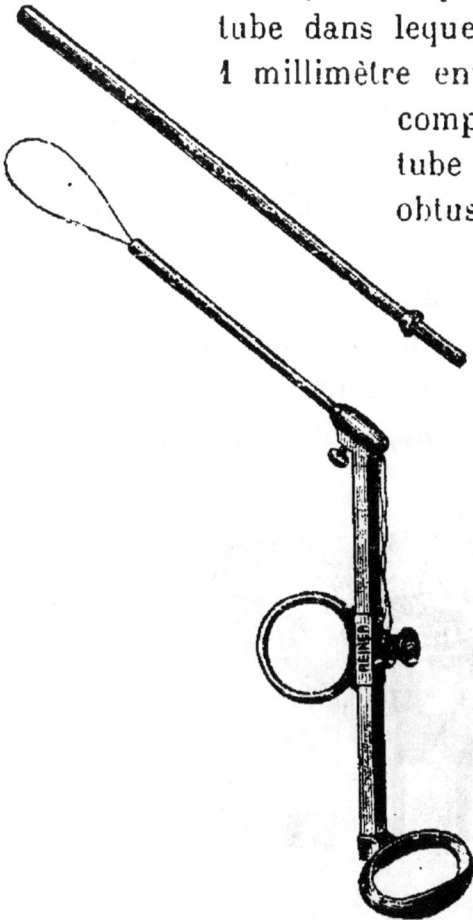

Fig. 106. — Polypotome de Blake.

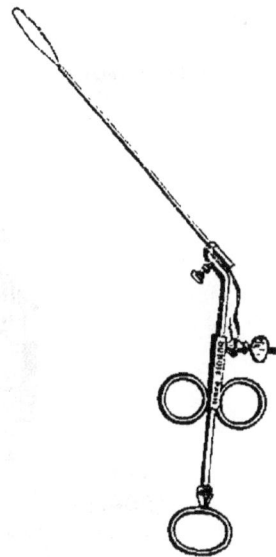

Fig. 107. — Polypotome de Baratoux.

tige glisse une douille munie de deux anneaux (fig. 107) d'une vis de pression qui fixe les extrémités du fil. En attirant à soi la douille, celle-ci entraîne le fil qui s'engage dans le tube.

Le fil doit être mince et flexible. On peut utiliser le fil de fer galvanisé des fleuristes ou même le crin de Florence qui a l'avantage de produire une douleur moindre quand l'anse vient toucher les parois de la caisse.

c) **Électricité.** — On emploie la galvanocaustique chimique et la galvanocaustique thermique.

α. *Galvanocaustique chimique.* — Pour l'électrolyse de la trompe, on se sert d'un fil métallique isolé dans toute la partie qui n'est pas en contact avec la muqueuse tubaire. Ce fil est relié au pôle négatif d'une pile à courant continu (fig. 59 et 60), pendant que le pôle positif, sous forme de plaque, est appliqué sur le cou, sur le bras, etc..... On fait passer un courant d'environ 5 à 6 milliampères pendant cinq à dix minutes.

β. *Galvanocaustique thermique.* — Quelques auteurs

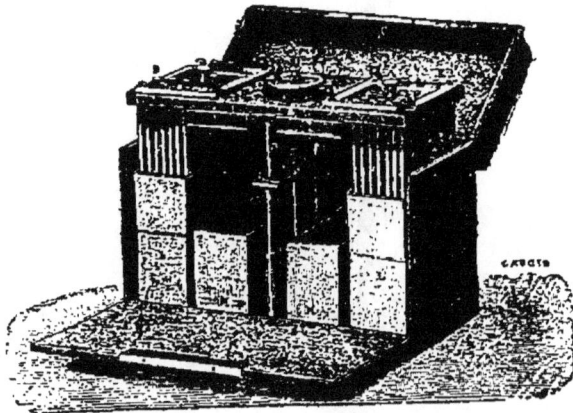

Fig. 108. — Pile à deux éléments de Chardin.

rejettent l'emploi du galvanocautère dans les affections de l'oreille; nous croyons toutefois que cet instrument rend d'utiles services, notamment pour la cautérisation ou l'extraction de certaines tumeurs.

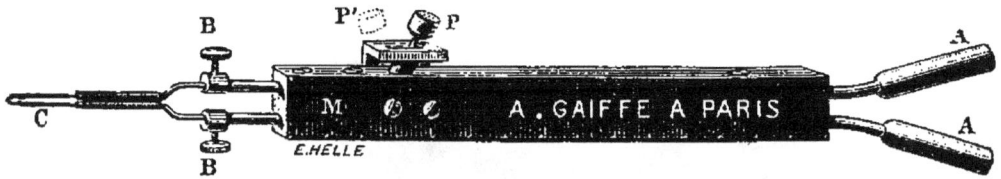

Fig. 109. — Manche de Gaiffe.

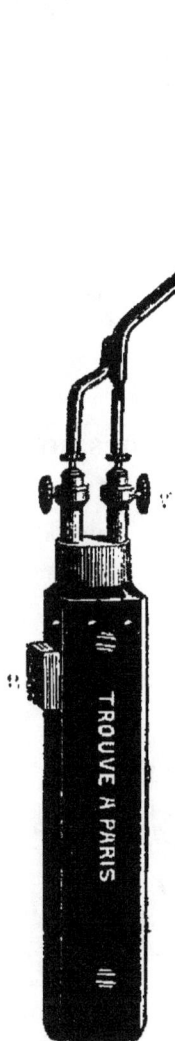

Fig. 110.—Manche de Trouvé.

Pour la production du courant on peut se servir de pile au bichromate (fig. 108), ou mieux encore d'accumulateur. Ceux de la société l'*Electrique*, de Bruxelles, nous ont fourni jusqu'à ce jour les meilleurs résultats.

Comme manche (A. fig. 140), nous donnons la préférence à l'instrument de Gaiffe (fig. 109) ou à celui de Trouvé (fig. 110).

Dans un grand nombre d'applications on utilisera avantageusement le cautère que nous a fabriqué M. Trouvé (fig. 110, A.). Ce cautère se compose de deux conducteurs en argent dont l'un est formé par un tube A, enveloppant le conducteur central C, dont il est isolé par une surface non conductrice. Cette disposition d'une tige centrale dans un tube donne à l'appareil un faible volume.

Le couteau galvanique est d'un usage moins fréquent que le cautère en pointe dans les opérations sur l'oreille.

L'anse galvanique (fig. 111) est utilisée pour l'extraction des polypes et des tumeurs.

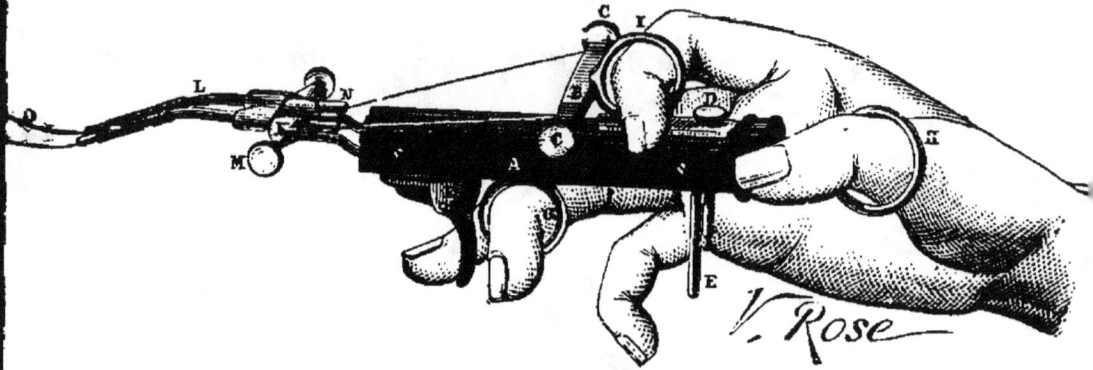

Fig. 111. — Manche de Schech.

F. — CORNETS ACOUSTIQUES

Cornets acoustiques. — Les cornets acoustiques sont destinés à recueillir, à renforcer et à transmettre au

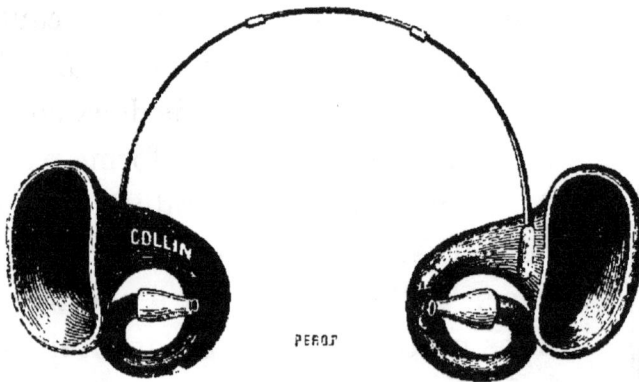

Fig. 112. — Cornet d'Itard.

labyrinthe les vibrations sonores de manière qu'elles puissent être perçues par les personnes sourdes.

Les cornets acoustiques datent des temps les plus reculés, aussi le nombre en est-il considérable. Ils diffèrent entre eux par la forme et par les substances qui entrent dans leur composition (or, argent, cuivre, fer-blanc, gutta-percha, cuir bouilli, etc.).

Itard a fait construire un cornet destiné à s'enrouler autour de l'oreille (fig. 112). Un ressort léger passant sur le sommet de la tête réunit les cornets appliqués dans chaque oreille. Des bandeaux ou des pièces de la coiffure dissimulent ces instruments.

Certains cornets sont composés d'un tube dont une extrémité est terminée par un embout s'adaptant à l'oreille, et l'autre par un entonnoir destiné à recueillir la parole (fig. 113).

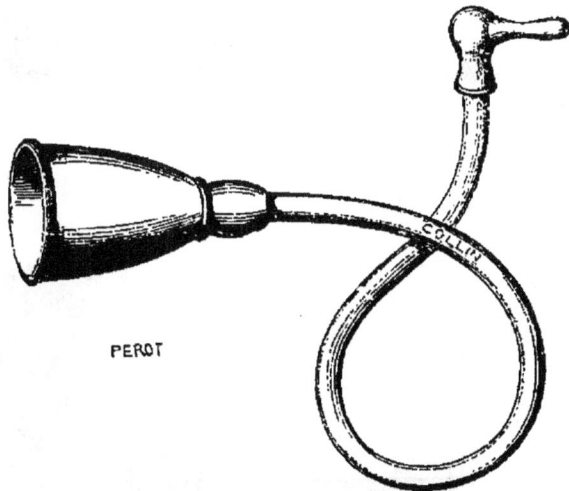

Fig. 113. — Cornet acoustique avec tube élastique.

Parmi ceux-ci, l'un des meilleurs est formé d'un tube sur lequel s'enroule un fil métallique destiné à rendre la conductibilité de l'instrument plus grande.

Il existe encore des cornets dont le tube, au lieu d'être

droit, est recourbé plusieurs fois sur lui-même afin de le rendre plus portatif (fig. 114 et 115).

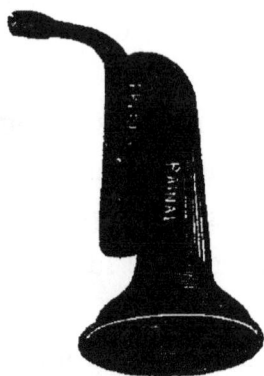

Fig. 114. — Cornet de Bonnafont.

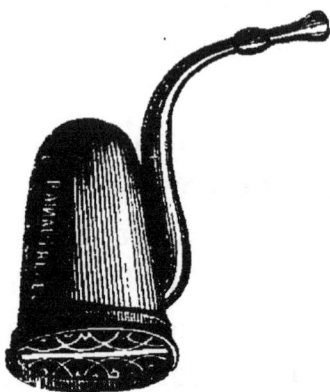

Fig. 115. — Modèle anglais.

Certains cornets sont formés d'une série de tubes qui

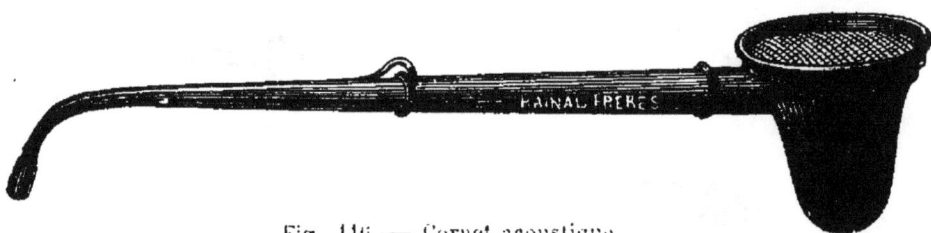

Fig. 116. — Cornet acoustique

sont emboîtés les uns dans les autres à la façon d'une lorgnette (fig. 116 et 117).

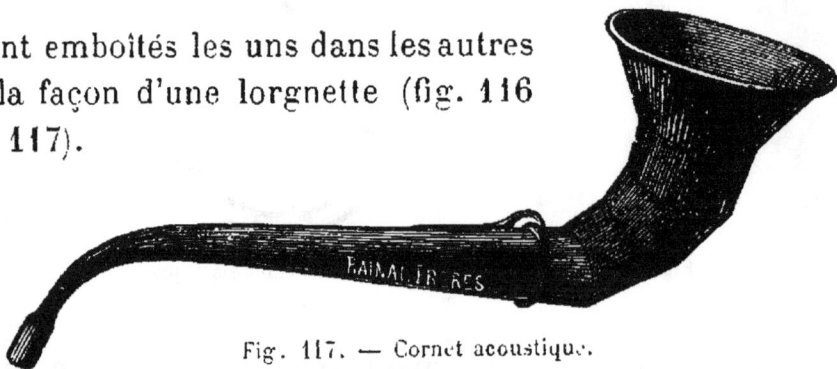

Fig. 117. — Cornet acoustique.

D'autres présentent une variation de formes qu'il est inutile de rappeler (fig. 118 et 119).

Malheureusement tous ces instruments ont une telle résonnance que l'oreille en est désagréablement impressionée.

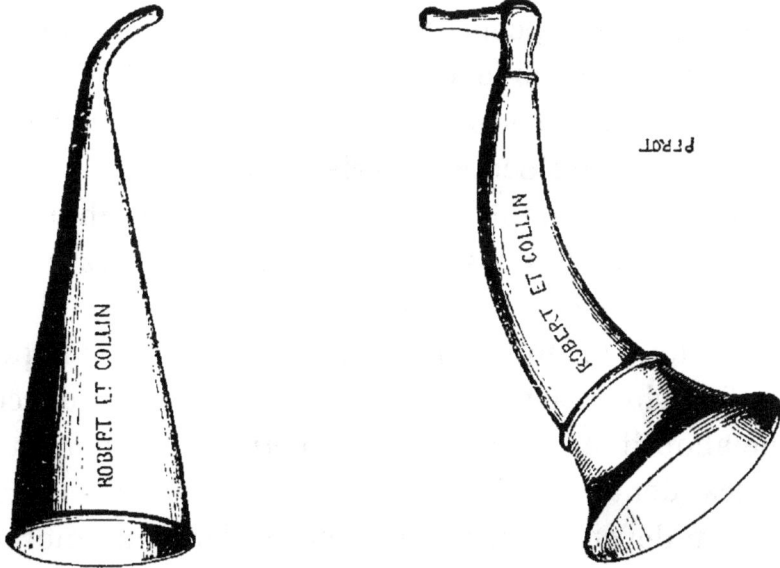

Fig. 118. — Cornet en gomme élastique.   Fig. 119. — Cornet en corne d'Irlande.

Mgr Verrier a remédié à cet inconvénient par l'emploi d'un tube en caoutchouc entouré d'une étoffe ample, destinée à amortir le son. Le pavillon de cet instrument est en métal émaillé et affecte une forme spéciale.

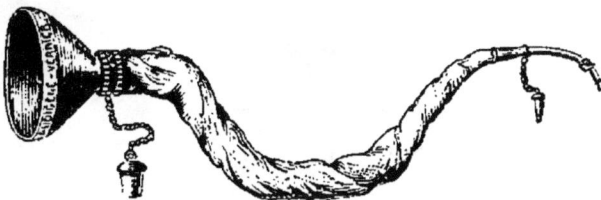

Fig. 120. — Audigène Verrier.

Audiphones, dentaphones. — Depuis un temps immémorial, les Chinois emploient des bâtons terminés d'un

côté par une crosse qui s'applique sur le larynx de la
personne qui parle, tandis que l'autre extrémité est saisie
entre les dents du sourd.

Récemment M. Rhodes, de Chicago, a inventé un instrument, *audiphone*, consistant en une lame de caoutchouc
durci, maintenue convexe au moyen de fils. Cette plaque
est appliquée sur les dents de la mâchoire supérieure,
pendant que l'interlocuteur parle en face.

M. Colladon a remplacé la plaque de caoutchouc par
un disque de carton à satiner ou carton d'orties.

Le *dentaphone* consiste en une plaque de métal fixée
à l'extrémité d'un entonnoir de bois, et en face de laquelle
parle l'interlocuteur. Un fil partant du milieu de cette
plaque aboutit à une petite planchette que le sourd tient
entre les dents. Ceci rappelle le procédé qu'employait
Beethoven devenu sourd : cet artiste plaçait un morceau
de bois sur son piano, et en saisissait l'autre extrémité
entre les dents quand il composait.

Nous passons sous silence les appareils tels que les
cannes, les éventails, etc..., dont l'emploi n'est guère
scientifique.

CHAPITRE XII

ÉTIOLOGIE ET SYMPTOMATOLOGIE DES MALADIES DES FOSSES NASALES

Etiologie. — Symptômes. — Diagnostic. — Pronostic

ÉTIOLOGIE

Les affections des fosses nasales sont très fréquentes. Tantôt elles sont produites par des influences directes, tantôt elles sont déterminées par propagation de continuité, ou par des maladies générales, ou des diathèses.

L'hérédité joue encore un certain rôle au point de vue étiologique.

1° *Causes directes.* — Les traumatismes (plaies, corps étrangers), l'action caustique de vapeurs chimiques (brome, iode, bichromate de potasse, arséniate de cuivre, phosphore, bichlorure de mercure, acide osmique), les poussières, le pollen de certaines graminées, etc., en sont les agents ordinaires avec le froid, le froid humide surtout.

2° *Causes agissant par voie de continuité.* — Les affections des amygdales et du pharynx peuvent gagner les fosses nasales par les arrière-cavités ; certaines altérations dentaires déterminent une maladie des sinus se propageant souvent à la muqueuse nasale.

3° *Maladies générales et diathèses.* — La rougeole, la grippe, l'érysipèle, la scarlatine, la fièvre typhoïde, la morve, la diphtérie ont une action marquée sur les fosses nasales.

La syphilis, la tuberculose et le lupus attaquent fréquemment la muqueuse nasale, et y déterminent des troubles sérieux.

4° *Hérédité.* — Certaines affections, telles que l'ozène. les végétations adénoïdes peuvent être héréditaires. Il en est de même de l'anosmie, de la parosmie dont on retrouve la présence chez les ascendants, etc.

Bactériologie. — Nous avons déjà dit qu'il existait de nombreux microbes pathogènes dans les fosses nasales, à l'état sain.

Malgré les travaux de Hergoz, de Strauch, de Reimann, de Paulsen, de Wright, de Deletti, ces microbes sont peu connus. Parmi les espèces les plus communes, on cite le micrococcus candicans, le m. ureæ, le m. pyogenes dont la présence a été constatée plus rarement toutefois que le m. aurantiacus et le m. luteus.

De plus on trouve constamment un staphylocoque de couleur jaune-paille, un streptocoque liquéfiant et un tétracoque orangé.

Les bacilles sont en proportion minime par rapport aux micrococci.

Dans la rhinite aiguë, le pneumocoque de Frïedlander apparaît vers le deuxième ou le troisième jour.

L'ozène a principalement attiré l'attention des micrographes. On a noté dans cette affection la présence du staphylococcus pyogenes aureus, du streptocoque de l'éry-

sipèle. Loewenberg y a découvert un micrococcus qui se
présente souvent sous forme de diplococcus, tantôt sphé-
roïdale, tantôt ellipsoïdale, souvent aussi en chainette, et
rarement en anneaux. Ce micrococcus est capsulé.

SYMPTÔMES

Les principaux symptômes des affections des fosses
nasales consistent en anomalies de la sécrétion, en épistaxis, en diminution ou abolition de perméabilité du canal aérien supérieur, en troubles de l'odorat et du goût,
en douleurs.

Anomalies de sécrétion. — A l'état normal, la sécrétion
de la muqueuse nasale est destinée à lubréfier les cavités ;
c'est un liquide limpide, clair, citrin.

A l'état pathologique, la sécrétion est modifiée dans
sa quantité et sa qualité. Elle est diminuée dans les maladies déterminant une destruction des glandes (coryza
atrophique). Elle est augmentée dans la plupart des affections nasales, principalement lorsqu'il y a irritation
réflexe des nerfs sécrétoires.

Dans certains cas, la sécrétion devient épaisse, visqueuse,
muco-purulente ou purulente. Lorsque la sécrétion purulente est de date ancienne, et surtout si elle exhale une
odeur fétide, on est en droit de conclure à une lésion
profonde de la muqueuse, ou à une rétention de sécrétion
dans les sinus.

Les tumeurs malignes ou les processus destructifs
s'accompagnent aussi d'odeur fétide, sanieuse.

La sécrétion peut encore se concréter sous forme de

croûtes adhérentes, jaunes ou verdâtres, qui se décomposent et donnent une odeur pénétrante.

Epistaxis. — Parfois il s'écoule par les narines un liquide sanguinolent en plus ou moins grande abondance : ainsi dans les traumatismes, dans les fractures de la base du crâne, ou dans les lésions des gros vaisseaux de l'oreille. Le sang sort par les fosses nasales antérieures ou postérieures, parfois même par les deux en même temps.

Généralement l'épistaxis est symptomatique d'une affection de la muqueuse ou des vaisseaux ; elle est fréquente dans le sarcome.

Le sang peut encore s'écouler par les narines dans le cas d'hémoptysie ou d'hématémèse.

Obstruction du nez et du naso-pharynx. — La diminution de capacité de ces cavités peut être produite par un grand nombre d'affections : gonflement et hypertrophie de la muqueuse des cornets, néoplasmes, polypes, tumeurs adénoïdes, corps étrangers, anomalies de forme de la charpente osseuse (déviation de la cloison, vices de conformation, etc.), amas de sécrétion, existence de séquestres, etc. On se rend compte qu'il existe un obstacle à la respiration nasale en recommandant au malade de souffler alternativement par chaque narine, en fermant la bouche et la narine opposée.

Les sténoses ont une grande influence sur l'organisme, car elles peuvent déterminer une série de désordres, tels que:

Respiration buccale avec ouverture permanente de la bouche, d'où sécheresse de la gorge, surtout la nuit, et le matin au réveil, et pénétration dans le poumon d'un air sec et froid, ce qui rend la muqueuse des voies aériennes très irritable et très susceptible, et la prédispose aux affections catarrhales;

Respiration bruyante le jour, ronflement la nuit ;

Physionomie à expression stupide : peu de développement et d'écart des ailes du nez qui, au contraire, est large à sa racine ; écoulement de salive, larmoiement, épistaxis ;

Troubles de la parole : la cavité de résonnance étant supprimée, la voix est plus sourde. Prononciation vicieuse des lettres *m* et *n ;* voix nasonnée ;

Troubles de l'ouïe : surdité, otorrhée, surdi-mutité;

Déformations du maxillaire supérieur, de la cavité thoracique, déviation de la colonne vertébrale, arrêt de développement du corps entier ;

Hernies dues aux efforts pour débarrasser les fosses nasales de la sensation d'obstruction ;

Aprosexie ou impossibilité de fixer l'attention. Migraines, mauvaise humeur, mélancolie. Éternuements et névroses réflexes : asthme, épilepsie, convulsions, aphonie, bégaiement, anosmie, parosmie ;

Troubles graves de nutrition chez le nouveau-né.

Troubles de l'odorat. — Comme la finesse de l'odorat dépend de l'intégrité de la muqueuse olfactive, ainsi que de celle de la région respiratoire, si l'air chargé de particules odorantes ne passe plus librement dans les fosses nasales, on comprendra qu'il peut se produire des troubles de l'odorat, et consécutivement des troubles du goût, puisque la perte de l'odorat entraîne une diminution du sens de la gustation.

Ajoutons que l'air expiré peut être fétide et que le malade peut en avoir conscience (néoplasme, affections des sinus); il n'en est plus de même si l'odeur est due aux produits de sécrétion.

Douleurs. — Rares, par suite du peu de fréquence des

affections aiguës. A moins de corps étrangers, elles n'existent guère que dans les cas de néoplasmes ou de processus destructifs, ou encore lorsque les sinus sont atteints.

Elles se manifestent soit sous forme de céphalalgie diffuse ou obtuse avec exacerbations momentanées dans les affections du nez et du pharynx nasal, soit sous forme de névralgies sur le trajet des nerfs sus et sous-orbitaires, ou dans les rameaux alvéolaires, quand l'inflammation s'est propagée aux cavités accessoires.

Organes voisins. — Par suite des rapports étroits de la muqueuse du nez avec celle de l'œil par l'intermé-

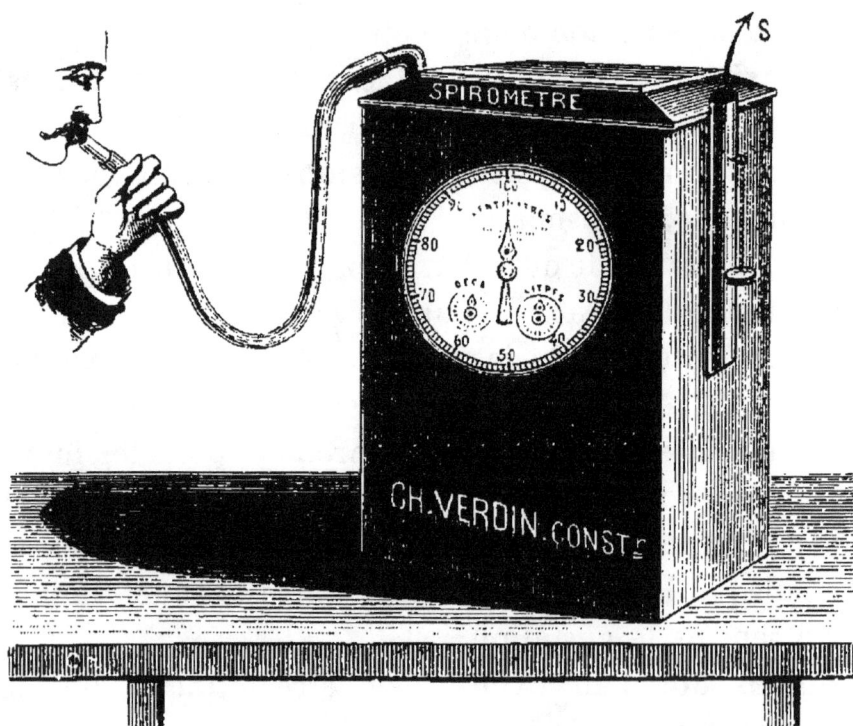

Fig. 121. — Spiromètre de Verdin.

diaire du canal nasal, avec celle de l'oreille par les trompes, avec celle du larynx par le pharynx, il est facile de

comprendre que les affections du nez peuvent se transmettre à tous les organes voisins. En outre les néoplasmes
des sinus peuvent refouler les parois orbitaires et amener une série de complications.

Spirométrie. — La spirométrie (fig. 121) donne aussi
des renseignements utiles au point de vue de l'insuffisance de l'air qui pénètre dans la cavité thoracique, lorsqu'il existe une sténose nasale.

DIAGNOSTIC

L'exploration des fosses nasales nous donne une idée
exacte de l'état de la muqueuse.

Cependant il est souvent utile de compléter l'examen
au moyen de la palpation avec le stylet qui nous
renseigne sur l'épaisseur, la tuméfaction et la consistance
de la muqueuse des cornets et de la cloison, sur le point
d'insertion et la mobilité de la tumeur, sur la profondeur
des ulcérations, sur l'existence et la position de corps
étrangers.

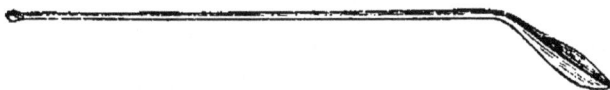

Fig. 122. — Stylet nasal.

Le stylet (fig. 122), long de 20 centimètres environ, est
coudé à angle obtus et boutonné à l'une de ses extrémités; à l'autre, il est muni d'une plaque qui assure sa
fixation dans la main.

Le toucher digital est surtout nécessaire pour explorer
le pharynx nasal.

Le malade étant assis, on se place debout à sa droite.

L'index de la main droite ayant été soigneusement lavé dans une solution antiseptique est dirigé rapidement en arrière du voile du palais, pendant que la tête du patient est solidement maintenue sous le bras gauche, le pouce et l'index repoussant fortement la joue contre les dents, au niveau du bord antérieur du masséter, ce qui force le malade à ouvrir la bouche, et à la maintenir dans cette position, car, s'il cherche à mordre, c'est sa joue qui se présente sous les dents.

On peut encore faire usage d'un doigtier (fig. 123) en métal, ou en caoutchouc durci ; mais il faut prendre soin de ne retirer cet instrument de la bouche qu'après en avoir sorti le doigt.

On explore ainsi avec la pulpe du doigt la face postérieure du voile, le bord postérieur du vomer, les ouvertures des choanes, les parois latérales, les ori-

Fig. 123. — Doigtier.

fices tubaires, les plis salpingo-palatins, la fossette de Rosenmüller, et enfin, en portant le doigt en haut et en arrière, la voûte et la région postérieure du pharynx.

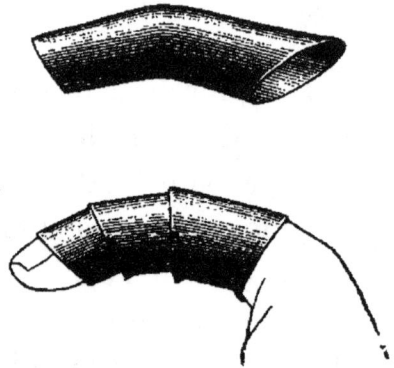

Cathétérisme des sinus. — *Cathétérisme du sinus maxillaire.* — Pour pratiquer le cathétérisme du sinus maxillaire par son orifice naturel, on se sert d'un stylet boutonné, long de 15 centimètres environ et épais de 1/2 à 1 millimètre. Son extrémité doit former avec le reste de la tige un angle de 110 degrés, sur une longueur d'environ 5 millimètres.

La muqueuse étant anesthésiée, on introduit l'instrument de telle façon que la pointe boutonnée, dirigée en haut, glisse entre le cornet moyen et la paroi nasale externe. Dès que l'extrémité du stylet a atteint la partie moyenne du cornet, on le porte en dehors, et on pénètre généralement sans difficulté dans l'hiatus semi-lunaire.

On est averti que l'instrument a pénétré dans le sinus par la déviation de 150 degrés que subit à ce moment le manche du stylet, par la fixation de celui-ci, et enfin par la sensation de bord tranchant que donne l'apophyse unciforme derrière laquelle le stylet se trouve engagé.

Cathétérisme du sinus frontal. — On fait usage d'un stylet ayant 1/2 à 1 millimètre d'épaisseur ; son extrémité sur une longueur de 3 centimètres fait un angle de 125 degrés avec le reste de la tige, et regarde en avant par sa concavité.

La partie recourbée est dirigée obliquement en haut et en avant entre la paroi externe de la fosse nasale et l'extrémité antérieure du cornet moyen.

Le stylet pénètre dans l'orifice à 5 centimètres environ à partir de l'entrée de la narine.

Cathétérisme du sinus sphénoïdal. — Le stylet qui sert à cet usage a environ 1 millimètre d'épaisseur et 15 centimètres de longueur ; il est recourbé à son extrémité.

La pointe de l'instrument étant dirigée en bas, on le pousse obliquement en haut et en arrière, entre le cornet moyen et la cloison, jusqu'à ce qu'on arrive sur la paroi antérieure du sinus. Alors l'extrémité de l'instrument étant légèrement portée en dehors, le stylet s'engage facilement dans l'orifice du sinus.

Éclairage du sinus maxillaire. — Pour reconnaître l'existence d'un abcès ou d'une tumeur du sinus maxillaire on a recours à l'éclairage électrique qui rend saisissantes, par la comparaison avec l'état sain, les différences dans l'épaisseur des parois de l'antre d'Higmore et dans son contenu.

Cette exploration se fait dans l'obscurité absolue. On introduit dans la bouche une petite lampe électrique[1] (fig. 124 et 125).

Quand la bouche est fermée, on fait passer le courant, et aussitôt les arcades dentaires et les lèvres sont vivement éclairées en rouge, ainsi que le nez ; les pommettes sont plus sombres. Audessous des yeux, les régions inférieures des orbites apparaissent sous forme de croissant clair.

Lorsque le sinus est atteint d'empyème, le côté affecté reste complètement obscur, le croissant sous-orbitaire manque.

Ce mode d'exploration n'a pas une valeur considérable, car la capacité des sinus diffère d'un côté à l'autre, et les os présentent souvent une épaisseur variable.

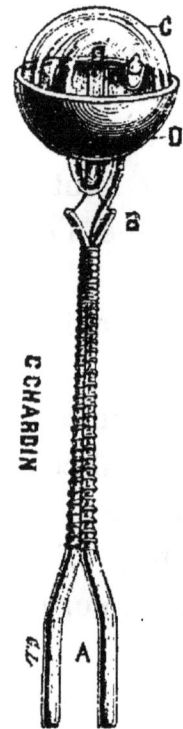

Fig. 124. Lampe électrique.

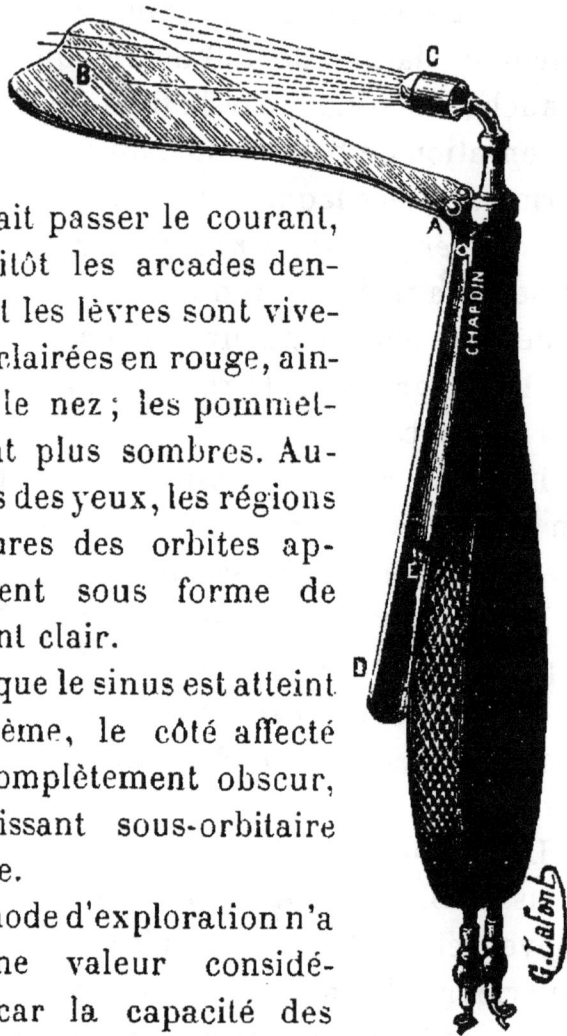

Fig. 125. — Lampe adaptée à une abaisse-langue.

[1] Lampe de 2 à 5 volts actionnée par une pile de Chardin (fig. 5) ou mieux par les accumulateurs munis d'un rhéostat.

PRONOSTIC

En général, si les affections des fosses nasales ne sont pas dangereuses par elles-mêmes, elles peuvent déterminer des désordres graves par suite de phénomènes d'obstruction.

De plus, les diathèses syphilitiques peuvent occasionner des délabrements qui laissent après eux des pertes de substances que la rhinoplastie comblerait difficilement.

CHAPITRE XIII

THÉRAPEUTIQUE GÉNÉRALE DES MALADIES DES FOSSES NASALES

Lavage du nez. — Douche. — Pulvérisation. — Gargarisme rétro-nasal. — Fumigation. — Insufflation. —
Badigeonnage. — Électricité. — Polypotomes.

Un moyen de traitement fréquemment employé dans
les affections des fosses nasales et du pharynx nasal consiste à introduire des liquides et des poudres dans ces
cavités.

A. Lavage du nez. — Le lavage du nez a pour but de
le débarrasser de ses sécrétions et d'expulser les mucosités qui s'accumulent ou séjournent dans ses anfractuosi-
tés, en y déterminant des phénomènes de fermentation.

Le *bain nasal* est surtout destiné à ramollir les croûtes
autour du nez ou dans le vestibule.

Pour le faire, on remplit jusqu'au bord un verre avec
un liquide chaud, puis on y plonge le nez pendant un
temps plus ou moins long.

On peut encore aspirer le liquide dans le creux de la
main.

Dans certains cas, on verse la solution médicamenteuse dans l'une des fosses nasales, après avoir renversé fortement la tête en arrière ; pendant que le liquide s'écoule par l'autre narine, il faut respirer exclusivement par la bouche largement ouverte, ou prononcer la lettre *é* d'une façon soutenue. On baisse la tête pour faire écouler le liquide, puis on souffle les narines ouvertes sans se moucher pour expulser l'eau contenue dans les fosses nasales.

Avec ces différents moyens on n'arrive guère qu'à détacher les croûtes ; pour les expulser, il faut introduire le liquide sous une certaine pression, au moyen de la douche.

B. **Douche nasale.** — Après avoir traversé les fosses nasales, le liquide arrive au contact de la paroi postérieure du voile du palais qui se soulève, devient horizontal en séparant ainsi le pharynx nasal du pharynx buccal ; puis il passe par l'ouverture choanale de la fosse nasale opposée pour sortir au dehors.

Il est indispensable que le liquide ne soit soumis qu'à une pression suffisante pour surmonter la résistance due au frottement sur les parois des fosses nasales, car une pression trop forte vainquant la contraction du voile, déterminerait le passage de l'eau dans la gorge, outre qu'elle pourrait encore chasser le liquide dans la trompe d'Eustache, et de là dans l'oreille moyenne.

Cette augmentation de pression se produit encore lorsque la vitesse du courant est trop grande ou quand l'eau arrive en trop grande abondance ; il en est de même dans les cas de sténose de la fosse nasale, par laquelle l'eau doit sortir.

Pour faire l'injection, on emploie généralement le *siphon nasal*, composé d'un tube de caoutchouc de $0^m,75$

à 0^m.80 de long, terminé, d'une part, par une olive s'adaptant à l'orifice des fosses nasales et, d'autre part, par un poids perforé plongeant dans l'eau.

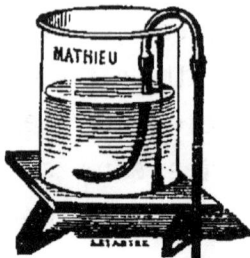

Pour empêcher le tube de s'aplatir par la pression du vase, il est préférable de le munir dans la partie qui plonge dans l'eau d'un tube en verre ou en caoutchouc durci ayant la forme d'un U renversé, que l'on place à cheval sur le bord du

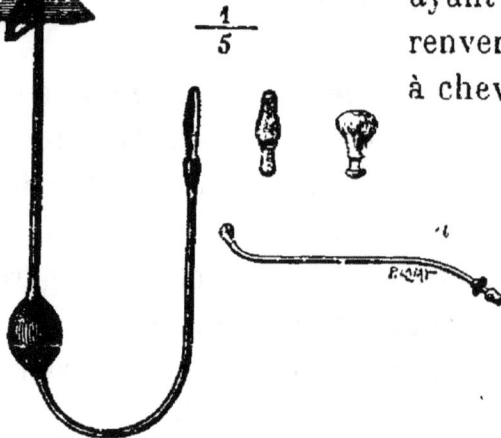

$$\frac{1}{5}$$

Fig. 126. — Siphon nasal.

vase (fig. 126).

On peut encore se servir d'un réservoir (fig. 127) muni à sa partie inférieure d'un tube de caoutchouc terminé par une canule.

L'appareil le plus simple consiste en un bouchon de caoutchouc s'adaptant à une

Fig. 127. — Réservoir de Duplay.

bouteille quelconque. En renversant celle-ci, le liquide s'écoule par le tube, pendant qu'il entre de l'air par un tube plus petit (fig. 128).

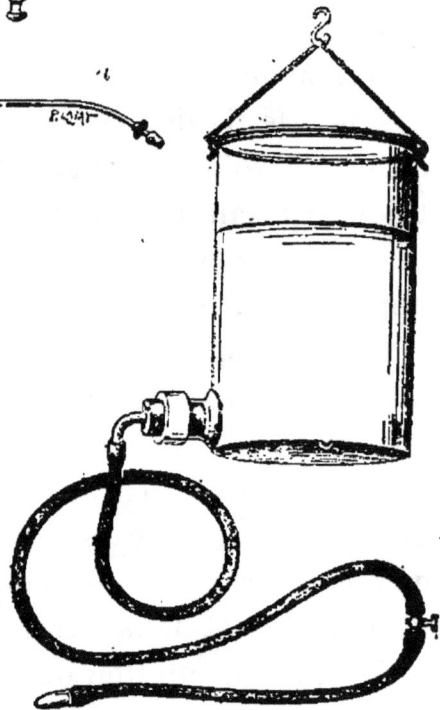

Après avoir disposé le réservoir d'eau à une hauteur

variant de 0ᵐ,35 à 0ᵐ,50 au-dessus de sa tête, le malade
s'assied devant une table sur laquelle est disposée une
cuvette (fig. 129) pour rece-
voir le liquide injecté.

Se sert-on du siphon, on
l'amorce avec la bouche ou
avec une poire en caoutchouc
placée sur le trajet du long
tube.

Pour empêcher le liquide
de s'écouler, il suffit de comprimer le tube avec le doigt
ou à l'aide d'un des nom-
breux appareils fabri-
qués dans ce but.

Le malade introduit
alors l'olive dans le nez
d'avant en arrière, et
de bas en haut, puis il le relève
jusqu'à l'horizontale, afin que le

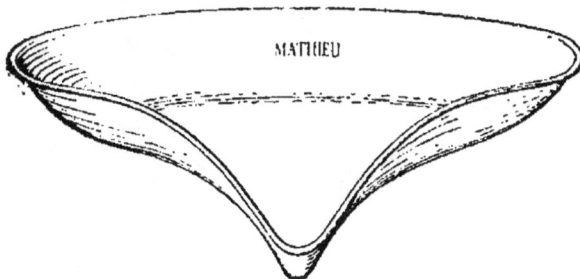

Fig. 128. — Siphon de Budin.

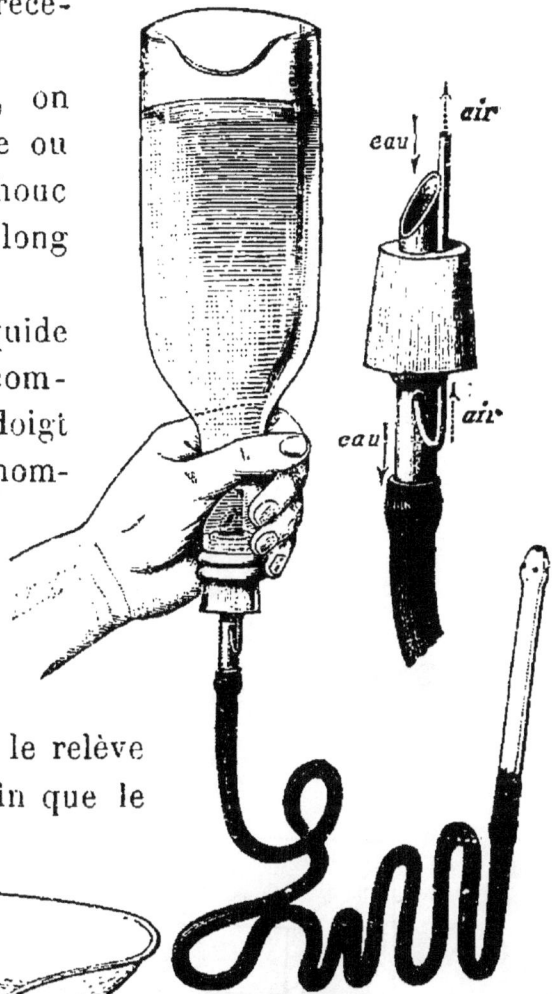

Fig 129. — Bassin.

courant aille dans la
direction du méat infé-
rieur (fig. 130).

Pendant que le liquide s'écoule par l'autre narine, il
faut pencher la tête légèrement en avant, respirer tran-
quillement la bouche ouverte, sans parler et sans faire

aucun mouvement de déglutition. De temps en temps il faut interrompre le courant pour éviter le relâchement du voile du palais.

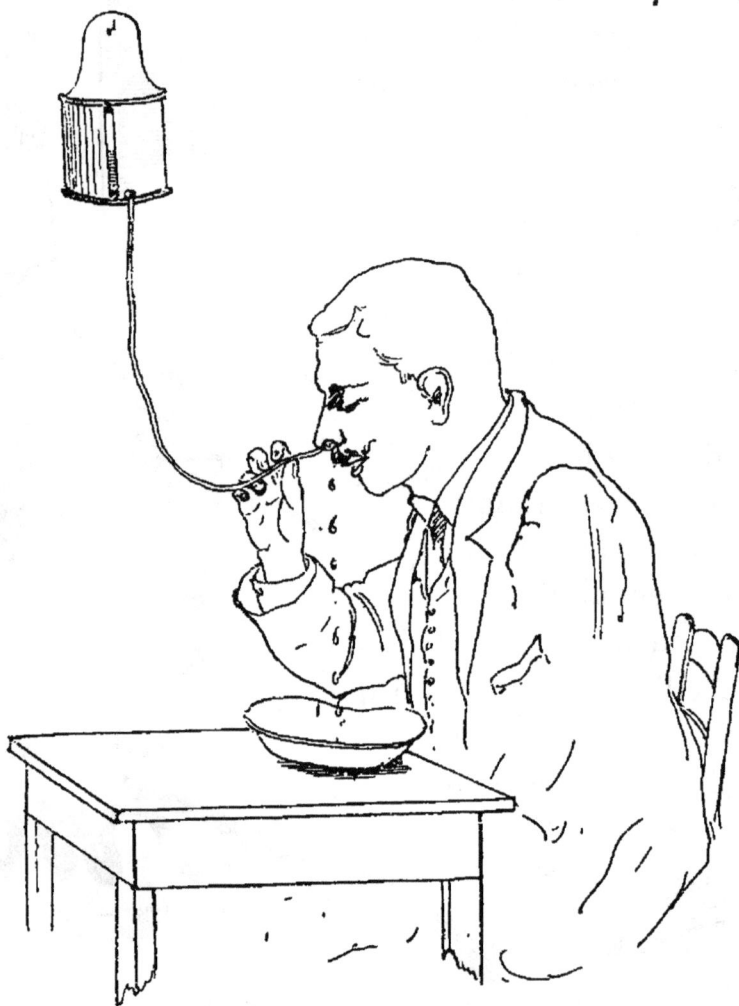

Fig. 130. — Technique de l'injection nasale.

La plupart du temps, les malades ne savent pas exécuter ces recommandations ; aussi croyons-nous plus simple de leur dire de prononcer la voyelle *é* soutenu jusqu'à ce qu'ils aient besoin de reprendre leur respiration ; à ce moment ils interrompent l'injection.

Pour faciliter l'emploi de la douche nasale, le Dr Pins se sert d'une bouteille de moyenne dimension dans laquelle plongent deux tubes de verre. Le premier atteint le fond du récipient, le second reste au-dessus du liquide qui y est contenu. A ce second tube fait suite un tuyau en caoutchouc terminé par une embouchure que le malade tient fortement serrée entre les lèvres ; au premier est adapté un autre tuyau de caoutchouc terminé par une olive que l'on place dans un des orifices des fosses nasales. Le malade fait alors une expiration forcée qui, d'une part, amène l'occlusion complète de l'arrière-cavité des fosses nasales, et, de l'autre, pousse dans les cavités du nez le liquide du récipient. Le liquide ressort par la narine restée libre.

L'occlusion de l'arrière-cavité est d'autant plus complète que l'expiration est plus forte. On évite ainsi le danger de voir pénétrer la solution médicamenteuse dans les cavités voisines des fosses nasales: trompe d'Eustache, sinus, etc.

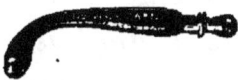

Fig. 131. — Canule de Moure.

Il arrive parfois que les patients accusent des maux de tête au niveau de la région frontale, après la douche ; cela n'a lieu que quand le jet est dirigé en haut (A. fig. 141) au lieu d'avoir une direction horizontale ; c'est pour cela que le Dr Moure a conseillé l'usage d'une canule coudée à angle droit (fig. 131).

Lorsque les deux fosses nasales sont également perméables, on fait indistinctement l'injection par l'un ou l'autre côté ; si, au contraire, l'une d'elles est plus étroite, la canule devra être introduite dans cette dernière narine.

Après l'injection, il ne faut pas se moucher pour chasser le liquide resté dans la fosse nasale, car l'eau pénètrerait dans la trompe d'Eustache : il suffit de faire quelques secousses brusques d'expiration, les narines ouvertes.

La muqueuse nasale ne doit pas être exposée à une température froide, immédiatement après l'irrigation ; il est même bon de garder la chambre une heure environ pendant l'hiver.

Habituellement on injecte un litre de liquide à chaque séance ; une ou deux irrigations suffisent en général par vingt-quatre heures.

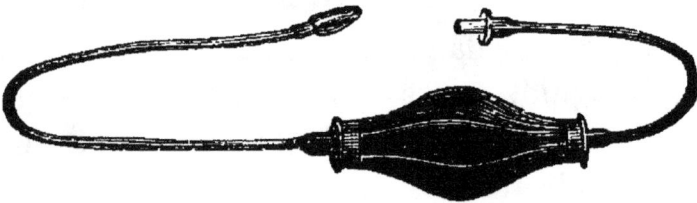

Fig. 132. — Seringue anglaise.

La douche nasale faite avec les instruments précédents n'a pas toujours une pression suffisante pour enlever les croûtes, il faut alors se servir de la *seringue anglaise* (fig. 132), c'est-à-dire d'un tube de caoutchouc au milieu duquel est un ballon. A l'une des extrémités est l'embout nasal, tandis que l'autre porte un ajutage mécanique percé d'un trou à son centre, et muni d'un clapet permettant l'accès du liquide, mais s'opposant à son reflux (fig. 133).

C'est à cet instrument qu'il faut donner la préférence pour les lavages du sinus maxillaire, quoique la poire des dentistes puisse suffire dans certains cas.

Si le médecin donne lui-même la douche, il se sert d'une

seringue avec un embout nasal (fig. 134); il peut aussi avoir recours à la seringue servant au lavage de l'oreille

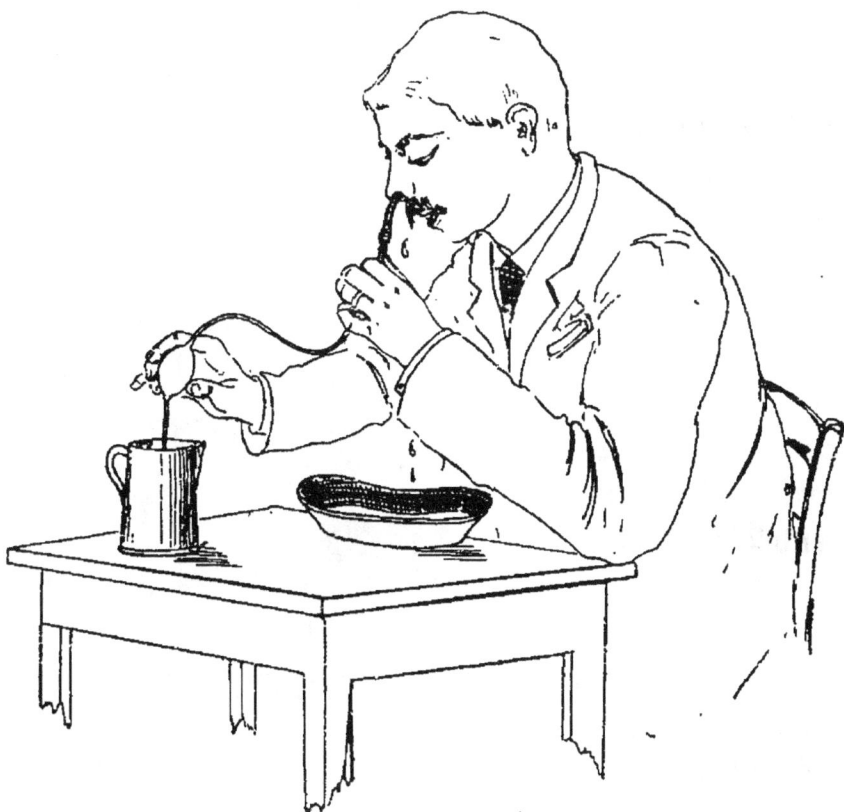

Fig 133. — Technique de l'injection avec la seringue anglaise, à laquelle est adaptée la canule de Moure.

(fig. 135), en y laissant l'embout auriculaire qui a l'avantage de ne pas obturer complètement la narine.

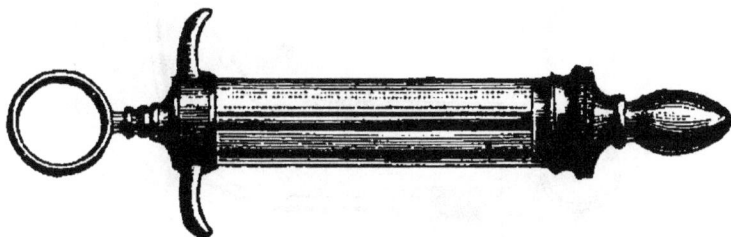

Fig. 134. — Seringue nasale.

Dans certains cas, lorsqu'on désire diriger un faible

courant de liquide vers les parties supérieures des fosses nasales, on fait usage de la seringue de Fraenkel (fig. 136).

Pour les injections, on emploie une solution ayant de 30 à 35 degrés environ, car le froid impressionne désagréablement la muqueuse nasale, et la trop grande chaleur augmente l'afflux sanguin du nez.

Il ne faut pas se servir d'eau tiède; celle-ci produit une sensation de brûlure, très atténuée cependant par l'addition d'une cuillerée à café de chlorure de sodium par demi-litre d'eau.

Fig. 135. — Technique de l'injection nasale avec la seringue.

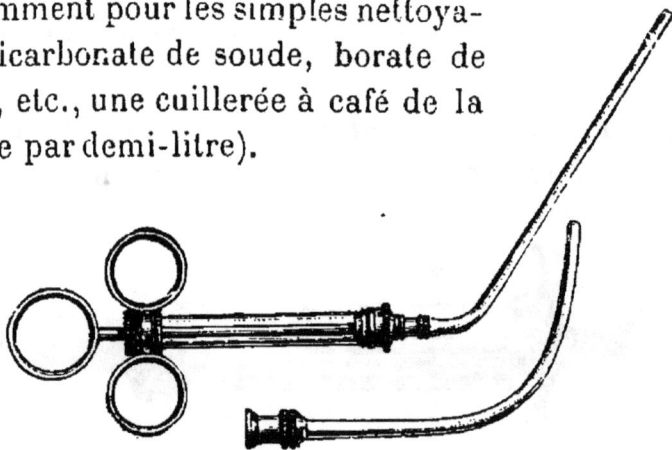

Les solutions calcaires sont utilisées couramment pour les simples nettoyages (bicarbonate de soude, borate de soude, etc., une cuillerée à café de la poudre par demi-litre).

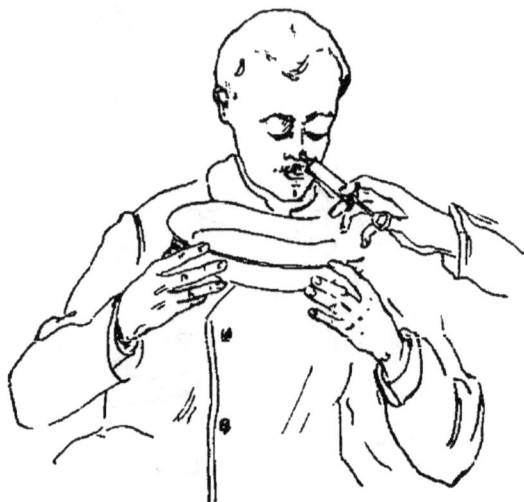

Fig. 136. — Seringue de Fraenkel.

Comme liquides antiseptiques, on a recours à l'acide

borique à 3 0/0, à l'acide phénique à $\frac{1}{1000}$, au salol, au naphtol, etc.

Il faut éviter l'emploi de solutions fortement astringentes ou caustiques qui sont très mal tolérées en général, et qui peuvent même avoir une influence fâcheuse sur l'odorat.

Un certain nombre de médecins prescrivent à tort la douche nasale dans toutes les affections des fosses nasales.

Celle-ci cependant n'est qu'un moyen de nettoyage, et, par conséquent, elle n'a pas lieu d'être recommandée dans l'hypertrophie de la muqueuse, les polypes, les tumeurs adénoïdes, etc.

Lorsque la sécrétion est amassée à la voûte du pharynx, la douche ne vient plus baigner le liquide ; il faut alors adapter à l'injecteur une canule ayant la

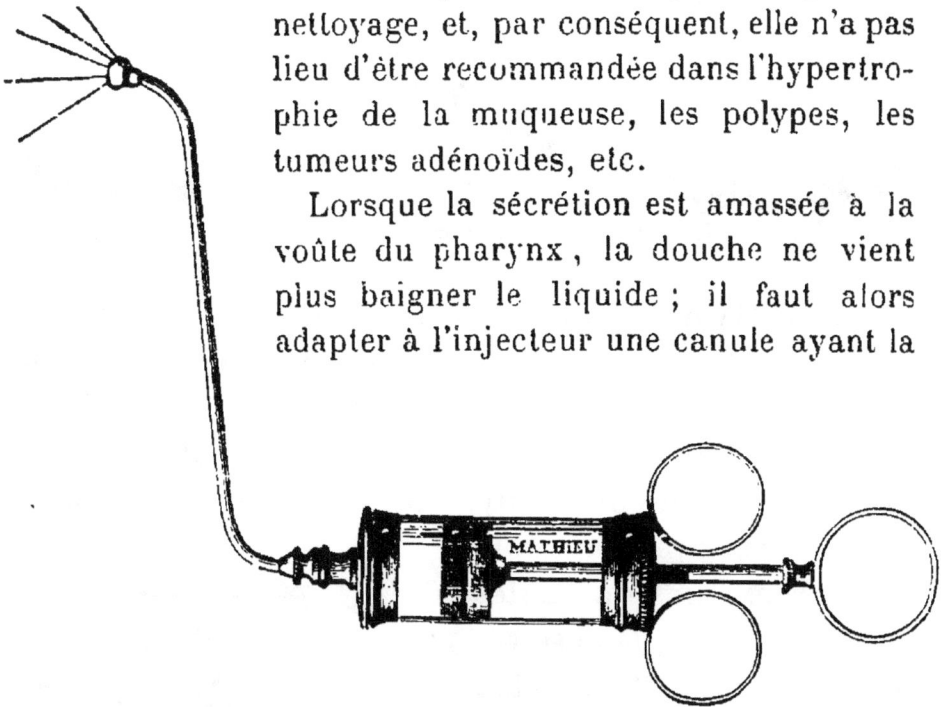

Fig. 137. — Douche rétro-nasale.

longueur d'un cathéter de la trompe, et percée à son extrémité d'un ou plusieurs trous.

On peut encore donner des douches nasales postérieures par la bouche, en introduisant derrière le voile du palais une canule recourbée que l'on adapte au siphon (fig. 126, *a*), ou à la seringue (fig. 137). L'injection est alors poussée doucement, et le liquide s'écoule en partie par le nez ; il faut pencher légèrement la tête en avant pour faciliter son issue au dehors.

Les douches nasales sont contre-indiquées dans tous

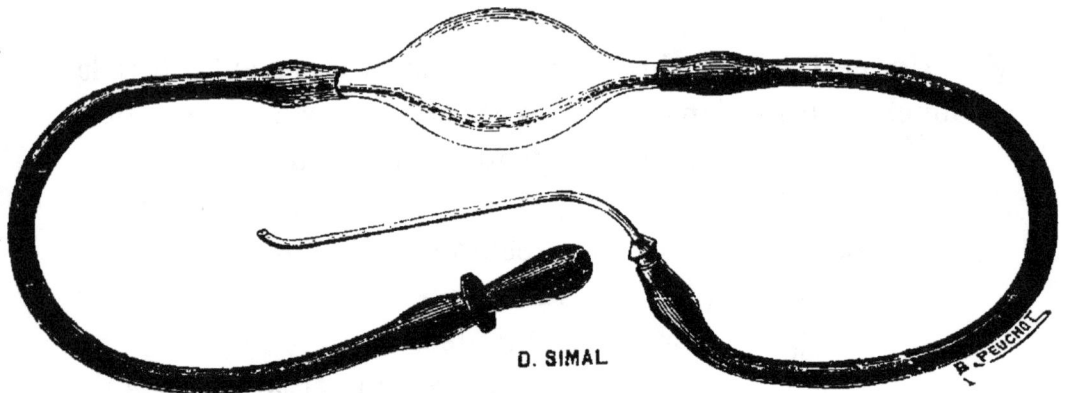

Fig. 138. — Canule de Hartmann.

les cas où la muqueuse a une tendance à l'hypertrophie.

Pour les lavages du sinus maxillaire on fait usage de la canule de Hartmann (fig. 138).

C. **Pulvérisation**. — Lorsqu'il y a imperméabilité d'une des fosses nasales ou paralysie du voile, ou encore quand on veut nettoyer la voûte du pharynx, ainsi que toutes les fois qu'un malade se refuse à employer la douche, on a recours à la pulvérisation.

Suivant qu'on veut agir sur les parties profondes ou sur les parties antérieures des fosses nasales, on adapte

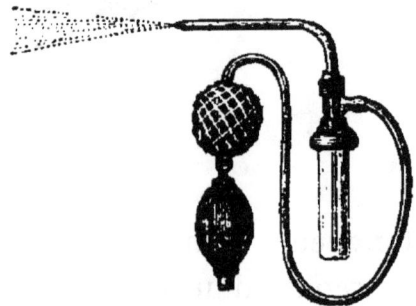

Fig. 139. — Pulvérisateur nasal de Meyer-Huni.

au pulvérisateur à boule de caoutchouc une canule plus

ou moins longue que l'on introduit dans le nez (fig. 139), ou que l'on place horizontalement à l'entrée du méat (fig. 140).

A l'exemple de Griffin, de Hays, de Wetherbee, etc., on peut faire usage d'un pulvérisateur dont la canule, en verre, est recourbée de telle façon qu'on puisse donner au jet une direction convenable pour porter la solution dans tous les sens et en tous les points des fosses nasales.

Pendant la pulvérisation on laisse la bouche ouverte, et on respire doucement sans faire de mouvement de déglutition, et sans parler.

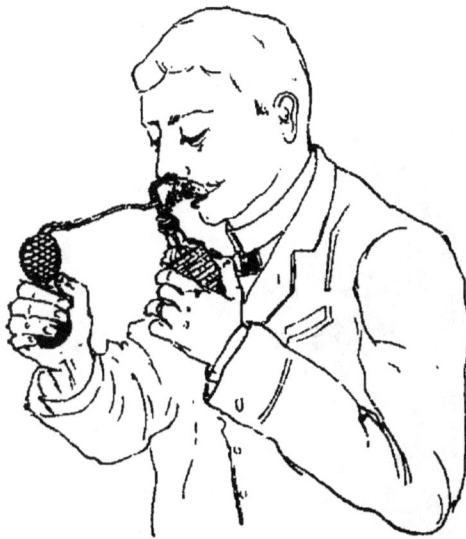

Fig. 140. — Technique de la pulvérisation nasale.

On penche encore la tête en avant si l'on emploie la canule coudée que l'on introduit par la bouche, derrière le voile.

Dans tous ces cas, le liquide doit avoir 40 à 45 degrés, car l'insufflation suffit pour le faire paraître froid à sa sortie.

Après la douche ou la pulvérisation, il ne faut pas se moucher avec force en fermant les narines, il faut toujours en laisser une ouverte.

D. **Gargarisme rétro-nasal.** — Ce gargarisme, qui permet de baigner la muqueuse de la voûte, s'exécute de la façon suivante : on prend une gorgée d'eau dans la bouche, on renverse fortement la tête en arrière, on ferme la bouche, et l'on penche brusquement la tête en avant ; le liquide passe ainsi du pharynx supérieur dans les fosses nasales.

Malheureusement ce moyen n'est pas à la portée de toutes les intelligences.

E. Humage. Inhalation. Fumigation. — Les liquides réduits en vapeurs, ou les principes aromatiques de subs-

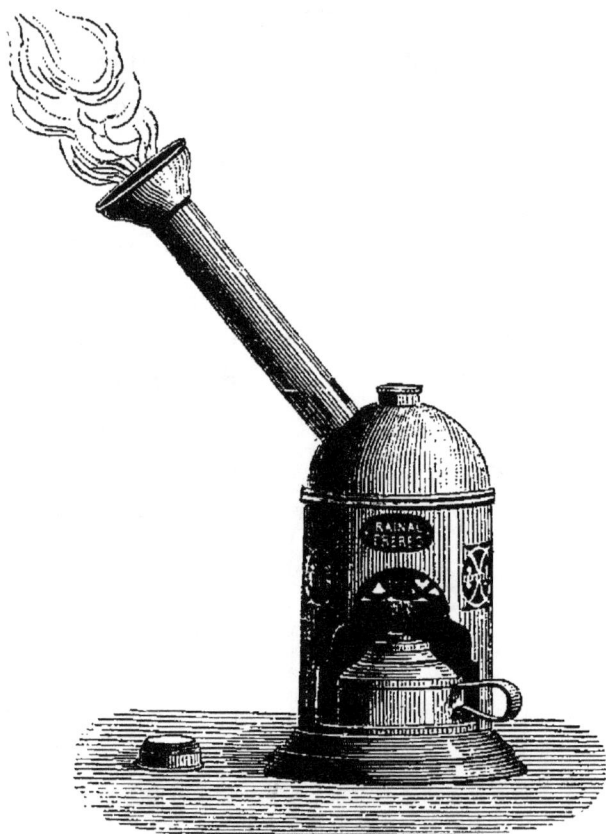

Fig. 141. — Appareil à fumigation de Lee.

tances volatiles, pénètrent dans les voies aériennes supérieures, au moyen d'appareils spéciaux (fig. 141), dont le plus simple est un récipient rempli d'eau chaude, contenant des plantes ou des substances médicamenteuses, que l'on recouvre d'un entonnoir en verre ou en papier, adapté à l'orifice des fosses nasales.

F. Insufflation de poudres. — Les poudres s'emploient quand une grande partie de la muqueuse doit être soumise au traitement.

La poudre étant pulvérisée, ou même dans certains cas finement porphyrisée, on l'introduit dans un tube en verre ou dans une plume d'oie, ou mieux dans un appareil à insufflation terminé par un ballon, ce qui évite de souffler avec la bouche (fig. 142).

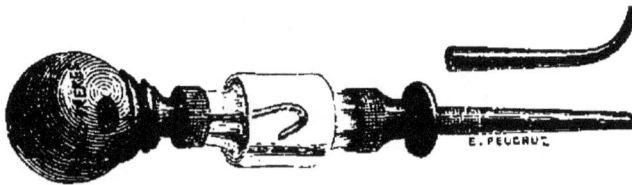

Fig. 142. — Insufflateur de Bardeleben.

Veut-on lancer la poudre dans le pharynx nasal, on se sert d'un cathéter ou d'une longue canule.

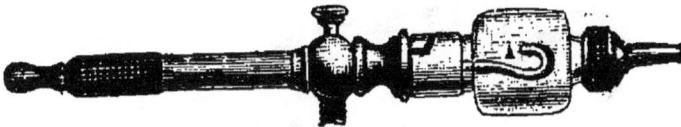

Fig. 143. — Modification de l'insufflateur de Bardeleben.

On peut encore utiliser l'insufflateur (fig. 143) sur lequel on peut monter une variété de canules nasales, pharyngo-nasales, auriculaires, etc., ou mieux l'appareil de Kabierske (fig. 144), qui est d'un maniement plus commode.

Lorsqu'on fait l'insufflation, il faut recommander au malade de prononcer la voyelle *é*, afin d'éviter que la poudre ne pénètre dans la gorge.

Les poudres les plus usitées sont l'acide borique (pulvérisé et non porphyrisé), le salol, l'iodoforme, la résorcine, l'acéto-tartrate d'alumine, le nitrate d'argent, etc., qu'on mélange souvent à une substance inerte : talc, sucre, amidon, etc.

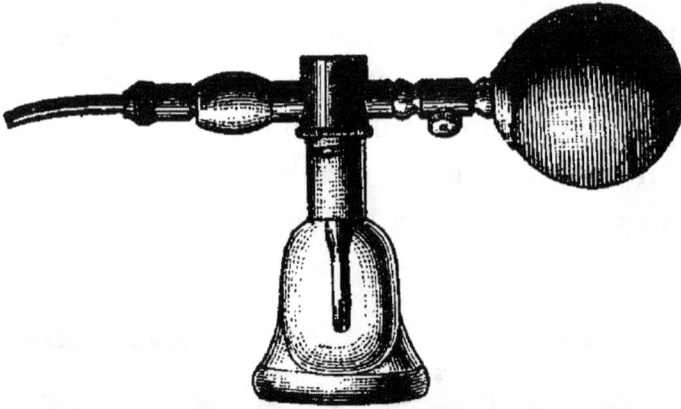

Fig. 144. — Insufflateur de Kabierske.

G. Badigeonnages. — Nous conseillons l'emploi d'un tampon d'ouate garnissant l'extrémité d'une tige coudée pour les fosses nasales (fig. 122), ou d'une tige en forme

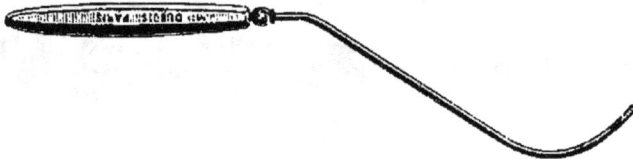

Fig. 145. — Stylet rétro-nasal de Baratoux.

d'S allongé pour le pharynx nasal (fig. 145), lorsqu'on veut badigeonner ces cavités avec des substances liquides.

H. Caustiques. — Le chlorure de zinc en solution concentrée a été remplacé par le nitrate d'argent ou l'acide chromique fondu à une douce chaleur sur un stylet, de manière à obtenir une petite boule de coloration rouge brique pour l'acide chromique. Si cet acide fondu prenait une teinte noirâtre, c'est qu'il aurait été carbonisé.

Après la cautérisation, il est bon de faire usage d'une douche avec une solution alcaline.

I. **Électricité.** — On y a recours fréquemment pour le traitement des affections des fosses nasales.

Galvanocautère. — Le galvanocautère est souvent

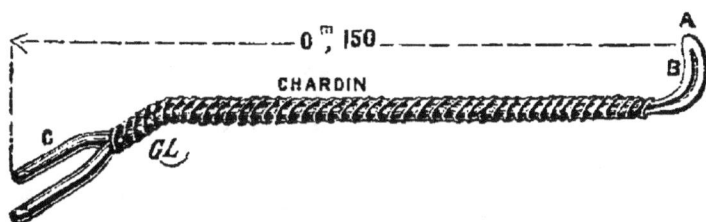

Fig. 146. — Cautère en serpette de Baratoux.

employé soit sous forme de serre-nœud (fig. 111), qui donne un résultat rapide et peu douloureux, soit sous

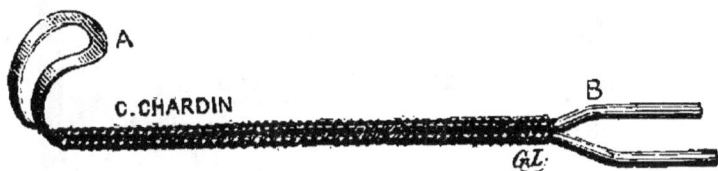

Fig. 147. — Couteau galvanique de Baratoux pour les tumeurs adénoïdes.

forme de pointe, de couteau, de serpette (fig. 146), d'anse (fig. 147), etc.

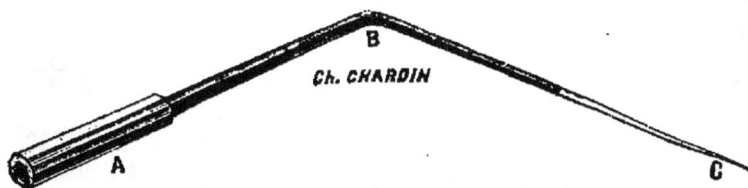

Fig. 148. — Aiguille pour l'électrolyse.

Electrolyse. — Une aiguille (fig. 148 et 149) étant introduite dans la partie à détruire, on la relie au pôle négatif d'une pile de Gaiffe ou de Chardin, au bisulfate de mercure, tandis que le pôle positif est appliqué sur l'avant-bras, sur la main, etc.

Si l'on fait usage de plusieurs aiguilles, l'une de celles-ci peut être reliée au pôle positif.

Le courant ne doit pas dépasser 15 milliampères. Chaque séance a une durée d'environ dix minutes.

Electricité dynamique. — L'électricité à courant continu ou à courant induit est utilisée dans les névroses du nerf olfactif. Comme électrode, on emploie une tige métallique sur laquelle on enroule du coton imbibé d'eau.

K. **Massage de la membrane muqueuse du nez.** — Cederschiold se sert d'une lame en forme de spirale et terminée par un œillet dans lequel est passé un morceau de batiste qu'on enroule autour de l'instrument.

On peut encore employer un instrument plus simple consistant en un stylet dont l'extrémité arrondie est garnie de coton que l'on peut imbiber d'une solution médicamenteuse.

L. **Anesthésie.** — Avant de recourir à l'emploi des divers caustiques ou du galvanocautère, il est bon d'anesthésier la muqueuse au moyen d'une solution de cocaïne au 1/10, et même au 1/5.

Il faut renouveler plusieurs fois l'application de la co-

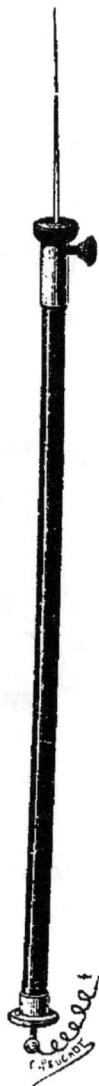

Fig. 149.
Aiguille avec manche.

caïne, et la laisser agir assez longtemps sur la muqueuse pour obtenir une anesthésie qui dure environ un quart d'heure.

Quelques auteurs préfèrent employer des solutions faibles, mais alors il faut répéter fréquemment et à de courts intervalles les badigeonnages de la partie à anesthésier. D'autres ont conseillé l'usage d'un mélange de poudre de cocaïne avec une substance inerte, principalement en vue des opérations sur le pharynx nasal.

Les solutions de menthol à 1/5 et d'antipyrine à 1/10, conseillées pour remplacer celles de cocaïne, ne nous paraissent pas avoir la valeur anesthésique que leurs promoteurs semblent leur accorder. En général, on se sert de ces solutions en pulvérisations, ou mieux en badigeonnages.

Pour pratiquer certaines opérations, telles que l'ouverture du sinus maxillaire, opération qui se fait en général, par la gencive et plus rarement par la fosse nasale, il est avantageux de recourir à l'*anesthésie locale* au moyen du *chlorure d'éthyle*.

Après avoir badigeonné la partie sur laquelle on opère avec une solution de glycérine cocaïnée au 1/10, ou même au 1/5, on entoure de ouate les parties voisines. Prenant l'ampoule de la main droite de manière à entourer entièrement le tube, on dirige d'abord le jet de très près sur le champ opératoire en éloignant ensuite l'ampoule jusqu'à 40 centimètres environ, en ayant soin de laisser agir le jet sans interruption ; en quelques secondes il se forme une couche blanche, faite de petits cristaux congelés ; l'anesthésie est alors complète et permet d'opérer sans douleur.

Veut-on produire l'anesthésie générale, on a recours au

chloroforme, ou mieux, si l'opération est de courte durée,
au bromure d'éthyle.

Pour administrer ce dernier narcotique, on
place le malade dans la position, assise ou
couchée, qu'il doit garder pendant l'opération.

Le liquide est versé en masse sur un
masque à chloroforme en nid
de pigeon, garni de flanelle,
qui est appliqué sur la face
de manière à cou-
vrir la bouche et le
nez. En général,

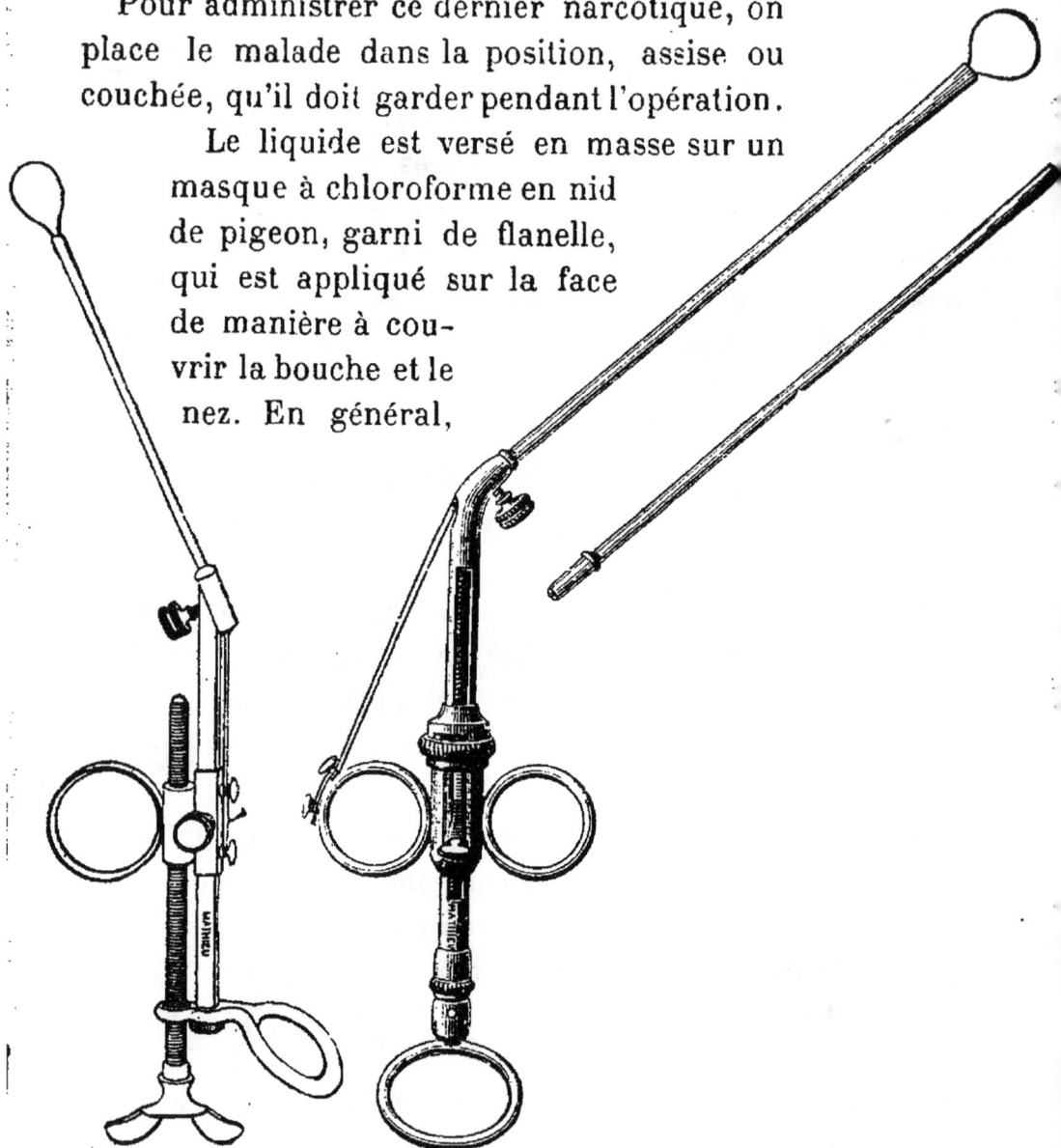

150. — Serre-nœud de Burck-
    hardt-Merian.

Fig. 151. — Serre-nœud de Bosworth.

il suffit de cinq à six inspirations pour que la narcose
soit suffisante. Les yeux du malade sont alors hagards et

ouverts, sa conjonctive est insensible; son corps affaissé; ses muscles dans un léger degré de résolution musculaire.

A ce moment, il faut suspendre les inhalations, car, si on les continuait, il se produirait de la contracture musculaire qui empêcherait d'ouvrir la bouche, en même temps qu'il se manifesterait de la gêne respiratoire.

Après l'opération, on cesse le bromure. En quelques minutes, le malade revient à son état normal, sans conserver le souvenir de l'opération.

Grâce à l'emploi du bromure d'éthyle, on peut enlever les tumeurs adénoïdes, pratiquer l'amygdalotonie, etc., en un mot toute opération de courte durée.

M. Polypotomes. — Nous en avons déjà parlé à propos des polypes de l'oreille (fig. 106). On donne aux tubes destinés aux fosses nasales une dimension un peu plus longue (fig. 107, 150 et 151, et A. fig. 142, 143, 144, 145 et 146).

N. Instruments pour les tumeurs adénoïdes, curettes. — Les pinces (fig. 152, et A. fig. 147) sont

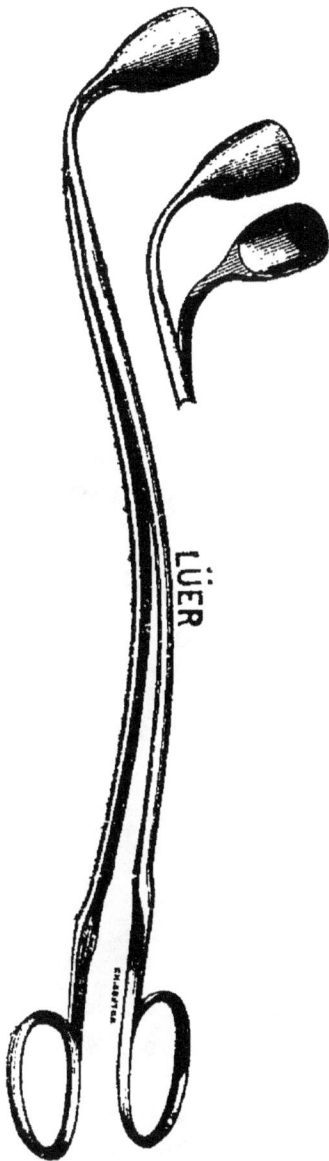

Fig. 152. — Pince de Lœwenberg.

beaucoup moins employées aujourd'hui qu'autrefois. Si l'on en fait usage, on choisit des pinces coupantes en haut et en arrière, mousses en avant, et présentant en cet endroit un écartement empêchant de saisir les parties antérieures du pharynx nasal qui pourraient ainsi être lésées.

On préfère généralement l'usage de curettes ayant la forme d'un anneau coupant d'avant en arrière (fig. 153).

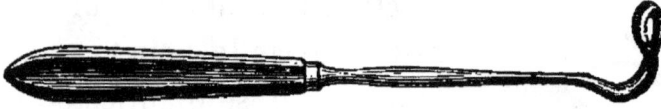

Fig. 153. — Curette pour les tumeurs adénoïdes.

Nous employons habituellement une curette dont la lame est mince et étroite, à tranchant regardant en arrière et en bas ; la partie coupante doit s'étendre sur les branches latérales dans une moitié de leur étendue (A. fig. 148, 149, 150, 151, 152, 153, 154, 155 et 156).

Pour le traitement de certaines affections de la voûte du pharynx, on se sert de curettes analogues à celles utilisées en gynécologie.

CHAPITRE XIV

ÉTIOLOGIE ET SYMPTOMATOLOGIE DES MALADIES DU LARYNX

Eti ologie. — Symptômes. — Diagnostic. — Pronostic.

ÉTIOLOGIE

Les affections du larynx reconnaissent une série de causes étiologiques que l'on peut ranger sous les chefs suivants :

Influences directes, propagation par continuité, maladies générales, diathèse et hérédité.

1° *Influences directes*. — Parmi celles-ci, notons les actions traumatiques (plaies, corps étrangers) ; les brûlures par les boissons et les mets trop chauds, par les liquides corrosifs ; l'action caustique de certaines vapeurs chimiques (acides osmique, sulfhydrique, chlorhydrique, etc.) ; les refroidissements causés par un courant d'air, le corps étant en transpiration ; l'élévation et l'abaissement subits de la température ; l'air excessivement humide ou trop sec ; la pratique de certaines professions qui expose ceux qui les exercent aux intempéries de l'air (conducteurs de locomotives, chauffeurs, etc.), ou à l'action de poussières nocives (tailleurs de pierre, meuniers, fourreurs, etc.); enfin l'effort fonctionnel excessif du larynx, ou l'émission vicieuse de la voix, (chanteurs, instituteurs, ecclésiastiques, orateurs, etc.).

La sténose nasale est une cause fréquente de laryngite, car l'air vient frapper directement la muqueuse laryngienne, sans avoir passé par les fosses nasales qui ont pour fonction d'en élever la température tout en l'humectant et en le filtrant.

2° *Causes agissant par voie de continuité.* — Les affections du pharynx et de l'arrière-cavité des fosses nasales peuvent se propager au larynx (angine couenneuse, coryza, ozène, etc.). Il en est de même de celles de l'œsophage.

Certaines lésions des parties voisines gagnent parfois le larynx, et provoquent par compression un rétrécissement de son calibre ou une paralysie de ses nerfs.

3° *Maladies générales et diathèses.* — La scarlatine, la rougeole, la variole, la fièvre typhoïde, la diphtérie retentissent souvent sur l'organe vocal.

Il en est de même de la tuberculose, de la syphilis, du rhumatisme et de la lèpre.

L'ataxie locomotrice, la paralysie labio-glosso-laryngée, l'hystérie, la chorée, etc., déterminent parfois des troubles du côté du larynx.

Dans les cas de troubles de la circulation, il peut se développer de l'hyperémie ou un œdème consécutif aux stases veineuses.

4° *Hérédité.* — L'hérédité peut quelquefois produire certaines lésions laryngées : la syphilis héréditaire notamment, etc.

Ajoutons que sont prédisposées à contracter des affections du larynx les personnes qui ont déjà subi des
atteintes de ce côté, ainsi que les individus à constitution
délicate, ou à position sédentaire.

Les maladies du larynx sont plus fréquentes chez les
adultes et chez les hommes principalement à cause de
leurs professions.

Toutefois certaines affections sont plus spéciales au
jeune âge, ainsi la laryngite striduleuse et la diphtérie.

Bacilles. — La science est encore loin d'avoir fourni
à l'étude des maladies du larynx toutes les indications
que l'on est en droit d'obtenir de la bactériologie.

Il est connu toutefois que le froid et l'humidité
semblent être favorables à l'action des microorganismes.

Si la plupart d'entre eux sont inoffensifs, puisqu'à
l'état normal on les trouve en abondance dans les voies
bucco-pharyngiennes, il en existe un certain nombre qui
sont pathogènes. En outre, la salive en renferme un
grand nombre qui restent inoffensifs tant que le sujet est
bien portant, mais qui pullulent et donnent lieu à des
fermentations toxiques dès que l'état général est altéré
(*leptothrix buccalis*, *diplococcus* de Fraenkel, *pneumo-
coccus* de Friedlander, *staphylococcus*, *streptococcus*, etc.).

Nous avons déjà parlé des bacilles qui se trouvent
dans les fosses nasales. On comprend donc aisément le
rôle que peuvent jouer sur les affections du larynx ces microbes occupant l'entrée des voies aériennes et digestives.

Les maladies qui atteignent le larynx y produisent non seulement des troubles de l'appareil producteur du son, mais encore de l'appareil de la respiration.

C'est ainsi qu'il faut considérer tour à tour la respiration, la voix, la toux, l'expectoration, la déglutition au point de vue des symptômes qui se manifestent au cours d'une affection de l'organe vocal.

Respiration. — Des troubles de la respiration peuvent se produire dans certaines maladies du larynx, à la suite d'un retrécissement de son calibre.

Cette sténose résulte soit d'inflammations aiguës ou chroniques, d'infiltrations, d'œdème de l'épiglotte ou des replis ary-épiglottiques, de rétrécissements cicatriciels, de corps étrangers, de la contraction des constricteurs et de la paralysie des dilatateurs de la glotte.

Elle peut encore être due à des inflammations ou à des tumeurs des parties environnantes (phlegmons du tissu cellulaire, abcès rétro-pharyngien, goitre, etc.).

La gêne respiratoire peut être permanente ou parvenir au paroxysme, à la suite d'un effort, de l'ascension d'un escalier, d'un exercice immodéré de la parole, etc.

Si la sténose est considérable, elle détermine une série de troubles qui peuvent amener un dénouement fatal.

Dans ces cas, les ailes du nez s'élargissent à chaque mouvement inspiratoire, les épaules et la partie supérieure du thorax se soulèvent, les muscles du cou se tendent, l'épigastre et les hypochondres s'affaissent. Le passage de l'air dans le larynx s'accompagne d'un bruit sonore, striduleux et sifflant. Tantôt, et c'est le cas ordinaire, l'inspiration est seule pénible; tantôt, au contraire, l'expiration se fait difficilement, et bientôt les deux temps de la respiration sont également gênés, ce qui détermine des troubles dans l'échange gazeux à l'intérieur du poumon, et provoque ainsi une irritabilité des centres respiratoires, occasionnant rapidement l'asphyxie avec diminution de profondeur, mais avec augmentation de la fréquence des mouvements respiratoires.

En général, lorsque l'obstacle de la respiration est situé dans le vestibule laryngien, les symptômes sont moins graves que lorsqu'il siège au niveau de la région sous-glottique.

Avant tout, il faut s'assurer si la difficulté respiratoire est liée à une cause laryngée, ou si elle est due à une cause pulmonaire.

Voix. — La dysphonie peut se manifester de différentes manières et à divers degrés.

La voix peut être altérée d'une façon permanente ou passagère.

Dans certains cas, la voix parlée est normale, tandis que la voix chantée est modifiée dans ses notes élevées ou basses.

Le sujet ne peut plus soutenir le son, il se fatigue rapidement. L'émission de la voix peut devenir pénible et douloureuse (mogiphonie).

La tonalité de la voix est abaissée consécutivement à l'épaississement des cordes, ou à la suite de troubles dans la contractilité des muscles tenseurs.

S'il y a défaut d'harmonie entre les vibrations des cordes, il se produit des tons discordants dans l'émission du son.

Le timbre devient rauque quand il se forme des exsudats ou des polypes sur les rubans vocaux.

La voix est voilée ou aphone par suite des tensions insuffisantes ou incomplètes, ou consécutivement à l'épaississement de la commissure postérieure, au développement de tumeurs, ou à la production de paralysie, ou encore par contact des bandes ventriculaires avec les cordes qui ne peuvent plus vibrer.

D'autres fois, la voix est morte, sans sonorité, ce qui est dû à la perte de ses harmoniques.

Le ton peut augmenter de tonalité, si la tension est exagérée ou bien s'il se forme des nœuds de vibration.

La voix peut être bitonale, c'est-à-dire double (diphtongie, diplophonie) par suite de la formation simultanée de deux sons dans le larynx, comme on l'observe dans les cas de paralysie unilatérale, ou de développement de petites tumeurs se plaçant entre les cordes au moment de la phonation, de sorte que les parties antérieures et postérieures de la glotte vibrent séparément.

Toux. — La toux peut être sonore, métallique, aboyante, striduleuse, rude, rauque ou aphone ; tantôt elle est légère, tantôt elle consiste en une série d'accès qui la rendent pour ainsi dire continue et suffocante.

Elle est produite par l'accumulation de mucosités, ou par l'altération de la membrane muqueuse, siégeant principalement dans la région interaryténoïdienne ou sur la paroi postérieure du larynx.

La toux se manifeste généralement, le matin, au réveil,

à l'occasion d'un effort, après le repas, sous l'influence d'un changement de température [1].

Expectoration. — Les sécrétions sont généralement rejetées sous forme de petits pelotons visqueux, et colorés par des molécules de pigment leur donnant une teinte gris noirâtre.

L'expectoration est muqueuse dans la laryngite chronique, muco-purulente dans les inflammations aiguës, purulente dans les cas d'abcès, spumeuse dans la phtisie et le cancer, sanguinolente et fétide dans la carie, la nécrose et le cancer.

Déglutition. — La déglutition est difficile (dysphagie), douloureuse (odynophagie) ou impossible (aphagie).

La *dysphagie* se manifeste au moment du passage du bol alimentaire du pharynx dans l'œsophage, par suite d'infiltration, de trouble neuro-musculaire, de sténose due à une tumeur du médiastin, d'anévrysmes, d'hypertrophie des ganglions bronchiques ou du corps thyroïde, etc.

L'*odynophagie* est généralement due à une ulcération de l'épiglotte, principalement dans la tuberculose ou le cancer.

L'*aphagie* est liée aux périodes ultimes des affections graves du larynx, ou aux rétrécissements organiques.

Douleur. — Cette dernière se manifeste sous la forme de chatouillement, de pression, de brûlure ou de blessure. Elle rend difficiles la déglutition et la parole.

---

[1] A ce propos, rappelons que souvent la toux due à l'hyperexcitabilité de la muqueuse est calmée si l'on a soin de respirer par les narines en fermant la bouche, de manière que l'air arrive tiédi au larynx.

Elle s'irradie souvent à l'oreille, par suite de la connexion existant entre le plexus pharyngien et le rameau auriculaire du pneumogastrique.

DIAGNOSTIC

Il faut savoir si l'affection est survenue brusquement avec des symptômes inflammatoires, fièvre, douleurs, altération de la voix, troubles respiratoires, etc., ou si la maladie s'est manifestée lentement.

On doit rechercher si elle est idiopathique ou, au contraire, si elle est liée à une maladie générale ou à une diathèse. Mais c'est l'examen laryngoscopique qui fournit surtout les renseignements les plus importants.

PRONOSTIC

Le pronostic est d'autant plus favorable que l'affection est survenue subitement chez un sujet ordinairement bien portant, sans infiltration et sans ulcération, ou sans symptôme de sténose.

Si l'individu est déjà entaché de tuberculose, le pronostic devient très sérieux. On doit tenir un grand compte de l'hérédité, au point de vue des affections malignes.

CHAPITRE XV

THÉRAPEUTIQUE GÉNÉRALE DES MALADIES DE LA GORGE ET DU LARYNX

Application du froid. — Massage. — Gargarisme. — Fumigation. — Pulvérisation. — Badigeonnage. — Injection. — Insufflation. — Électricité. — Chirurgie endolaryngienne.

Ici nous n'aurons en vue que les remèdes topiques, nous laissons de côté la médication interne et le traitement général qui rentrent dans la thérapeutique spéciale à chaque affection.

I. — TRAITEMENT EXTERNE

Les topiques peuvent être appliqués sur la peau qui recouvre le larynx (méthode extérieure), ou être portés directement sur la surface interne de l'organe (méthode endolaryngienne).

Parmi les remèdes externes, citons les badigeonnages iodés, les sinapismes et les vésicatoires utilisés dans le but d'obtenir une contre-irritation.

A. Froid. — Le *froid* est employé sous forme de vessies de glace, ou de compresses froides, pour diminuer la congestion sanguine et ralentir la marche de l'inflammation.

Les compresses pliées en plusieurs doubles sont imbibées d'eau froide et placées au-devant du cou ; on les recouvre d'un taffetas gommé, afin d'éviter l'évaporation.

Ces compresses d'eau froide sont appliquées au moment du coucher, et enlevées le matin. On peut alors avec une serviette se frictionner sur tout le cou.

Ces compresses peuvent être remplacées par une bande de flanelle.

On emploie avec avantage le régulateur de Leiter, disposé *ad hoc* (fig. 154). On l'applique sur le larynx en interposant entre lui et la peau un morceau de flanelle ou une couche d'ouate.

B. Chaleur — L'application de la chaleur peut se faire

Fig. 154. — Tube de Leiter.

aussi avec des compresses ou des éponges imbibées d'eau chaude, ou bien par l'intermédiaire d'un tube en spirale placé sur le circuit de l'appareil de Leiter, comme nous l'avons indiqué précédemment.

C. Massage. — Dans ces dernières années, on a recommandé l'emploi du massage dans les affections du pharynx

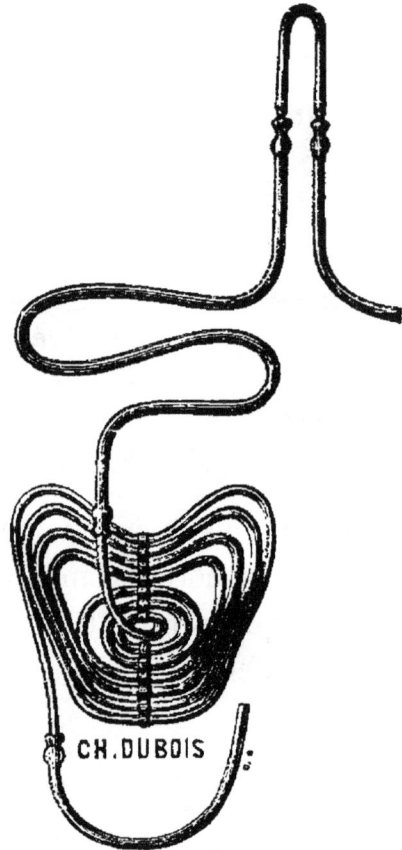

et du larynx, mais jusqu'ici cette méthode ne semble pas avoir produit beaucoup de résultats.

Massage du pharynx. — Le massage du pharynx a été recommandé dans la pharyngite atrophique et dans la pharyngite latérale hypertrophique.

Pour pratiquer le massage, Ceconi recommande l'emploi de deux bâtonnets en laiton, ayant une longueur d'environ 20 centimètres. Les deux bâtonnets présentent à une de leurs extrémités : l'un, un bouton de la largeur d'une pièce de 2 centimes ; l'autre, une courbure en V de 2 centimètres environ, terminée par une olive. Ce second instrument est destiné au pharynx nasal.

Le malade étant assis, on anesthésie le pharynx et la base de la langue au moyen d'une solution de cocaïne. On saisit alors le bâtonnet droit dont on a enveloppé le bouton d'un peu de ouate imbibée d'eau ou d'un corps gluant et on frotte le pharynx de haut en bas dans la direction des veines, d'abord légèrement, puis de plus en plus fort, en allant des parties latérales, où la lésion est plus accusée, vers la ligne médiane.

Puis on porte le bâtonnet en V dans le pharynx nasal. Dans cette région, c'est le *tapotement* qui convient le mieux : on se sert de l'instrument comme d'un marteau, en donnant des coups brefs, énergiques ou prolongés.

L'opération dure de deux à trois minutes.

Massage du larynx. — Le massage du larynx est employé dans les laryngites aiguës et dans les formes de laryngites catarrhales avec parésie musculaire.

Voici comment on procède généralement : la tête étant légèrement renversée en arrière, on passe avec une pression modérée de l'os hyoïde au sternum sur la face antérieure du larynx d'abord, sur les côtés ensuite.

II. — Méthodes du traitement endolaryngien

Les solutions médicamenteuses s'emploient sous forme de gargarisme, de fumigation, d'inhalation, de pulvérisation, de badigeonnage, d'injection.

Les substances solides sont utilisées en insufflations. Quelques-unes d'entre elles sont aussi employées comme caustiques.

A. Gargarisme. — Afin d'être efficace, le gargarisme doit baigner la paroi postérieure du pharynx, et même la voûte pharyngienne.

A cet effet, de Troelsch a recommandé de mettre un peu d'eau dans la bouche, de renverser la tête en arrière, en tenant le nez fermé entre les doigts, puis d'ouvrir la bouche, et de faire des mouvements de déglutition, en évitant de laisser descendre le liquide.

Lorsqu'on veut que le liquide pénètre plus profondément, il faut tenir la bouche entr'ouverte, avancer la mâchoire inférieure de manière à éloigner l'épiglotte du vestibule laryngien, et émettre alors le son glou-glou. En évitant de faire une inspiration, le liquide qui tombe alors dans le larynx baigne toutes les parties situées au-dessus des cordes vocales.

On fait usage de gargarismes antiseptiques, astringents, stimulants, sédatifs ou altérants.

Gargarismes antiseptiques :

Acide phénique	1	gramme
Glycérine	30	—
Eau distillée	300	—

F. s. a. sol.

Acide salicylique............	5 grammes
Glycérine...................	30 —
Eau distillée................	300 —

F. s. a. sol.

Sublimé corrosif............	0,05 centigrammes
Glycérine...................	30 grammes
Eau distillée................	300 —
Alcoolat de menthe..........	1 —
Fuchsine cristallisée..........	0,01 centigramme

F. s. a. sol.

Gargarismes astringents :

Tanin.....................	3 grammes
Glycérine..................	15 —
Eau distillée..........	200 —

F. s. a. sol.

Ratanhia..................	10 grammes
Glycérine..................	20 —
Eau distillée................	30) —

F. s. a. sol.

Gargarismes stimulants :

Borate de soude............	10 grammes
Glycérine	30 —
Eau de menthe	50 —
Eau distillée................	250 —

F. s. a. sol.

Chlorate de potasse..........	5 grammes
Glycérine..................	30 —
Eau de menthe............ ..	50 —
Eau distillée................	250 —

F. s. a. sol.

Gargarismes sédatifs :

Extrait d'opium................	0,10 centigrammes
Eau distillée..................	400 grammes
Glycérine.............	40 —

F. s. a. sol.

Bromure de potassium.........	4 grammes
Eau distillée............... .	300 —
Glycérine....................	30 —

F. s. a. sol.

Gargarismes altérants :

Iode métallique...............	0,10 centigrammes
Iodure de potassium...........	0,20 —
Glycérine....................	30 grammes
Eau	800 —

F. s. a. sol.

Une à deux cuillerées à café dans un verre d'eau.

Il est impossible d'employer les gargarismes chez les
enfants, on les remplace par l'usage de pastilles au borate
de soude, au salol, à la résine de gaïac, etc...

En outre, dans les maladies du larynx, ils ne peuvent
guère être utilisés que dans les affections de l'épiglotte.

Les gargarismes sont contre-indiqués dans les cas de
douleur au niveau de l'isthme du gosier, car la souffrance
qui résulte de leur emploi ne compense pas leur action
sur la muqueuse.

B. **Fumigation. Inhalation.** — On pratique les fumiga-
tions destinées aux maladies de la gorge, comme nous
l'avons indiqué précédemment, au moyen d'un vase rempli
d'eau chaude, mis sur la flamme d'une lampe à alcool
(fig. 141, et A. fig. 157 et 158). La vapeur est dirigée

vers la bouche au moyen d'un entonnoir dont on garnit l'extrémité d'un tube coudé.

On peut encore faire usage de l'inhalateur de Murch (fig. 155), qui se compose d'une grosse bouteille fermée par un bouchon percé de deux trous donnant passage à deux tubes.

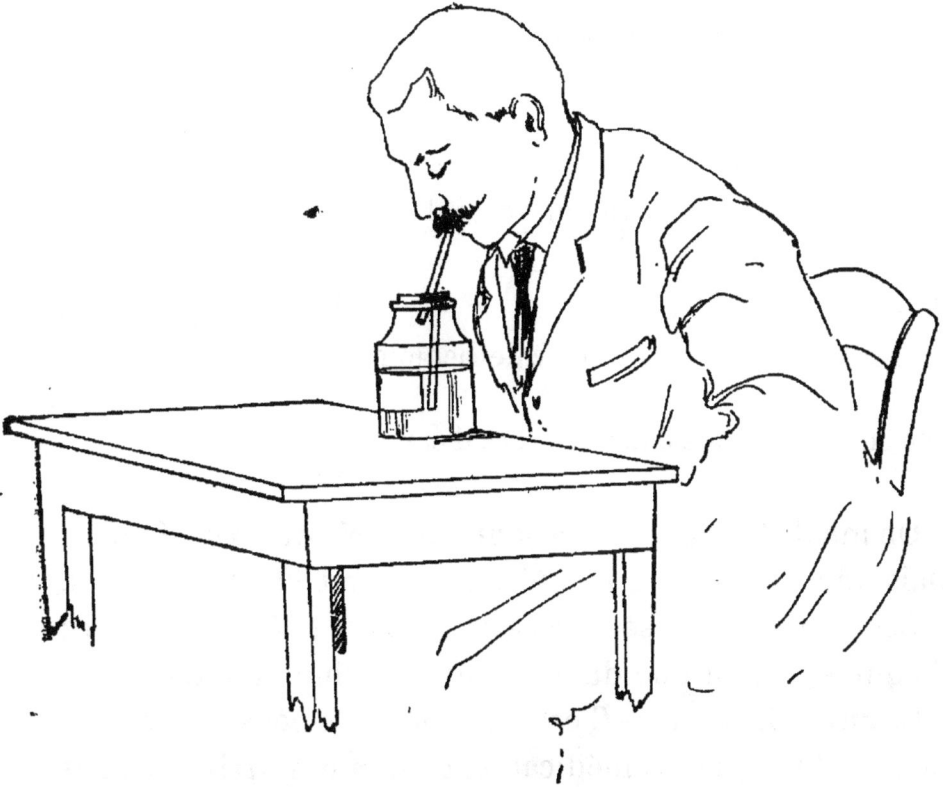

Fig. 155. — Inhalation avec l'appareil de Murch.

On fait un mélange d'eau chaude et d'eau froide de manière à obtenir une température de 60 à 65 degrés. On peut ajouter à l'eau divers médicaments volatils ou dégageant des substances volatiles, en particulier l'acide phénique, la créosote, le baume du Pérou, la teinture de benjoin, etc. :

Acide phénique liquide, dix gouttes dans un verre d'eau.

Acide phénique ou créosote pure de hêtre .	2	grammes
Glycérine..........................	10	—
Eau distillée.	90	—

F. s. a. sol.

Une cuillerée à café dans un verre d'eau.

Baume du Pérou	3	grammes
Alcool à 90°..................	2	—
Eau distillée.................	100	—

F. s. a. sol.

Une cuillerée à café dans un verre d'eau.

Ou :

Teinture de benjoin.

Une cuillerée à café dans un verre d'eau.

On inhale la vapeur en faisant des inspirations profondes, mais non exagérées. L'expiration se fait par les narines.

Les inhalations sont répétées plusieurs fois par jour ; chaque séance a une durée d'environ cinq minutes.

C. **Pulvérisation.** — C'est sous forme de poussière extrèmement fine que les médicaments liquides arrivent dans le larynx, lorsqu'on fait usage de pulvérisateurs.

L'appareil de Mathieu (A. fig. 159) employé par Sales-Girons se compose d'un vase, d'une pompe à air, d'un manomètre et d'un tube terminé par un trou capillaire donnant passage au liquide qui se pulvérise sur une petite plaque.

Cet appareil n'est guère employé que dans les stations d'eaux thermales.

La plupart des pulvérisateurs sont basés sur l'hydroconion de Bergson (fig. 156), construit d'après une donnée
de Natanson. Un tube vertical plonge dans le liquide d'un
côté ; de l'autre, il se termine par une ouverture capillaire
rencontrant sous un angle droit l'ouverture non capillaire d'un tube horizontal (A. fig. 160) par lequel l'air,
condensé au moyen d'une poire, aspire l'air du tube capillaire et avec lui le liquide qui se pulvérise directement.

Ce modèle a été modifié : le tube capillaire (A. fig. 161

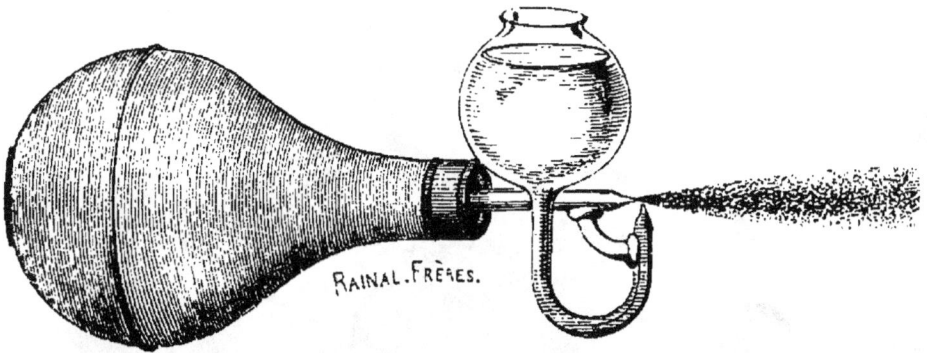

RAINAL.FRÈRES.

Fig. 156. — Hydroconion de Bergson.

et 162) a été placé à l'intérieur du tube par lequel l'air
s'échappe, mais la pulvérisation est moins fine ; un
double ballon produit la compression de l'air (fig. 157).
De plus, le jet du liquide pulvérisé a une température
basse. Il est vrai qu'on peut mettre dans le récipient de
l'eau tiède, mais, comme nous l'avons dit à propos des
pulvérisations nasales, elle se refroidit rapidement par
suite du passage continuel d'air froid.

Ces pulvérisations à froid ont l'inconvénient de produire une action désagréable et plus ou moins irritante
sur la muqueuse laryngée.

On ne doit y avoir recours qu'en cas d'hémoptysie, et

alors on emploie les solutions suivantes :

Acide tannique.. 0,20 à 2 gr. pour eau distillée 100 gr.
Chlorure de zinc . 0,30 à 2   —   —
Nitrate d'argent . 0,30 à 1   —   —

Ordinairement on fait usage de l'appareil de Siegle ou

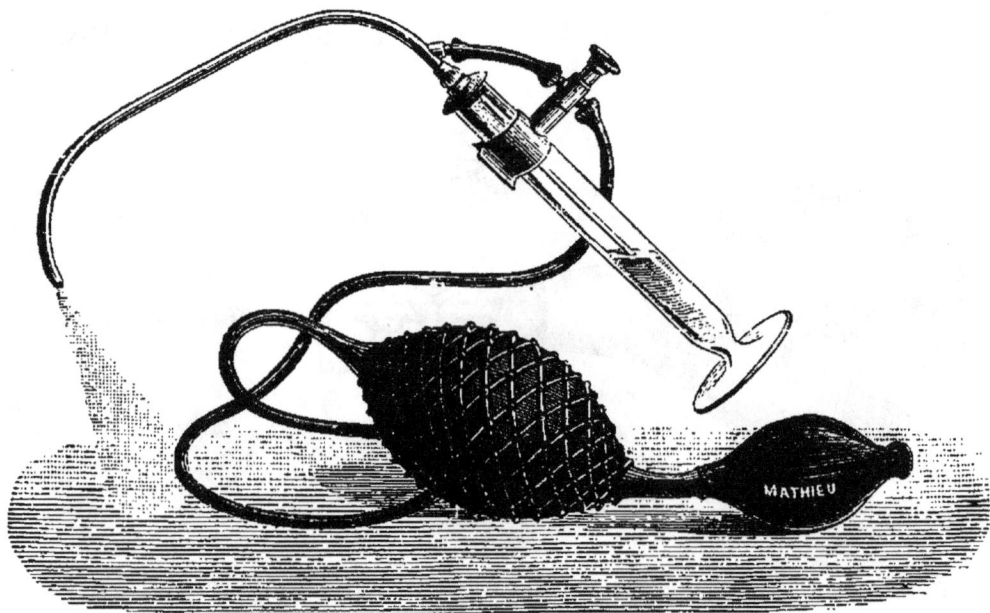

Fig. 157. — Pulvérisateur de Reuter[1].

d'un modèle analogue (fig. 158, 159, et A. fig. 163, 164 et 165) dans lequel l'air comprimé est remplacé par la vapeur d'eau comme force d'impulsion.

Avant de commencer la séance de pulvérisation, il est bon que le malade prenne soin de recouvrir le haut du corps avec une serviette pour éviter que ses vêtements

[1] Le tube porte une graduation, ce qui permet d'employer cet instrument pour les pulvérisations de solution de cocaïne.

ne soient mouillés ou altérés par l'action des médicaments.

Le malade est assis devant l'appareil, la bouche à la
hauteur du jet, la tête inclinée légèrement en arrière, et
placée cependant assez près du pulvérisateur pour que
le liquide pénètre directement dans la bouche avant sa
diffusion (fig. 160). Pour éviter cet inconvénient, on peut

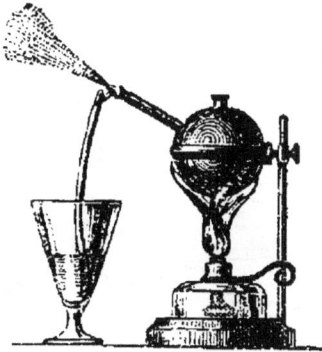

Fig. 158. — Pulvérisateur à vapeur
de Moure.

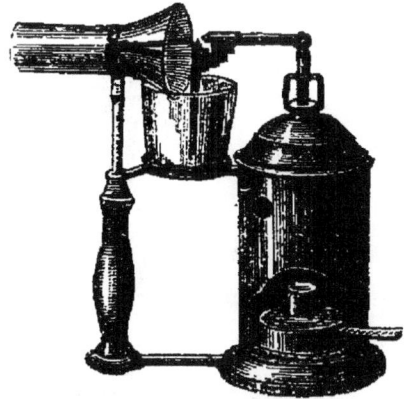

Fig. 159. — Pulvérisateur de
Fraenkel.

se servir d'un tube en verre de forme conique avec
extrémité évasée placée devant l'appareil (fig. 159), tandis
que l'autre vient au contact des lèvres.

La langue est tenue abaissée derrière l'arcade dentaire
ou projetée en avant, afin de laisser pénétrer librement
le liquide pulvérisé.

Le malade fait des inspirations profondes ; toutefois,
comme celles-ci peuvent occasionner de la fatigue, les
premières séances doivent être courtes.

Le liquide de la pulvérisation qui s'amasse dans la
bouche est rejeté.

Après la séance, il est bon de faire usage d'un gargarisme.

Quelquefois le début d'une inhalation est marqué par des quintes de toux ; dans ce cas, il faut employer des solutions médicamenteuses faibles, et donner à la vapeur

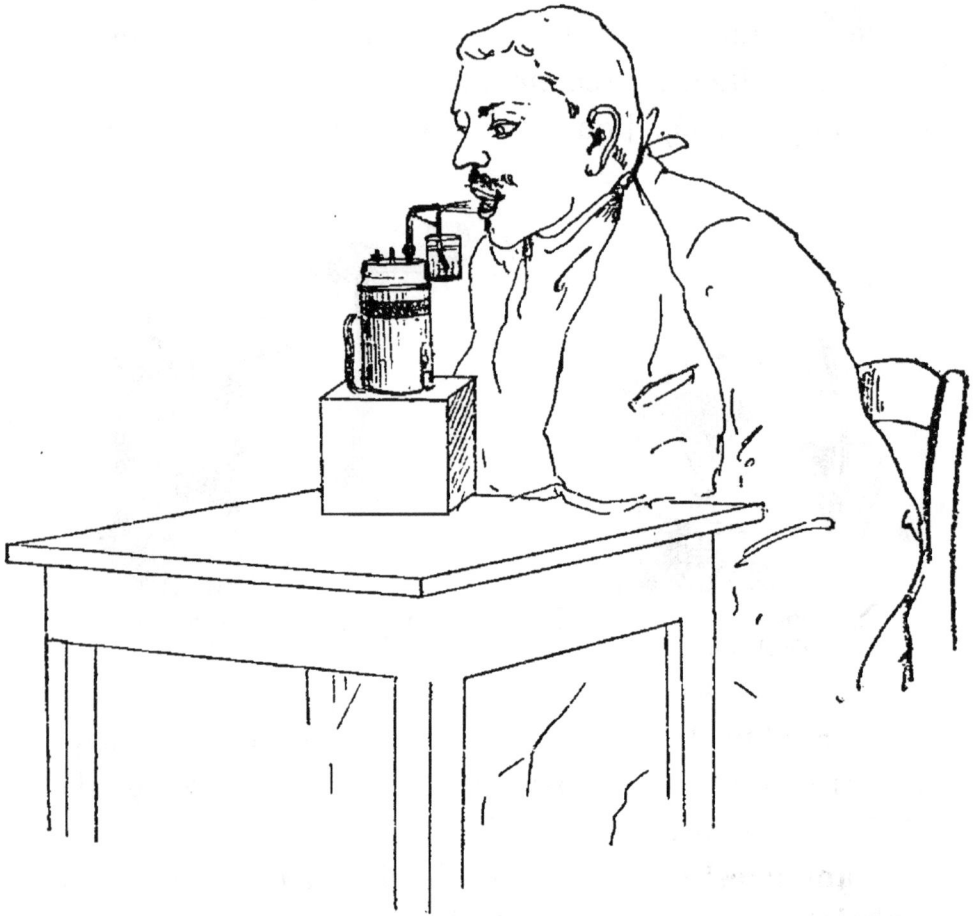

Fig. 160. — Technique de la pulvérisation.

d'eau une pression peu élevée, ce que l'on obtient en diminuant l'intensité de la flamme.

Les premières séances ne doivent pas excéder une durée de cinq à dix minutes ; plus tard, on peut les prolonger pendant vingt à trente minutes ; mais alors il faut couper la séance par un repos d'une ou de deux minutes.

Il est utile de ne sortir qu'une heure après la pulvérisation.

On peut faire une, deux ou trois séances par jour.

Il faut mettre un certain intervalle de temps entre le repas et la pulvérisation pour éviter les nausées et les vomissements.

Il n'y a qu'une faible partie de la solution médicamenteuse qui pénètre dans les voies respiratoires. Il est difficile d'en estimer la quantité absolue, car la proportion des quantités entre la vapeur d'eau et le liquide pulvérisé ne peut être exactement fixée ; elle dépend de l'intensité du courant de vapeur, de la distance de l'appareil, de la force d'inspiration.

Les pulvérisations sont antiseptiques, astringentes, stimulantes, sédatives ou altérantes. Voici les principales formules utilisées :

Pulvérisations antiseptiques :

Acide phénique .... 1 gramme
Glycérine..................... 10 —
Eau distillée................. 350 —
Eau de laurier-cerise......... 10 —

Créosote pure de hêtre......... 1 gramme
Glycérine .... 10 —
Eau distillée.................. 300 —
Eau de laurier-cerise .... 10 —

Acide lactique......... 0,50 à 4 grammes
Eau distillée.................. 100 —

Sublimé corrosif........ 0,02 à 0,20 centigrammes
Eau distillée.................. 100 grammes

Benzoate de soude............. 2 grammes
Eau distillée................. 100 —

Pulvérisations astringentes :

Chlorure de zinc...............	0,30 centigrammes
Glycérine....................	10 grammes
Eau distillée	90 —

Sulfate de zinc...............	0,25 centigrammes
Glycérine....................	10 grammes
Eau distillée.................	90 —

Pulvérisations stimulantes :

Chlorure de sodium............	1 gramme
Eau distillée.................	100 —

Chlorate de potasse............	0,50 centigrammes
Eau distillée.................	100 grammes

Bicarbonate de soude....,......	0,50 centigrammes
Eau distillée.................	300 grammes

Huile de pin.................	XX gouttes
Carbonate de magnésie.........	0,60 centigramm es
Eau distillée.................	400 grammes

Huile de pin sylvestre (térébent.)	V gouttes
Carbonate de magnésie	0,20 centigrammes
Eau distillée.................	400 grammes

Pulvérisations sédatives :

Teinture d'opium.............. .	0,05 centigrammes
Eau distillée.................	200 grammes

Chlorhydrate de morphine.......	0,20 centigrammes
Eau de laitue	250 grammes
Glycérine....................	10 —
Eau de laurier-cerise..........	10 —

Chlorhydrate de morphine ......   0,10 centigrammes
Bromure de potassium ....   2 grammes
Eau de laurier-cerise...........   10   —
Eau de laitue   300   —

Extrait de belladone...........   0,01 centigramme
Eau distillée ....   100 grammes

Pulvérisations altérantes :

Iodure de potassium ....   1 gramme
Eau distillée   100   —

Iodure de potassium ....   0,10 centigrammes
Iode métallique...............   0,01   —
Eau distillée.... ....   100 grammes

Sublimé corrosif.............   0,02 centigrammes
Eau........................   90 grammes
Glycérine.................   10   —

Application directe des médicaments sur la muqueuse laryngienne. — Avant tout, il faut bien savoir qu'on ne doit jamais introduire un instrument dans la cavité du larynx à l'aveuglette. Il faut tenir le miroir de la main gauche et l'instrument de la main droite. Ce dernier doit être recourbé toutefois en formant un angle un peu arrondi. Les instruments doivent être faits d'une seule pièce. Nous recommandons de faire usage de stylets, ou de sondes en métal nickelé, ce qui en facilite le nettoyage et permet de les entretenir en bon état.

L'application des médicaments liquides se fait au moyen d'une tige garnie de coton ou d'une seringue.

D. Badigeonnage. — La tige (fig. 161) fixée à un manche métallique ne doit pas être trop flexible, afin d'éviter sa déformation. L'extrémité inférieure de cette tige porte quelques encoches sur lesquelles on enroule fortement l'ouate, en la laissant toutefois former un plumasseau d'un demi à un centimètre de longueur au-delà de la tige. On donne à volonté au plumasseau une forme ovalaire, conique ou pointue. Nous préférons cette tige à toute espèce de pinces (A. fig. 166).

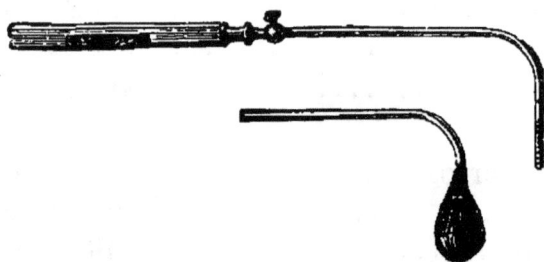

Fig. 161. — Porte-coton laryngien.

Nous rejetons l'emploi des pinceaux et des éponges qui sont un réceptacle pour les microbes, et qui de plus sont souvent employés pour des malades différents (A. fig. 167, 168 et 169).

Il faut avoir soin d'essuyer le trop-plein du liquide afin de ne pas en projeter dans la trachée.

E. Injection. — Les injections intra-laryngiennes, délaissées depuis un certain nombre d'années, ont été employées plus fréquemment dans ces derniers temps, car on a reconnu que la trachée et même les bronches bénéficiaient du traitement du larynx.

Au reste, la muqueuse laryngo-trachéale absorbe très

facilement, et Botey a démontré que l'on peut injecter
dans la trachée 30 à 40 grammes de liquide.

Parmi les instruments destinés à introduire les solu-

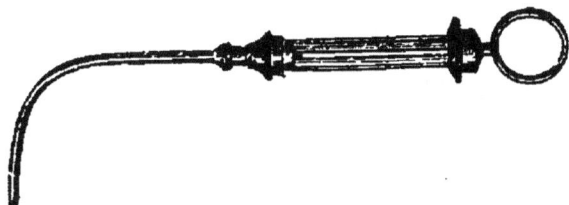

Fig. 162. — Seringue de Tobold.

tions dans le larynx, le plus simple est l'injecteur de Har-
tewelt ou de Störk (A. fig. 170). Il est préférable d'utiliser
la seringue de Trousseau qui n'est autre qu'une seringue
d'Anel à laquelle est adaptée une canule laryngienne.

On emploie généralement l'instrument de Tobold
(fig. 162), ou celui de Fraenkel (fig. 163) [1].

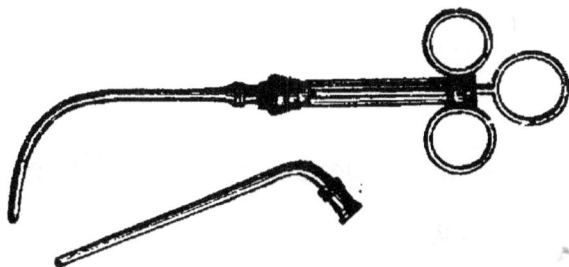

Fig. 163. — Seringue de Fraenkel.

Les médicaments utilisés pour les applications intra-
laryngiennes sont antiseptiques, astringents, stimulants,
sédatifs, altérants ou escharotiques.

_____

[1] Lücr a construit une seringue qui pulvérise le liquide.

Solutions antiseptiques :

Sublimé corrosif....... ....   0,02 centigrammes
Glycérine................)
Eau distillée.............)   ãã 10 grammes

Acide phénique ....   1 gramme
Glycérine....................   20   —

Créosote de hêtre .. ..   15 grammes
Sulforicinate de soude..........   100   —

Solutions astringentes :

Nitrate d'argent...............   0,25 centigrammes
Eau distillée..................   30 grammes

Sulfate de zinc................   0,25 centigrammes
Glycérine....................   30 grammes

Chlorure de zinc..............   0,15 centigrammes
Glycérine ....   30 grammes
Acide chlorhydrique...........   I goutte

Solutions stimulantes :

Les astringents en solutions fortes sont excitants.

Acide phénique...............   0,15 centigrammes
Glycérine....................   30 grammes

Iode métallique...............   0,10 centigrammes
Iodure de potassium...........   0,20   —
Glycérine....................   30 grammes

Solutions sédatives :

Chlorhydrate de cocaïne........   0,50 centigrammes
Glycérine....................   10 grammes

Menthol..........	1 gramme
Huile......................	20 grammes

Chlorhydrate de morphine......	1 gramme
Glycérine....................	30 —

Sulfate neutre d'atropine........	0,03 centigrammes
Glycérine	30 grammes

Solutions altérantes :

Teinture d'iode................	III gouttes
Iodure de potassium..........	0,10 centigrammes
Glycérine	30 grammes
(Lugol.)	

Solutions escharotiques :

Acide lactique	1 gramme
Eau distillée.................	10 —

Si l'on fait usage de la seringue, il faut avoir soin de n'employer que des solutions très faibles.

F. Insufflation de poudre. — Nombreux sont les insufflateurs qui consistent en canules recourbées de verre (fig. 164), ou de gomme durcie, munies d'un appareil récepteur pour la poudre. A ce dernier instrument on a souvent adapté un ballon qui lance la poudre par pression (A. fig. 173 et 174); mais, à chaque pression, le tube fait un mouvement qui occasionne un changement de direction du jet de la poudre : aussi a-t-on remplacé le ballon fixe par un tuyau de caoutchouc au moyen duquel on souffle avec la bouche (A. fig. 175) ; on se sert aussi d'un soufflet mû par le pied (fig. 73), ou d'un ballon relié à l'insufflateur par un tuyau de caoutchouc (A. fig. 135).

On peut encore utiliser l'insufflateur de Bardeleben (fig. 143) en lui adaptant une canule coudée.

Les poudres employées ordinairement sont celles d'acide borique, d'iodoforme, de menthol, de morphine, etc.

G. Caustiques. — De même que nous l'avons dit à propos du traitement des maladies des fosses nasales, nous utilisons le nitrate d'argent ou l'acide chromique fondu sur une sonde.

Fig. 164. — Insufflateur laryngien de Schrötter.

Pour éviter de cautériser les parties saines, on peut recouvrir la sonde (A. fig. 167) d'un tube de caoutchouc qu'on ramène vers le manche de l'instrument, lorsque le caustique est arrivé à l'endroit sur lequel on doit l'appliquer (A. fig. 176).

H. Électricité. — On emploie cet agent sous forme de courants voltaïques ou faradiques ; on l'utilise encore comme électrolyse ou comme galvanocaustique thermique.

Électrisation. — Dans l'application cutanée, on place les électrodes de chaque côté du cou sur les lames du cartilage thyroïde, ou, mieux, alternativement sur chaque thyroïde, pendant que l'autre pôle est placé sur le trajet du nerf, le plus près possible de son point de sortie du crâne. Quelques auteurs ont recommandé un appareil spécial pour l'électrisation cutanée (A. fig. 177 et 178).

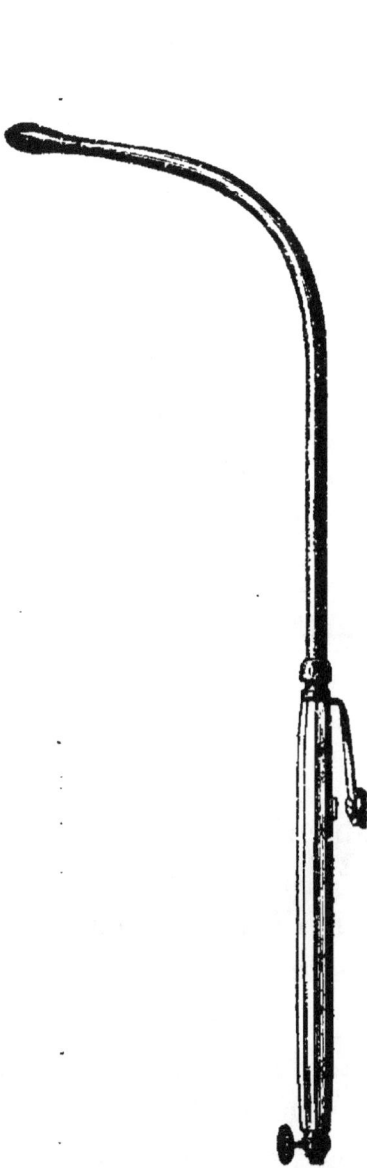

Fig. 165. — Electrode pour électrisation endo-laryngienne.

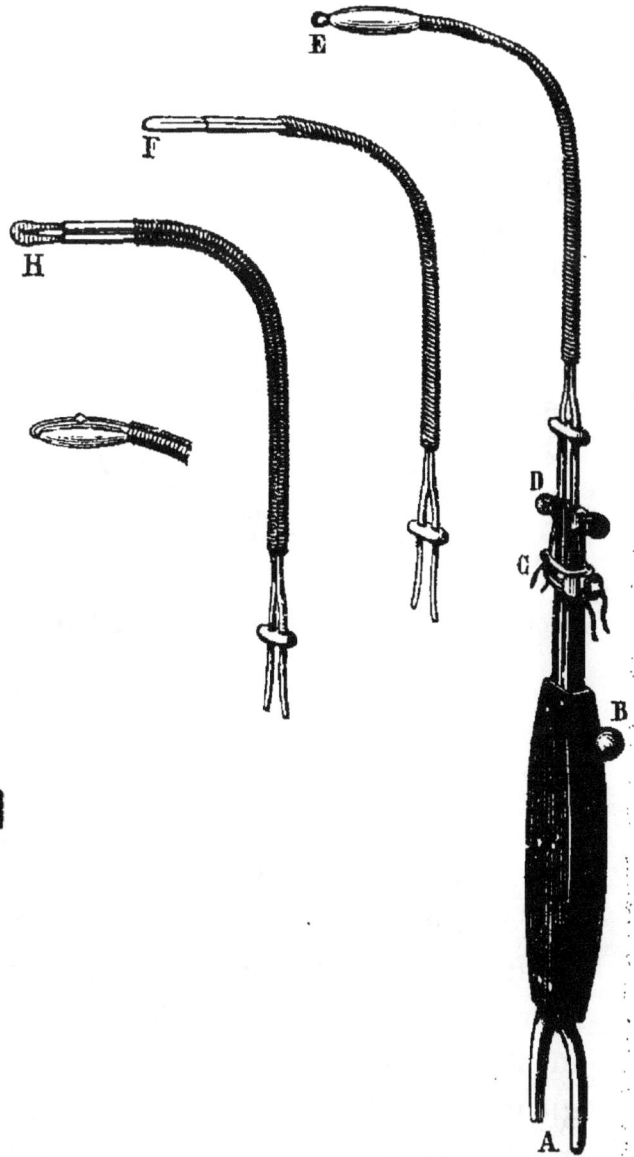

Fig. 166. — Cautère pour le larynx.

Si l'on emploie l'électrisation endo-laryngienne, on fait usage d'une tige coudée (fig. 165 et A. fig. 179) analogue à celle qui sert aux badigeonnages de la muqueuse; elle en diffère toutefois en ce qu'elle porte à son extrémité un bouton, et qu'elle est isolée dans le reste de son trajet.

Un ressort placé sur le manche permet d'interrompre à volonté le courant.

On ne laisse généralement le rhéophore dans le larynx que pendant une ou deux secondes mais on fait passer le courant plusieurs fois à chaque séance, environ cinq ou six fois.

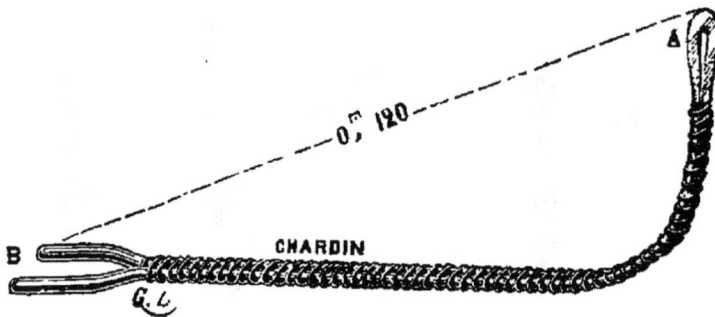

Fig. 167. — Couteau laryngien.

Il faut avoir soin d'essayer préalablement le courant sur la langue du malade.

Galvanocaustique. — Il n'y a rien de particulier à signaler à propos de la galvano caustique chimique et thermique, si ce n'est la disposition spéciale des instruments destinés à être introduits dans la cavité laryngienne (fig. 166, 167 et 168), disposition qu'on peut facilement modifier pour permettre d'utiliser ces instruments pour le pharynx nasal.

Les appareils galvaniques sont actionnés par des piles ou des accumulateurs, et les instruments à électrolyse par des appareils à courants continus.

I. — **Instruments pour la chirurgie endo-laryngienne.**
— Les *couteaux* (fig. 169 et 170, G, H, I, J, K et L) ont la
forme d'une lancette à un ou deux tranchants, ou celle
d'un bistouri tantôt droit, tantôt recourbé.

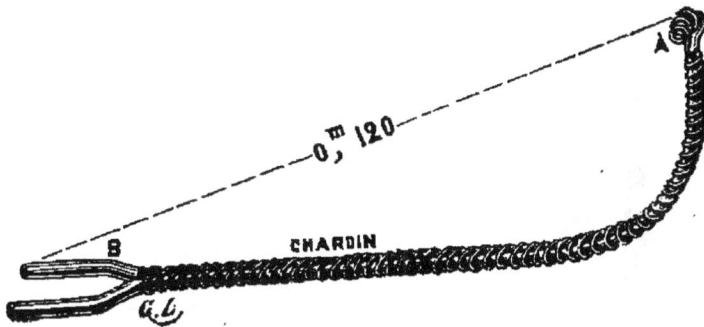

Fig. 168. — Cautère en spirale.

Les *curettes* (fig. 170, A, B, C, D, E, F, et A. fig. 180)
jadis abandonnées ont fait leur rentrée dans l'arsenal chirurgical du larynx depuis qu'on s'est principalement

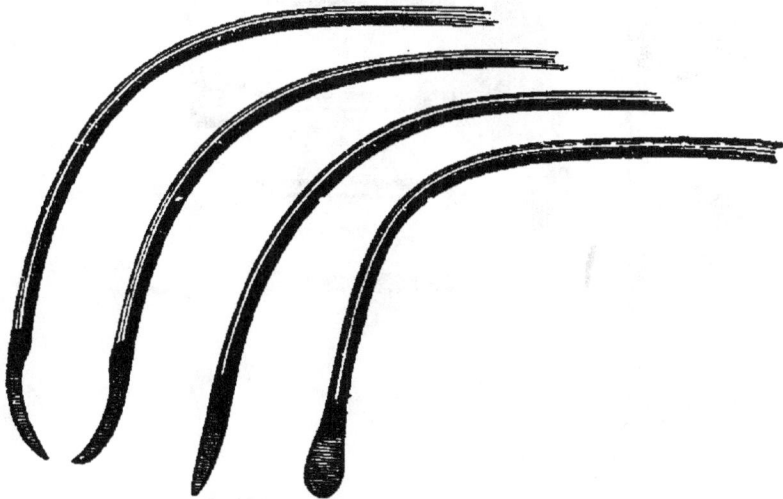

Fig. 169. — Scarificateurs laryngiens.

appliqué au traitement de la tuberculose par les méthodes
opératoires nouvelles.

Les *pincettes* et les *emporte-pièces* (fig. 171 et 172, et

A. fig. 181 et 182) se composent de deux branches à

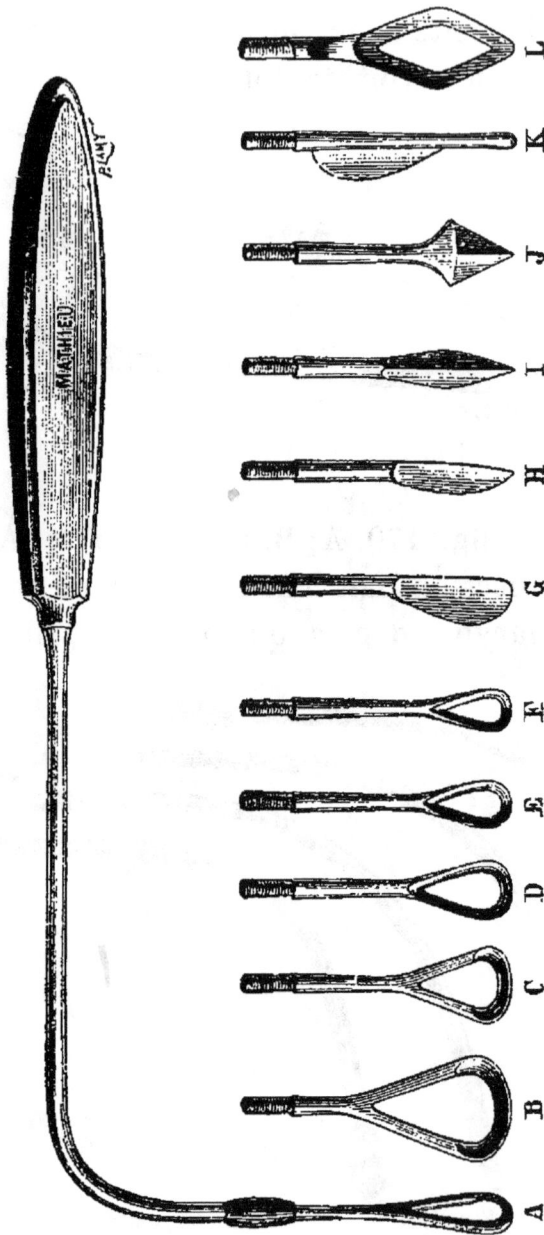

Fig. 170. — Manche de Mathieu, sur lequel se montent les curettes tranchantes et les bistouris.

ressorts, soudées à une tige traversant une canule conductrice. Poussées en dehors de cette canule, les pincettes s'ouvrent par la force du ressort, et se ferment dès qu'elles rentrent dans la canule.

Ces pincettes peuvent présenter des mors coupants, mousses, etc.

Les *pinces* laryngiennes s'ouvrent comme des pinces ordinaires, latéralement (fig. 173, et A. fig. 183); ou d'avant en arrière (fig. 174 et A. fig. 184 et 185). Elles peuvent offrir des bords tranchants, mousses, etc. (fig. 175).

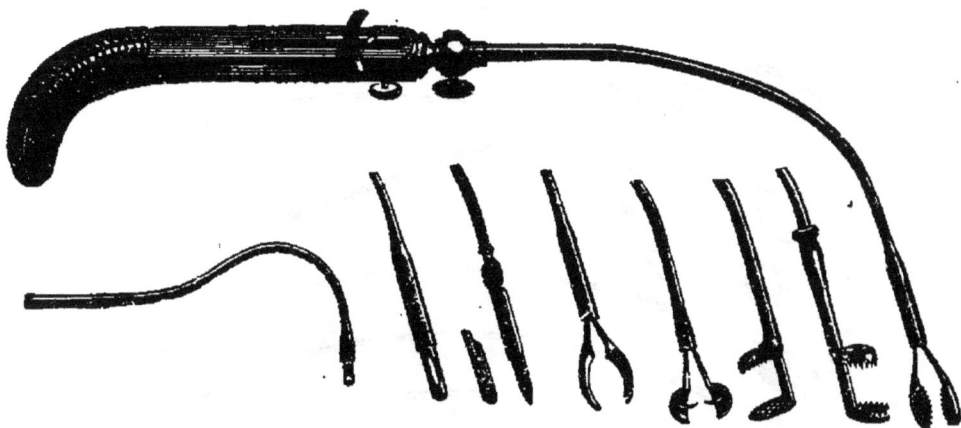

Fig. 171. — Instruments de Schrötter.

Le Dr Suarez vient de modifier ces pinces : afin de pouvoir suivre constamment du regard leur extrémité, il a fait évider la partie médiane des branches de la pince.

Les *écraseurs* laryngiens (fig. 172 et 176, et A. fig. 186) rappellent par leur forme celle des polypotomes. Ils sont formés d'un conducteur dans lequel passe un fil disposé en anse à l'extrémité du tube. Les bouts du fil sont fixés à une coulisse du manche portant un anneau qui permet -ainsi de serrer l'anse.

La *guillotine* de Störk (fig. 177) est employée parfois pour sectionner les végétations du larynx.

Tous les instruments dont nous venons de parler sont

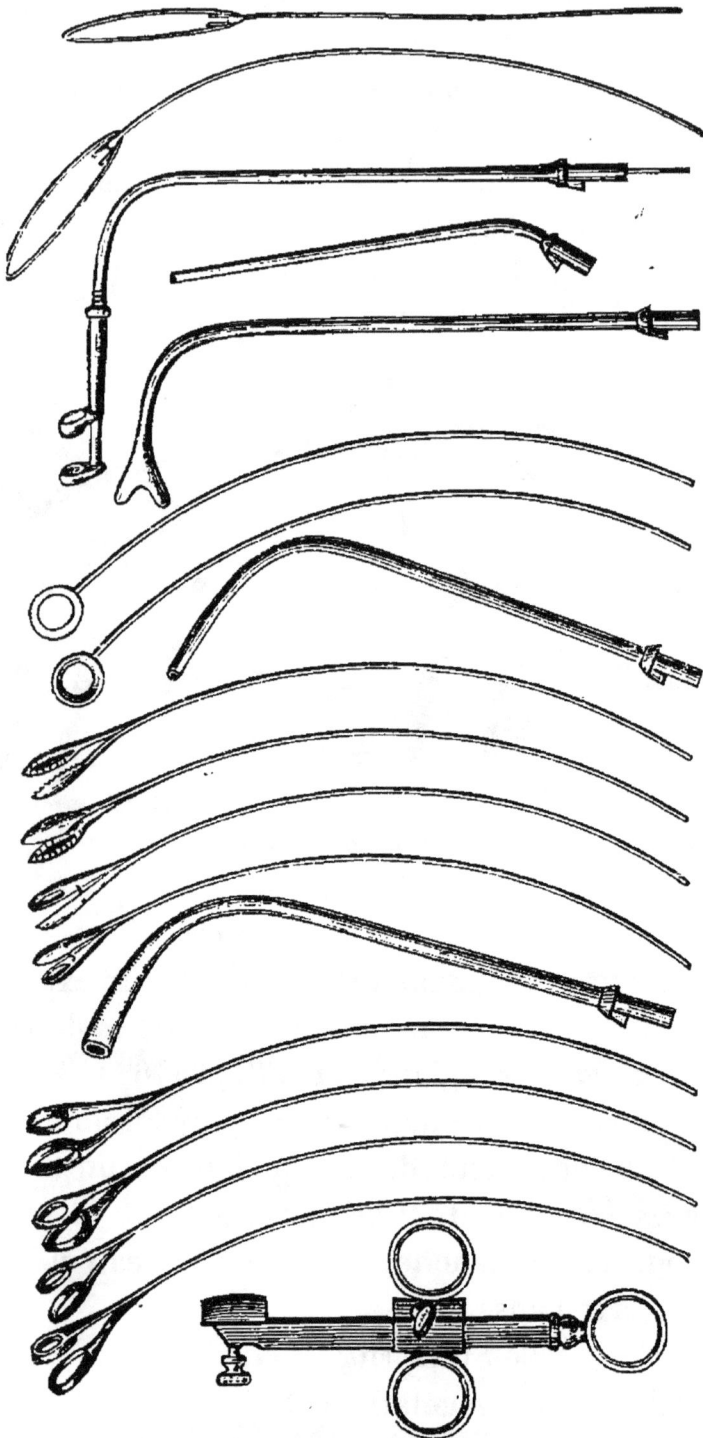

Fig. 172. — Instruments de Krause.

destinés à l'ouverture d'abcès, à l'extraction de corps
étrangers, ou à l'extirpation de tumeurs, etc.

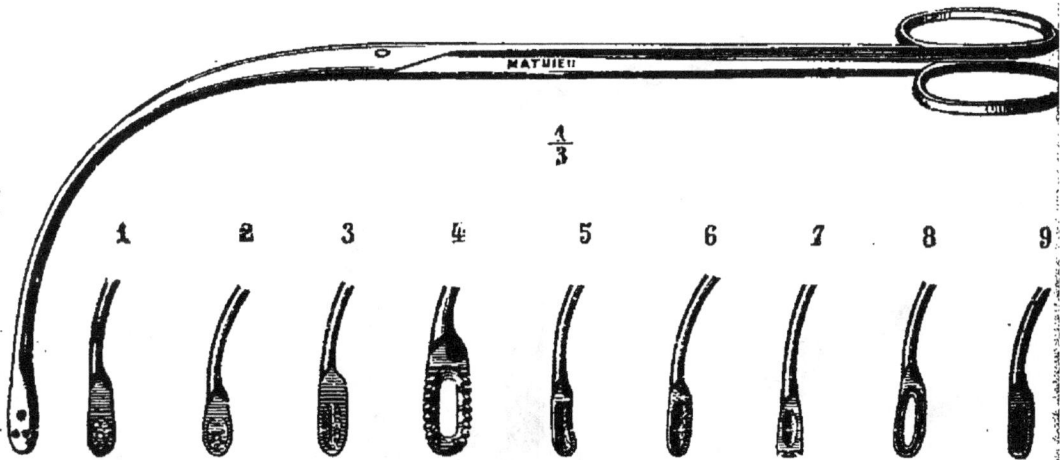

$$\frac{1}{3}$$

Fig. 173. — Pinces à polypes de Fauvel.

Depuis quelques années, grâce aux progrès de l'anti-

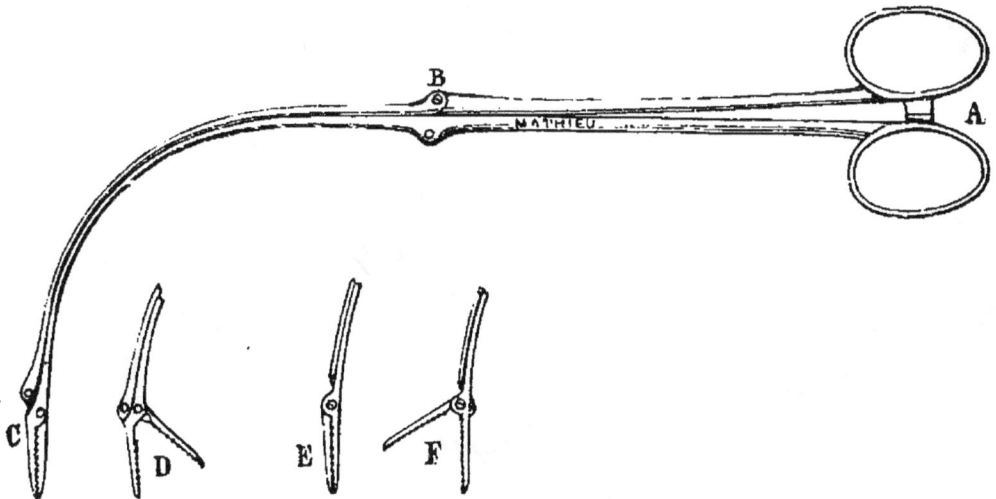

Fig. 174. — Pinces à polypes de Mathieu.

sepsie et à l'emploi de la cocaïne, les limites de la thérapeutique chirurgicale du larynx se sont étendues. C'est

ainsi que les traitements de la laryngite chronique, de la
laryngite tuberculeuse, etc., sont entrés dans le domaine

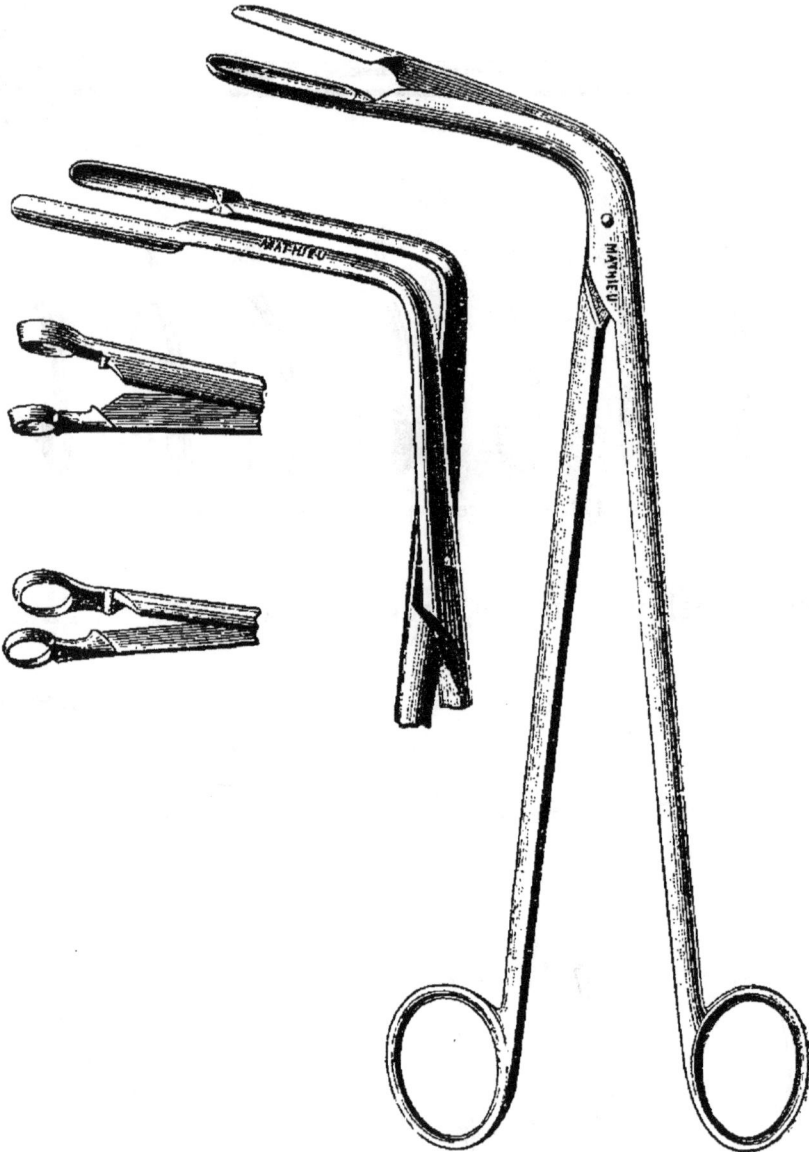

Fig. 175. — Pinces coupantes de Gouguenheim.

chirurgical, au grand avantage du malade, nonobstant
les protestations de quelques médecins timorés ou enne-
mis de tout progrès.

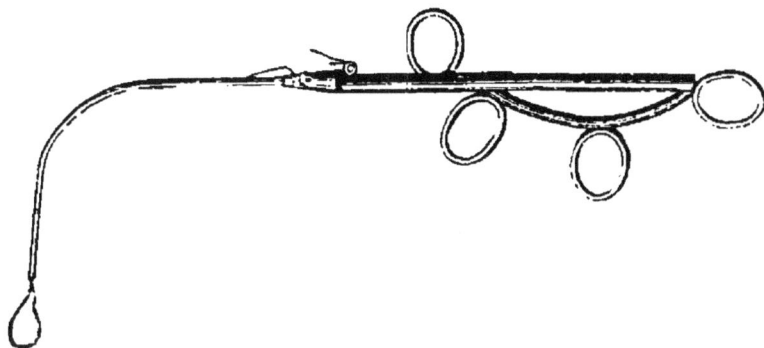

Fig. 176. — Écraseur laryngien de Tobold.

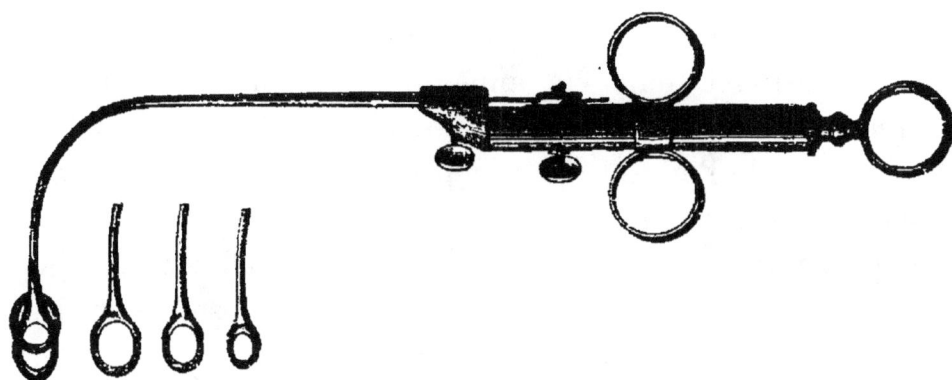

Fig. 177. — Guillotine de Störk.

EXAMEN DU MALADE

Après avoir inscrit le nom et l'âge du patient, on s'enquiert de sa profession, car celle-ci peut être la cause efficiente de la lésion.

On interroge ensuite le malade sur la nature, le siège, le mode de production, la marche et la durée de son affection.

On recherche les causes qui ont pu la produire, et les influences qui ont pu modifier ses symptômes.

La lésion a-t-elle été engendrée par un traumatisme, une brûlure, un refroidissement, un état d'irritation excessive de l'organe, par la propagation d'une affection naso-pharyngienne, etc. ?

Au contraire, est-elle le résultat d'une diathèse ou d'une maladie de l'organisme général (tuberculose, syphilis, arthritisme, scarlatine, rougeole, fièvre typhoïde, variole, diphtérie, ataxie locomotrice, hystérie, chorée, affection cardiaque ou pulmonaire, etc.), ou bien est-elle consécutive à l'emploi de certains médicaments (quinine, salicylate de soude), ou à une intoxication par le plomb, l'arsenic, le mercure, le phosphore, etc. ?

Elle peut encore être liée à une prédisposition ou à une maladie héréditaires.

Puis on passe en revue les symptômes subjectifs.

Existe-t-il de la douleur, est-elle vive, aiguë, pénétrante, s'accuse-t-elle pendant la mastication, la déglutition, la phonation ?

A-t-elle été précédée ou suivie d'une augmentation de

sécrétion; quelle est la nature de celle-ci; est-elle abondante, intermittente; est-elle mélangée de sang?

L'ouïe a-t-elle diminué progressivement ou subitement? Est-elle influencée par les changements de température, par le bruit (paracousie de Willis)?

Les bourdonnements sont-ils continus ou intermittents? Quelle en est leur nature, quelles sont les causes qui les font varier (les repas, le bruit, etc.)?

Existe-t-il des vertiges, des étourdissements? De quel côté le patient se sent-il projeté?

Le malade présente-t-il des troubles de la respiration? La gêne respiratoire est-elle permanente? La respiration est-elle buccale ou nasale? Le nez est-il obstrué, le passage de l'air dans le pharynx est-il libre?

L'odorat et le goût sont-ils modifiés? La voix est-elle altérée d'une façon permanente ou passagère? Y a-t-il mogiphonie, diplophonie, enrouement, aphonie, etc.?

Quels sont les caractères de la toux et de l'expectoration?

Oreille. — On inspecte alors le pavillon, le conduit et le tympan.

On explore le conduit au point de vue de sa forme, des caractères de sa sécrétion; on recherche avec le stylet la nature des obstacles présents (accumulation d'exsudat, polypes, exostoses).

Puis on examine la membrane sous le rapport de sa couleur, de son éclat, de sa translucidité et de sa courbure.

On l'étudie au point de vue du siège, de la forme et de l'étendue des perforations, des cicatrices, des atrophies, des opacités et des taches calcaires.

Il est important de connaître la position et l'inclinaison du manche du marteau, la disposition de l'apophyse externe et du pli postérieur, la forme et l'étendue du

triangle lumineux, l'aspect du promontoire, les modifications de la caisse, ainsi que la couleur et l'étendue de
l'exsudat visible par transparence. Lorsque le tympan est
perforé, on aperçoit généralement la paroi interne de la
caisse.

Le speculum de Siegle produit les renseignements utiles
au point de vue de la tension et de la mobilité de la membrane, dans les cas d'anomalie de courbure du tympan.

On passe alors à l'examen fonctionnel de l'organe.

On recherche l'acuité auditive à la parole, à la montre
et au besoin au diapason, si l'on veut savoir le degré
d'audition pour les sons aigus et graves.

Puis l'on pratique l'examen de la perception crânienne
à la montre et au diapason placé au vertex, en utilisant
les expériences de Weber et de Rinne. On peut encore
étudier la transmission du son par les trompes, la contre-
audition, l'auscultation transauriculaire et les modifications de l'ouïe sous l'influence des pressions centripètes.
C'est alors qu'on fait pénétrer l'air par la trompe dans
l'oreille moyenne au moyen des procédés de Valsalva et
de Politzer ou du cathétérisme, en tenant compte des
bruits qui peuvent se produire.

On pratique enfin une nouvelle épreuve de l'ouïe, dans
le but de constater les résultats fournis par la douche
d'air, ce qui permet, si l'amélioration est considérable, de
conclure à un pronostic favorable.

Nez. — Après s'être enquis s'il existe des symptômes
d'obstruction nasale et des troubles de l'odorat, l'on pratique l'examen objectif en ayant soin de ne pas négliger
l'emploi du stylet. On note la forme des cornets, l'état de
la muqueuse, la nature, le siège de la sécrétion ou des
néoplasmes. On ne doit pas négliger l'examen des sinus.

Il ne faut pas oublier de s'assurer de l'état des réflexes, et de pratiquer le toucher digital du pharynx nasal.

Larynx. — On étudie la coloration de la muqueuse, l'aspect et les changements pathologiques de l'épiglotte, des replis aryténo-épiglottiques, des aryténoïdes, des bandes ventriculaires et des cordes vocales, ainsi que la position de celles-ci pendant la phonation.

L'exploration avec la sonde nous fournit des renseignements utiles sur la sensibilité de l'organe et sur la consistance des différentes parties.

On doit compléter cet examen par celui de la bouche et du pharynx, et rechercher s'il y a des troubles d'organes voisins ou éloignés, s'il existe des phénomènes de compression, et quelles en sont alors les causes.

Pour faciliter la lecture des observations, nous avons l'habitude de représenter les lésions sur les diagrammes ci-dessous.

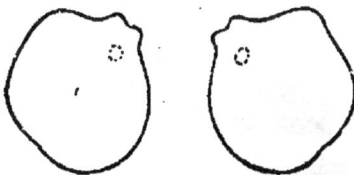

Fig. 178. — Tympan droit et gauche.

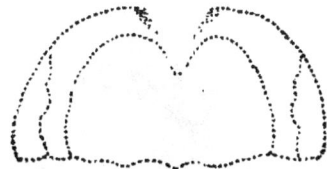

Fig. 179. — Isthme du gosier.

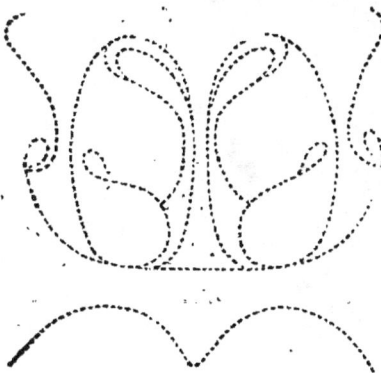

Fig. 180. — Pharynx nasal.

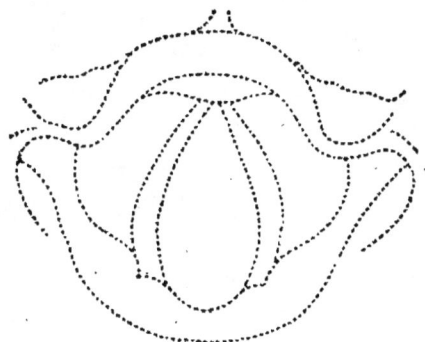

Fig. 181. — Larynx.

I. — MÉTHODES D'EXAMEN
§ I. — Éclairage

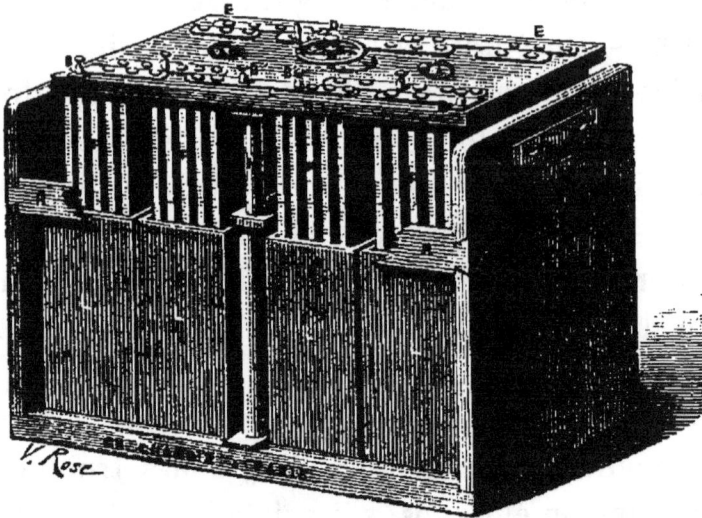

Fig. 1. — Pile de quatre éléments de Chardin pour produire la lumière.

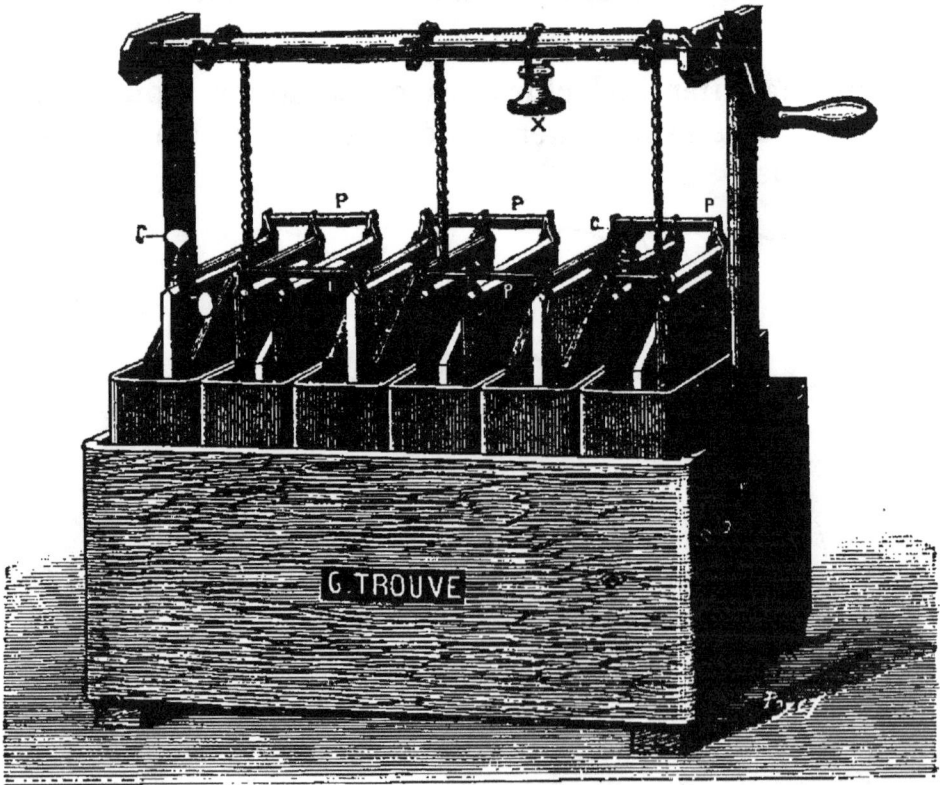

Fig. 2. — Batterie de six éléments de Trouvé.

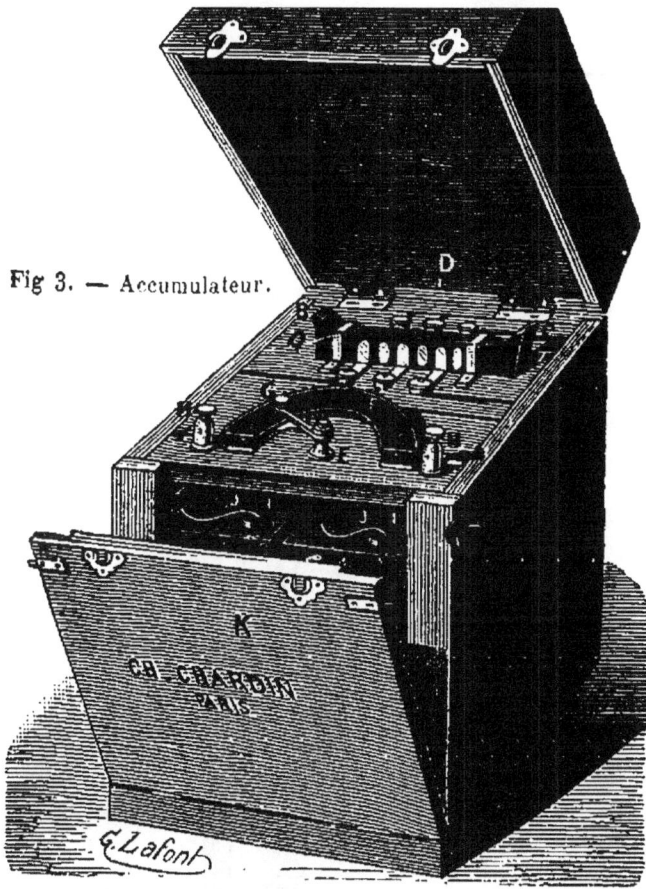
Fig 3. — Accumulateur.

CH. CHARDIN
PARIS

G. Lafont

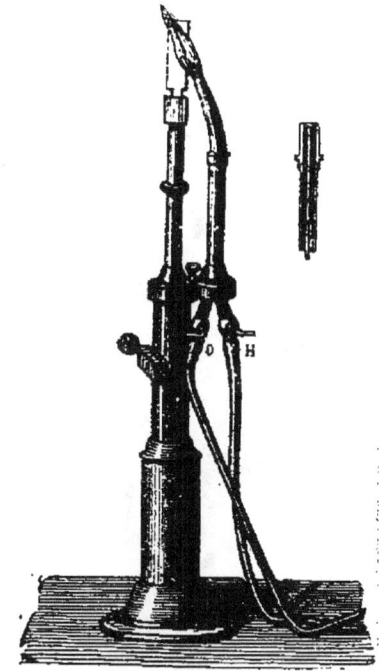
Fig. 5. — Éclairage de Drummond

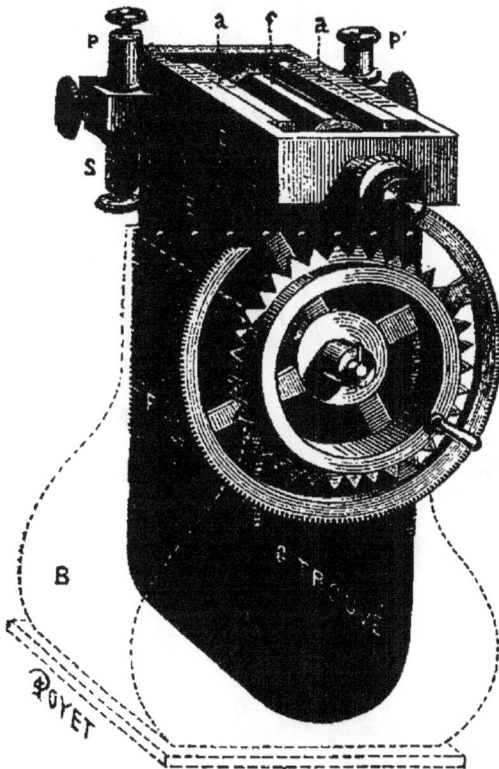
Fig. 4. — Machine de Gramme.

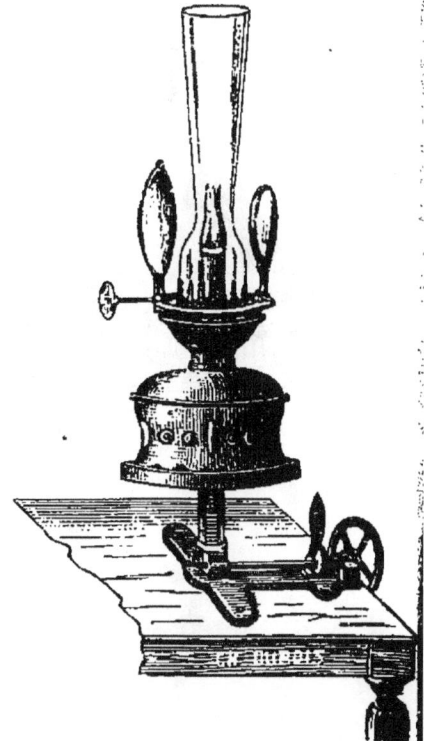
Fig. 6. — Support à crémaillère.

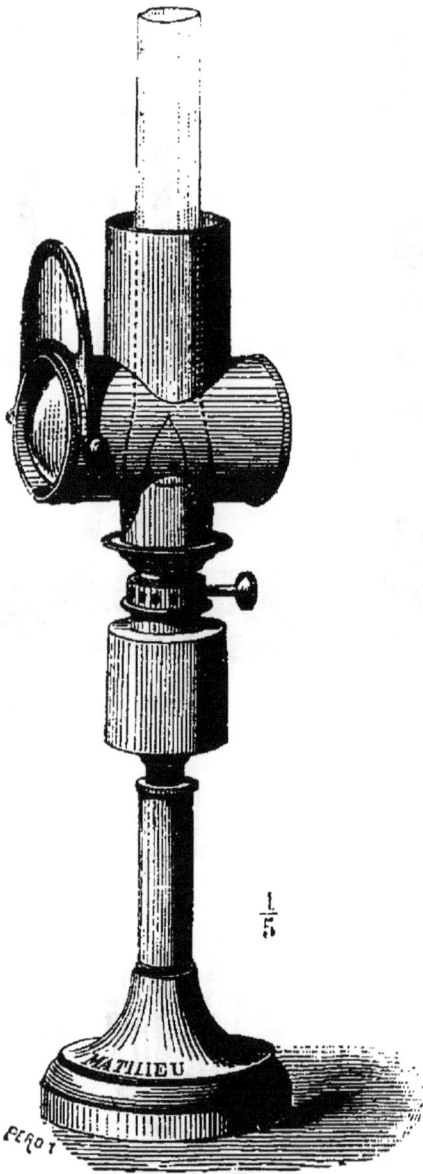

Fig. 7. — Lampe de Mathieu avec tige à
frottement.

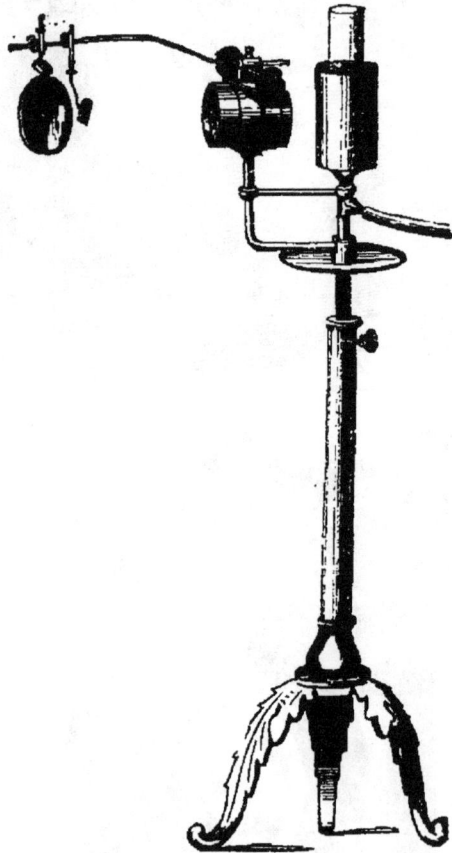

Fig. 8. — Lampe de Fraenkel montée
sur un pied reposant à terre.

§ II. — Appareils de concentration

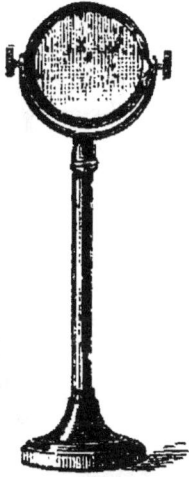

Fig. 9. — Lentille à pied
indépendant

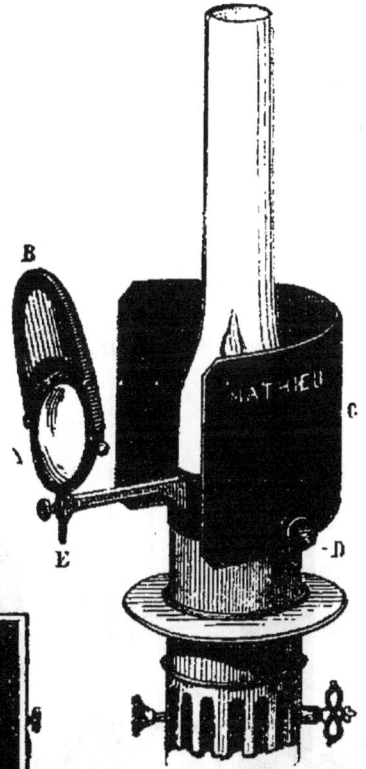

Fig. 11. — Appareil de
Fauvel.

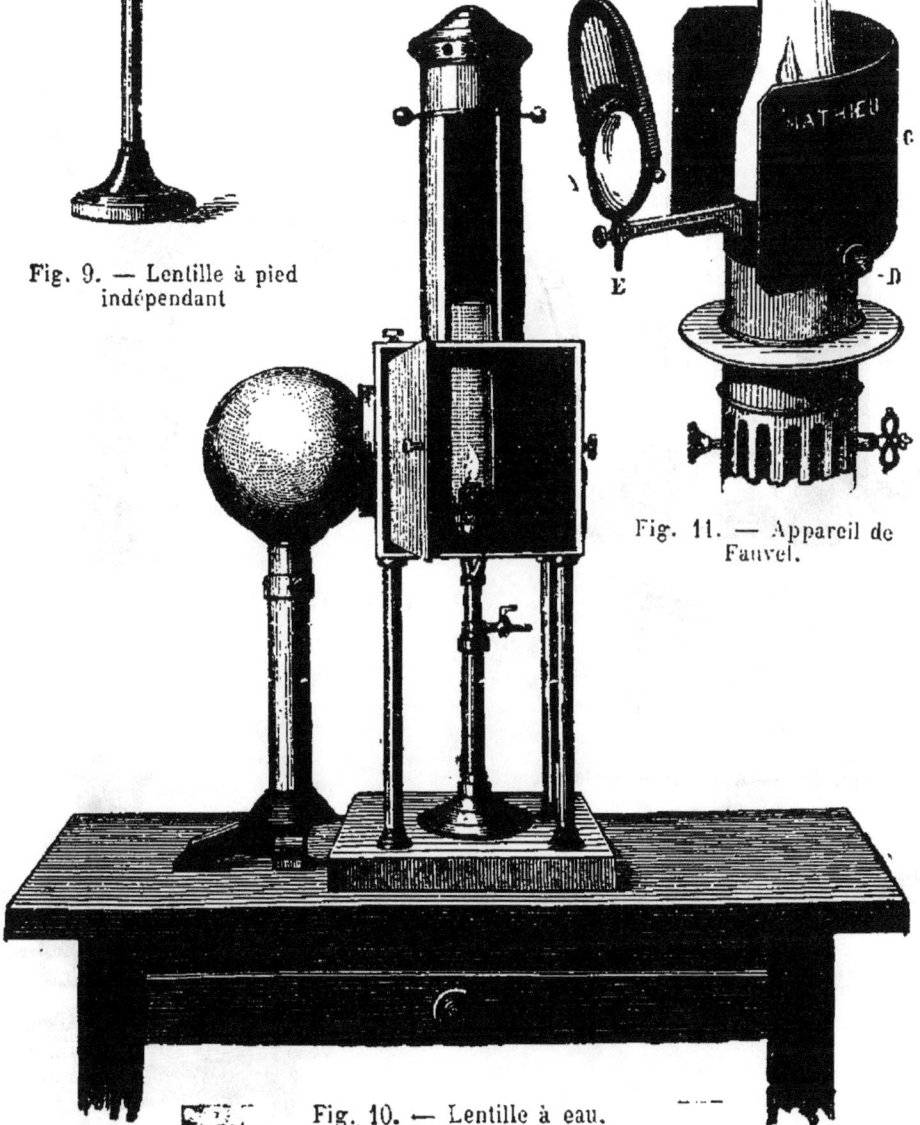

Fig. 10. — Lentille à eau.

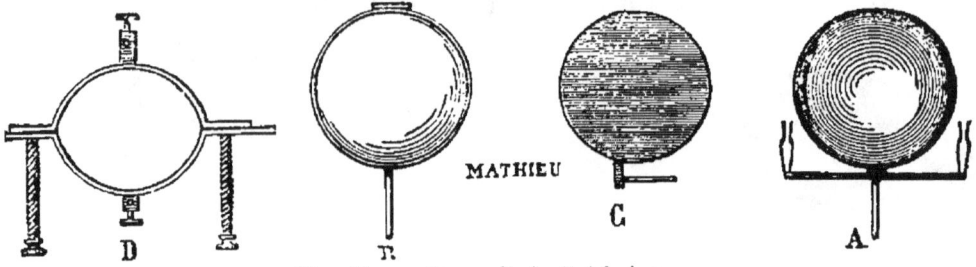

Fig. 12. — Appareil de Krishaber.

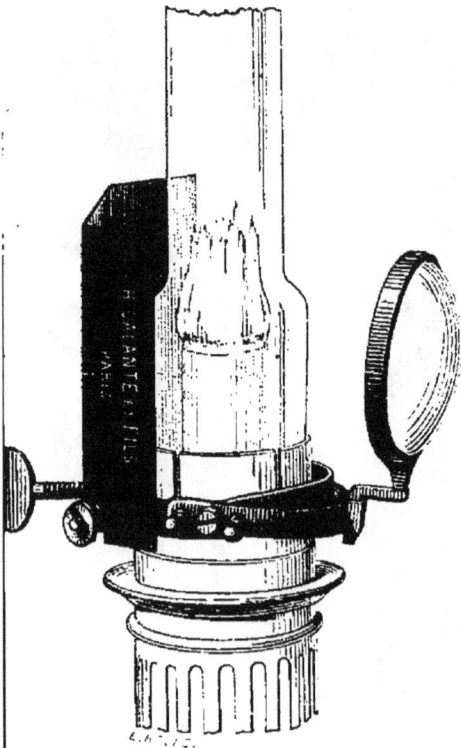

Fig. 13. — Appareil de Galante.

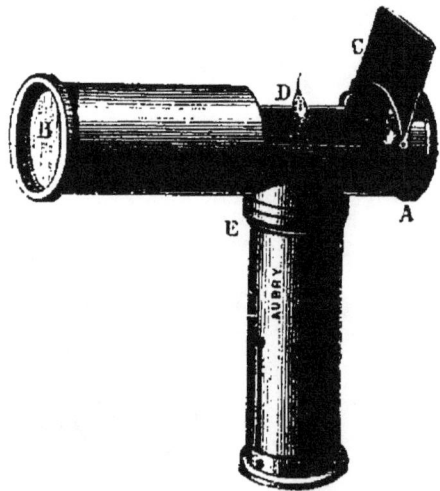

Fig. 14. — Appareil de Bonnafont.

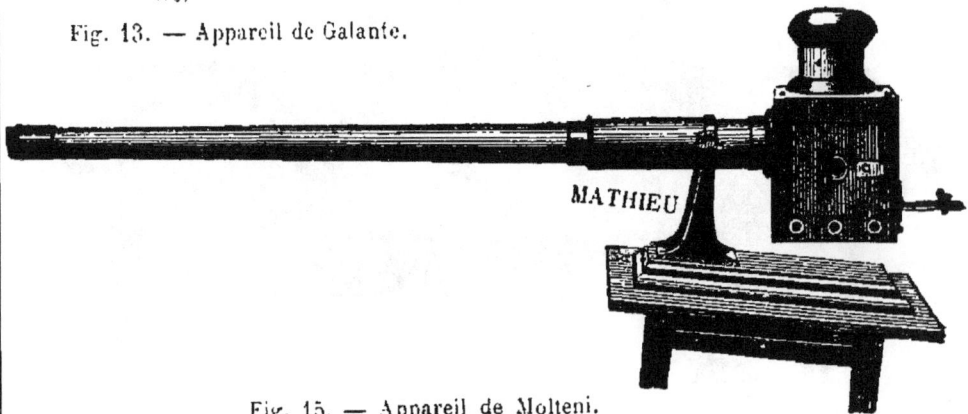

Fig. 15. — Appareil de Molteni.

MALADIES DU LARYNX.

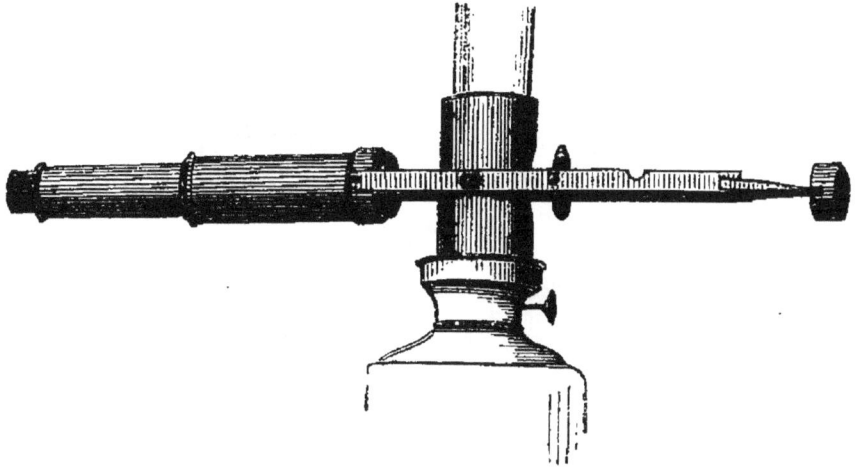

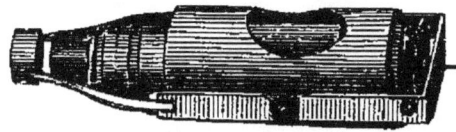

CH.DUBOIS

Fig. 16. — Appareil de Cadier.

CH.DUBOIS

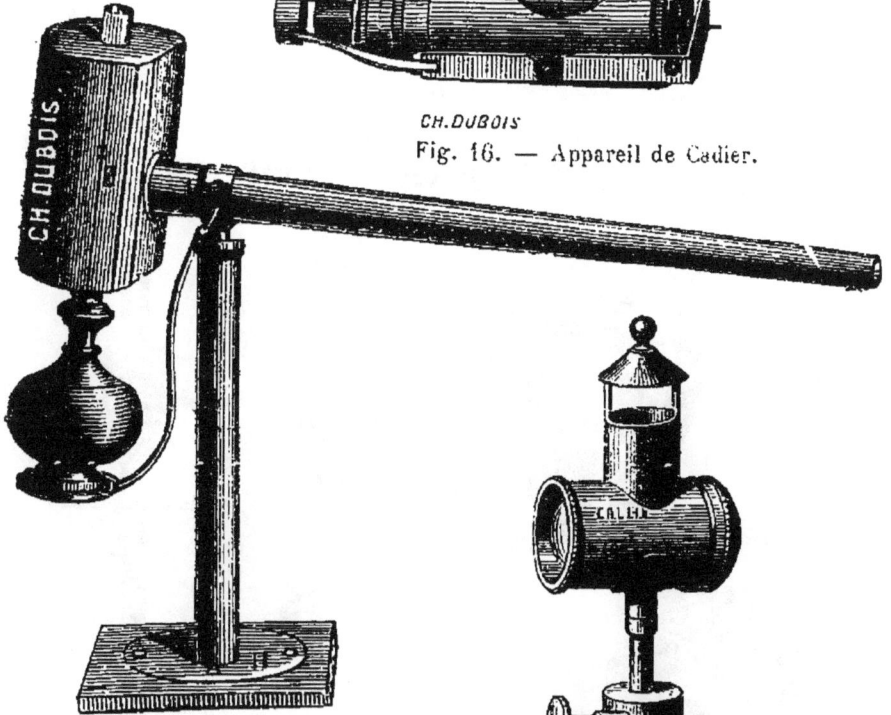

Fig. 17. — Appareil de Moure

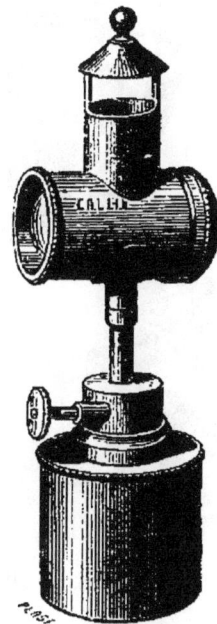

Fig. 18. — Lampe de Collin

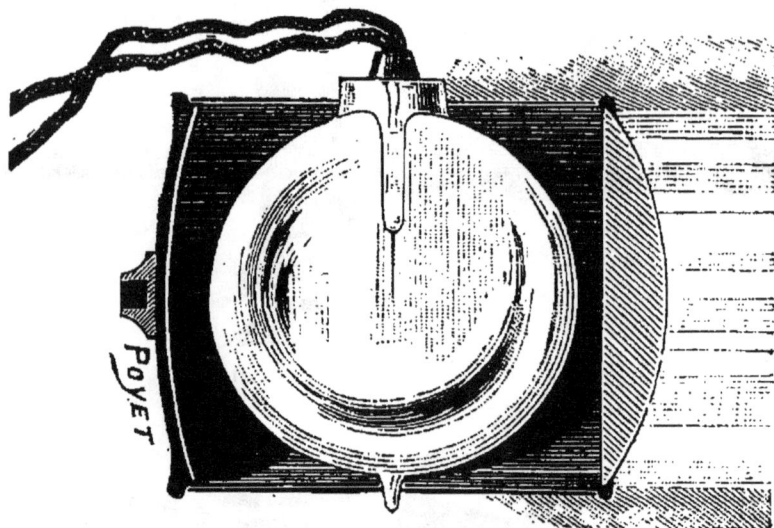

Fig. 19. — Photophore électrique de Hélot.

§ III. — Éclairage direct et réfléchi

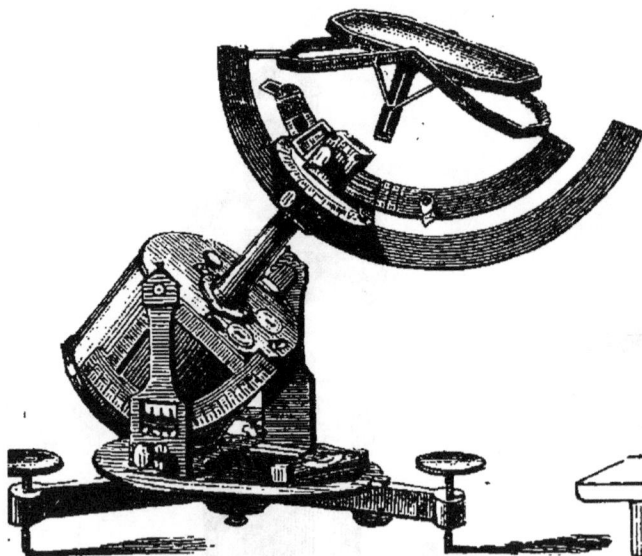

Fig. 20. — Héliostat de Silbermann.

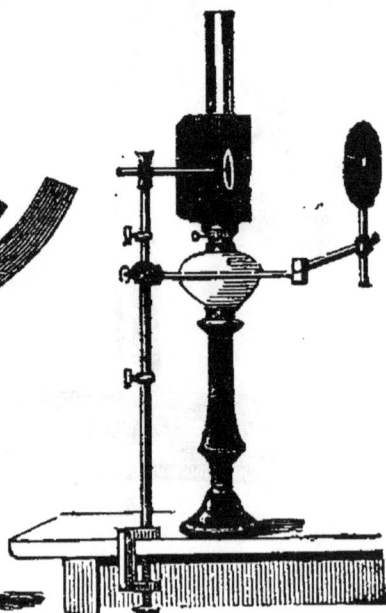

Fig. 21. — Appareil de Lewin.

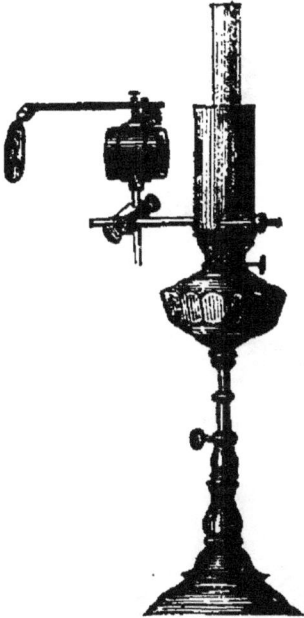

Fig. 22. — Appareil de Fraenkel.

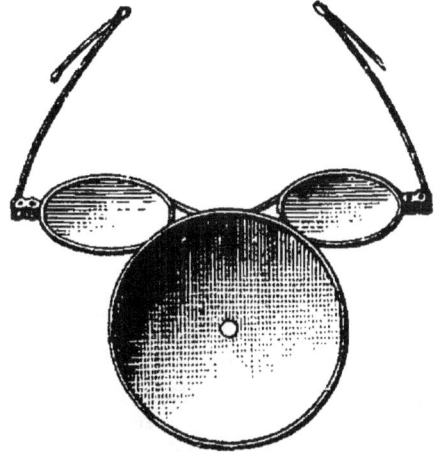

Fig. 23. — Réflecteur à lunettes de Semeleder.

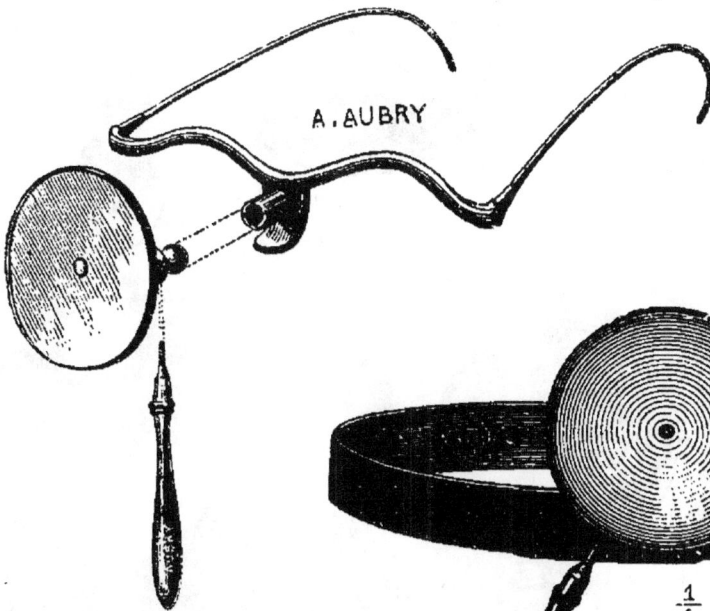

A.AUBRY

Fig. 24. — Réflecteur frontal de Duplay.

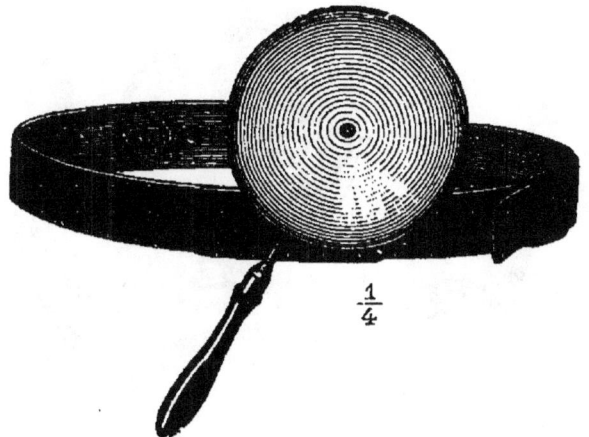

$\frac{1}{4}$

Fig. 25. — Réflecteur de Troeltsch.

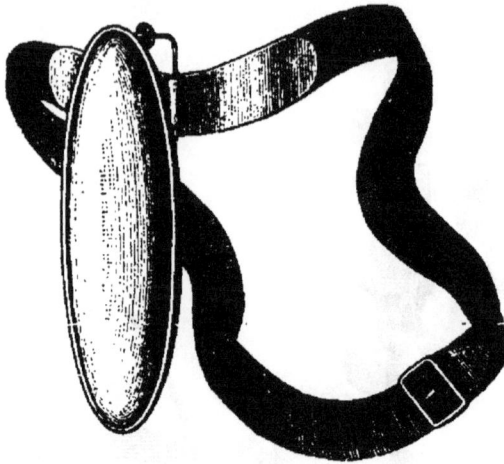

Fig. 26. — Réflecteur de Türck.

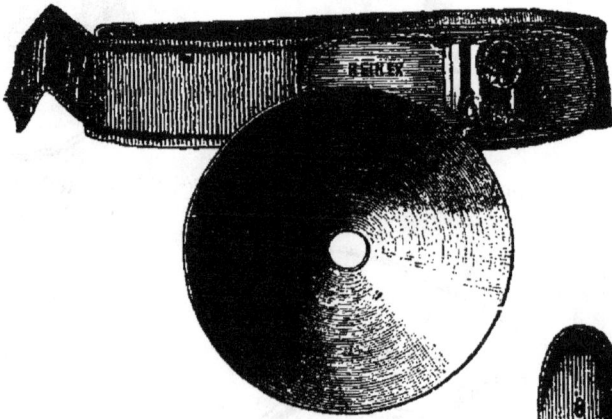

Fig. 27. — Réflecteur de Stoerk.

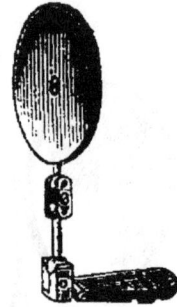

Fig. 29. — Réflecteur de Czermak.

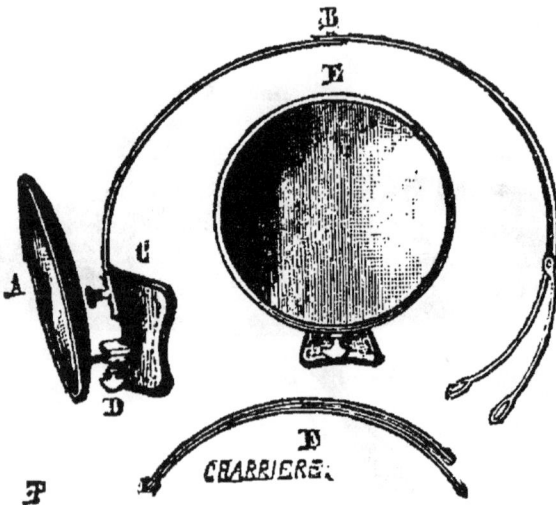

Fig. 28. — Réflecteur de Charrière.

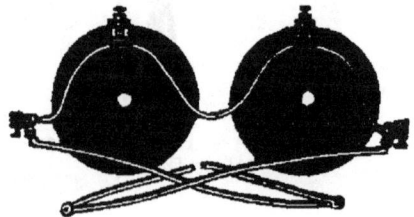

Fig. 30. — Réflecteur double de Waldenburg.

II. — OTOSCOPIE

Speculums

Fig. 31. — Speculum d'Ignaz Gruber, décrit par Wilde.

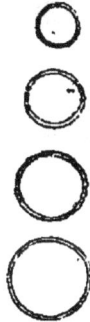

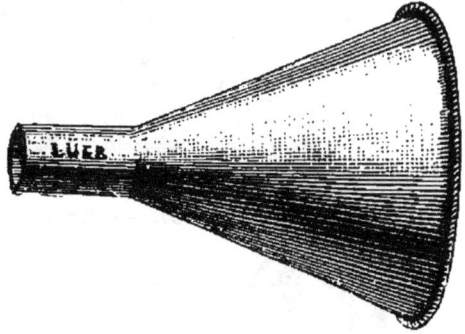

Fig. 32. — Speculum d'Avery, appelé aussi speculum de Keene.

Fig. 33. — Speculum de Lucae; son extrémité est taillée en biseau.

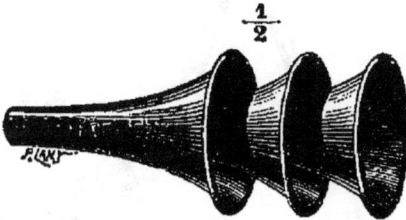

$\frac{1}{2}$

Fig. 34. — Speculum généralement connu sous le nom de Toynbee. Mais le speculum de Toynbee rappelle celui d'Avery par sa forme; son pavillon est plus court, et son tube ovalaire.

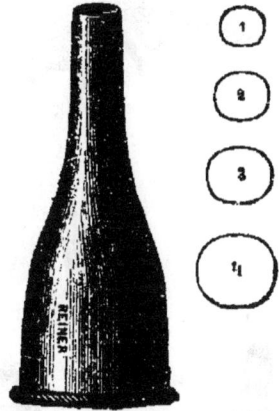

Fig. 36. — Speculum de Joseph Gruber.

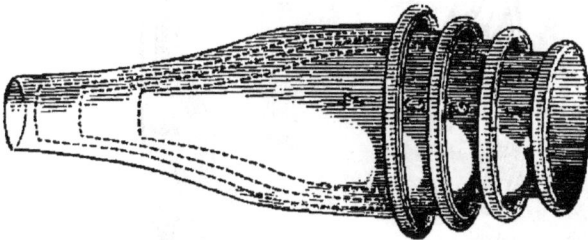

Fig. 35. — Speculum d'Erhard.

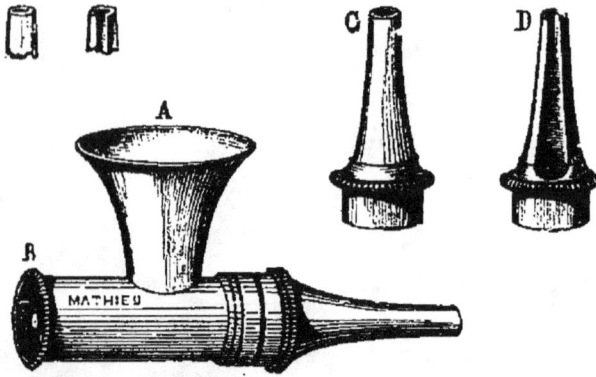

Fig. 37. — Otoscope de Brunton.

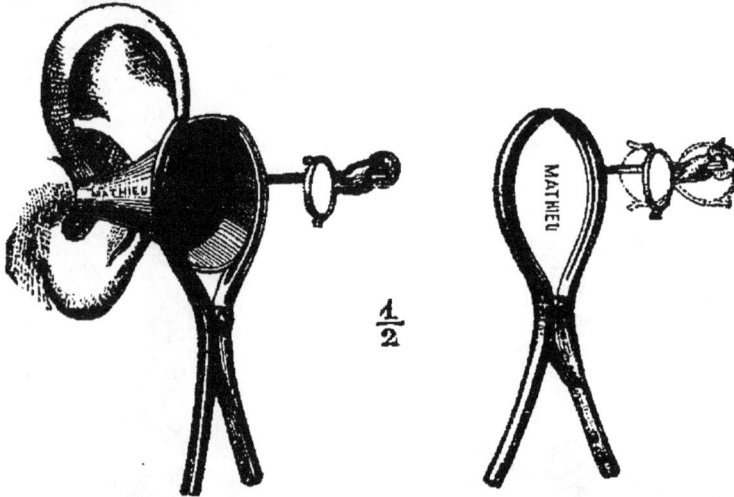

$\frac{1}{2}$

Fig. 38. — Pince de Lévi, portant une lentille.

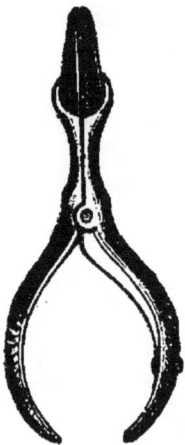

Fig. 39. — Speculum
connu sous le nom
d'Itard.

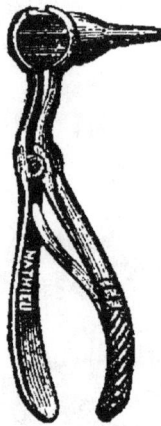

Fig. 40. — Speculum
de Kramer.

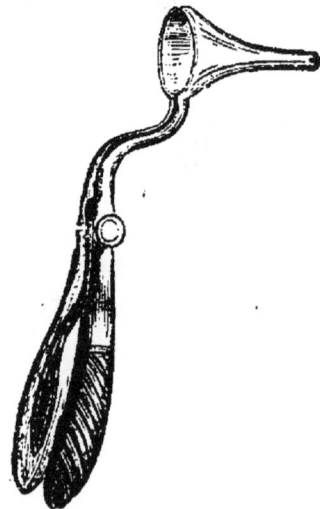

Fig. 41. — Speculum de Miot.

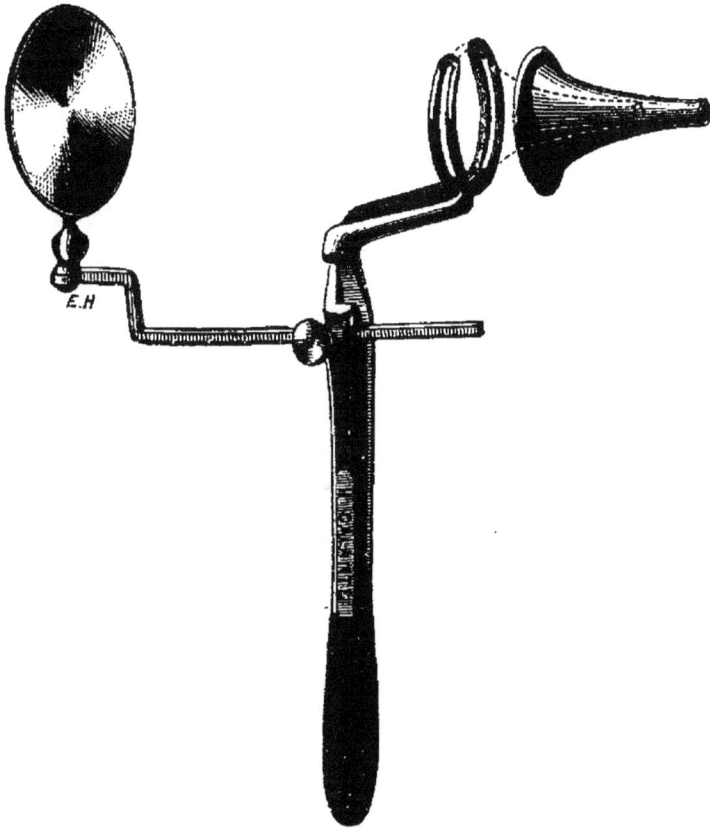

Fig. 42. — Pince porte-speculum de Miot.

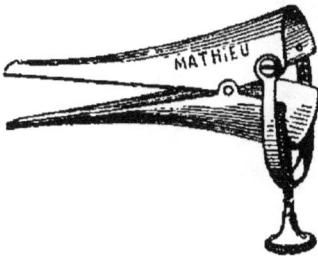

Fig. 43. — Speculum de Bonnafont.

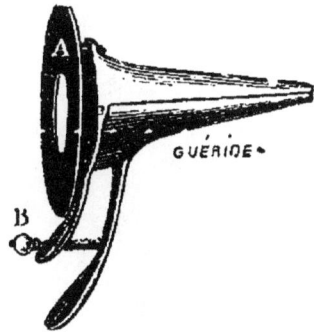

Fig. 44. — Speculum de Garrigou-
Désarènes.

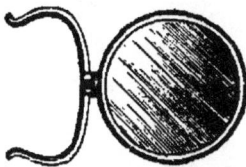

Fig. 45. — Miroir de Grünfeld.

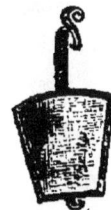

Fig. 46. — Miroir de Noltenius.

III. — RHINOSCOPIE ANTÉRIEURE

§ I. — Speculums tubulaires

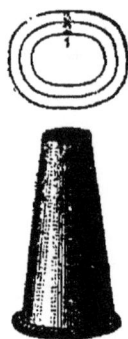

Fig. 47. — Speculum de Sigmund.

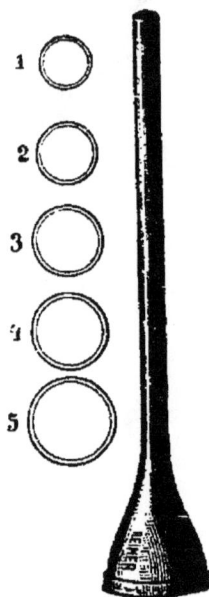

Fig. 48. —_Speculum de Zaufal.

§ II. — Speculums univalves

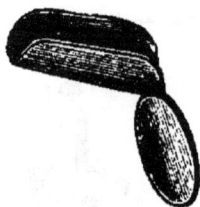

Fig. 49. — Speculum de Lœwenberg.

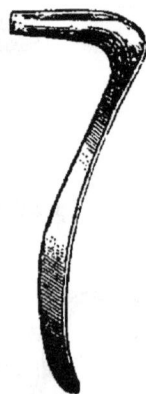

Fig. 50. — Speculum de Hartmann.

§ III. — Speculums bivalves

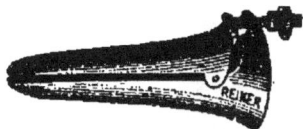

Fig. 51. — Speculum de
Bresgen.

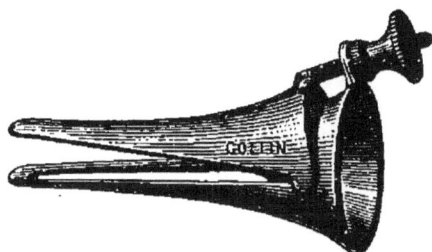

Fig. 52. — Speculum de Massei, connu aussi sous
le nom de speculum de Terrier.

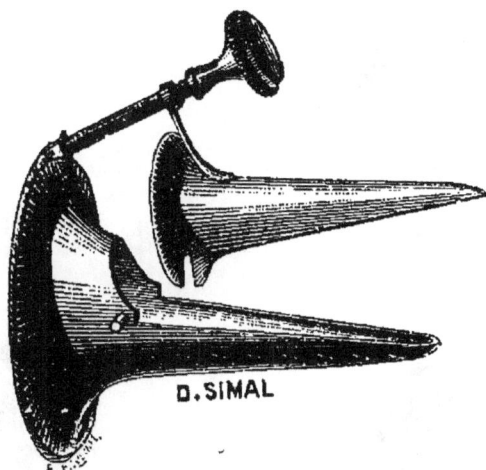

Fig. 53. — Speculum désarticulé.

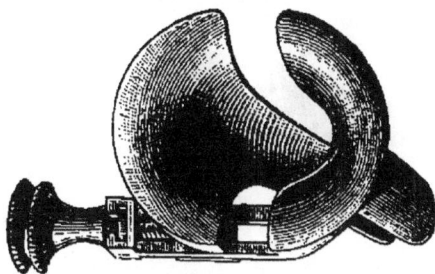

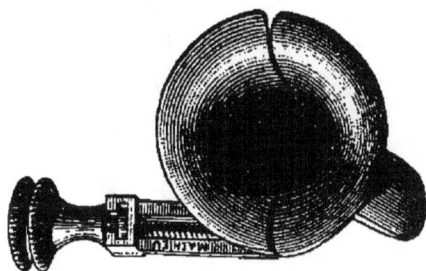

Fig. 54. — Speculum de Moure.

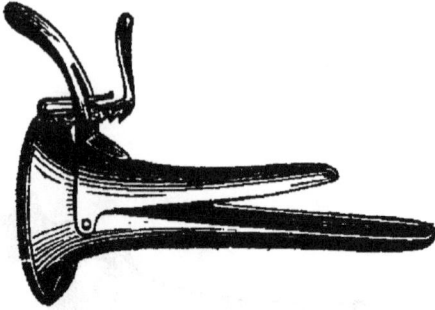

Fig 55. — Speculum de Voltolini.

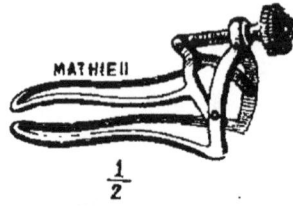

$\frac{1}{2}$

Fig. 56. — Speculum de Mathieu

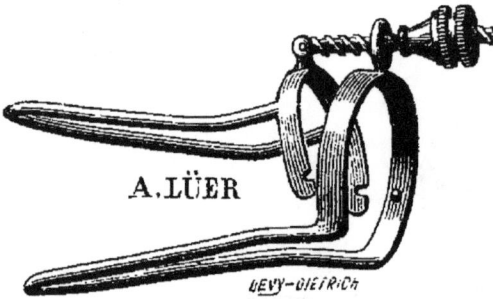

A.LÜER

LEVY-DIETRICH

Fig. 57. — Le même désarticulé.

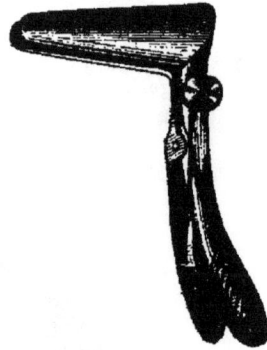

Fig. 58. — Speculum de Roth.

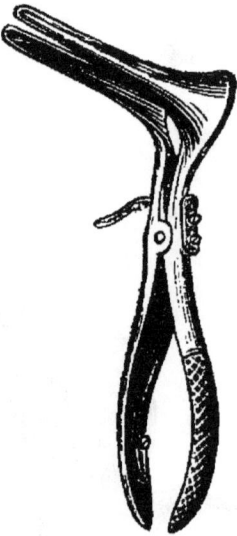

Fig. 59. — Speculum de Voltolini.

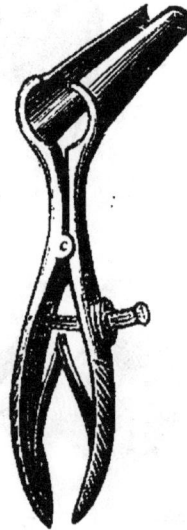

Fig. 60. — Speculum de Bœcker

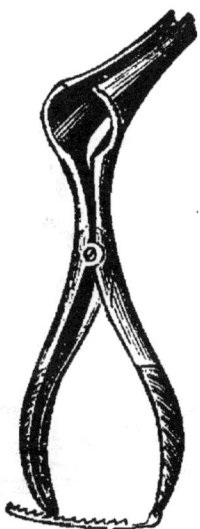

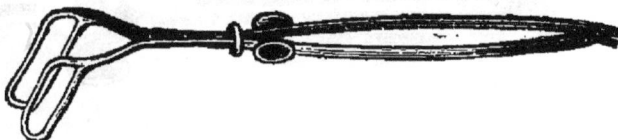

Fig. 61. — Speculum de Hartmann.　　Fig. 62. — Speculum de Cholewa.

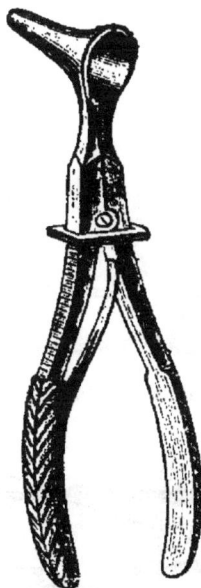

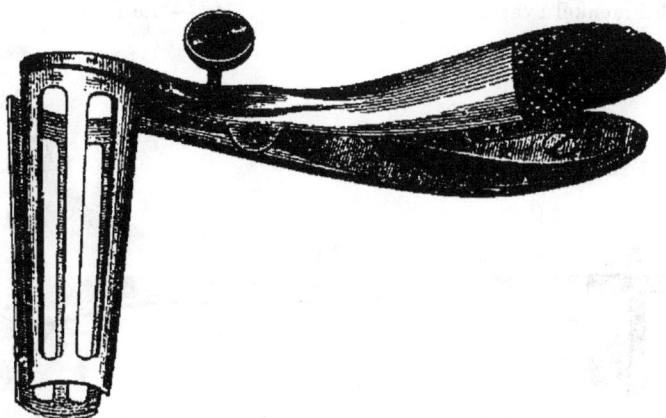

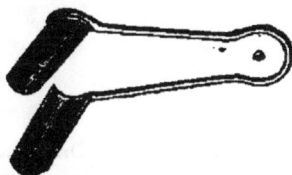

Fig. 63. — Speculum de Schnitzler.

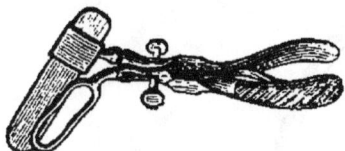

Fig. 64. — Speculum de Mackenzie.　　Fig. 65. — Speculum de Jarvis.

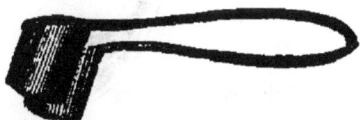

Fig. 66. — Speculum de Thudicum.　　Fig. 67. — Speculum de Reichert.

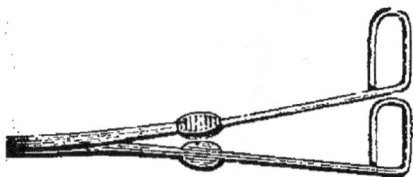

Fig. 68. — Speculum de Bosworth.

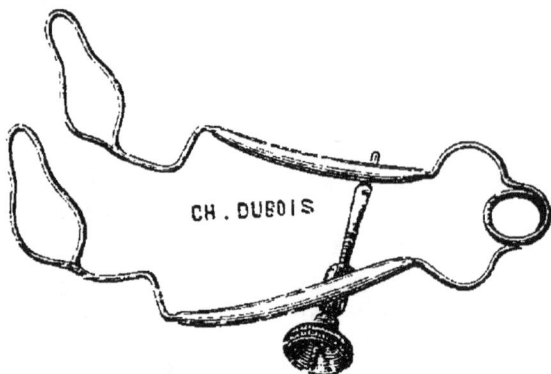

Fig. 69. — Speculum de Baratoux.

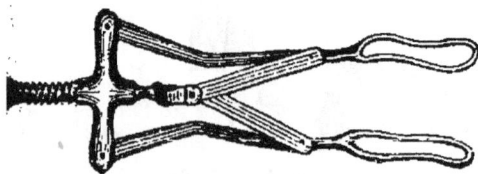

CH. DUBOIS

5.70.—Speculum de Fraenkel à valves grillagées.

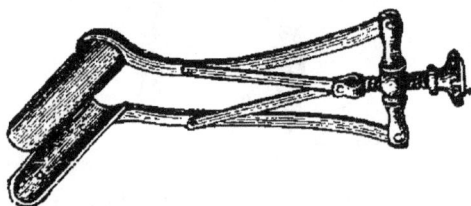

Fig. 71. — Le même à valves pleines.

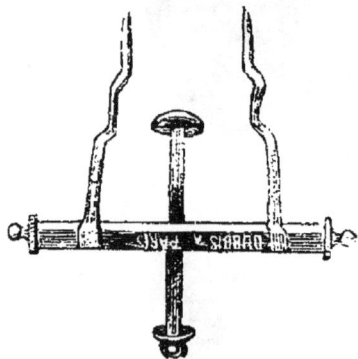

Fig. 72. — Speculum de Delstanche.

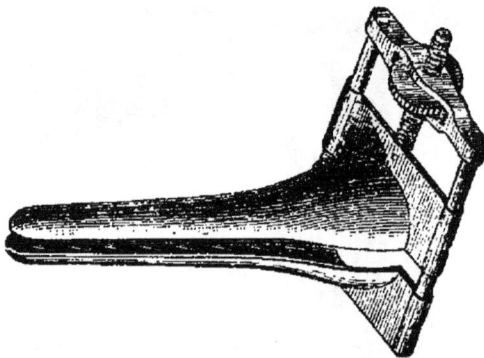

Fig. 74. — Speculum de Zaufal.

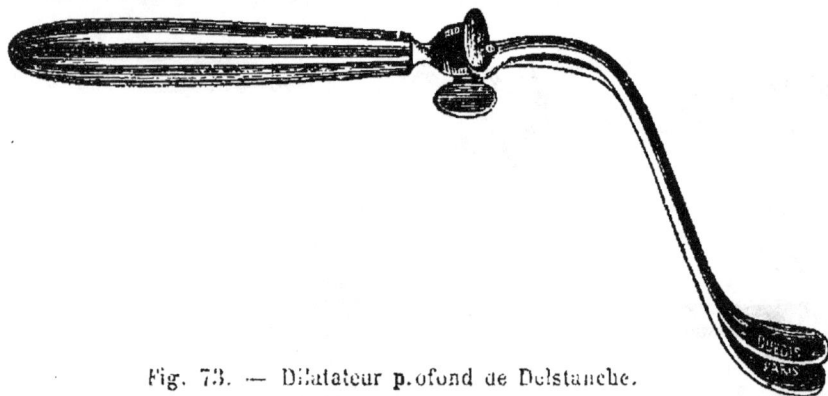

Fig. 73. — Dilatateur profond de Delstanche.

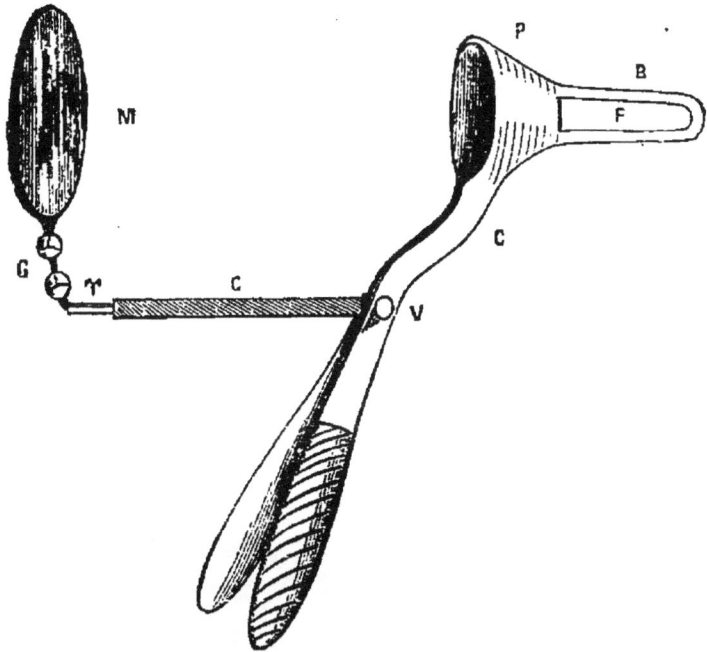

Fig. 75. — Speculum de Miot, auquel est adapté un réflecteur (rhinoscope).

§ IV. — **Speculums trivalves**

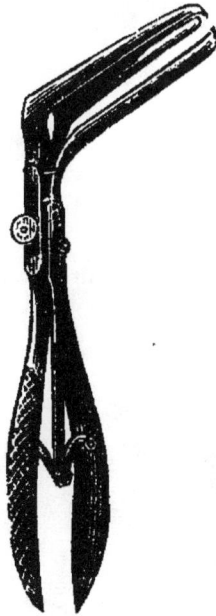

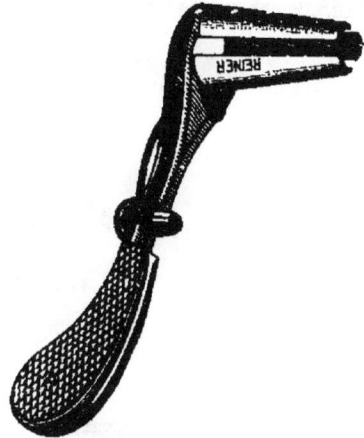

Fig. 76. — Speculum de Brandis.   Fig. 77. — Speculum de Scheff.

IV. — RHINOSCOPIE POSTÉRIEURE

§ I. — Miroirs

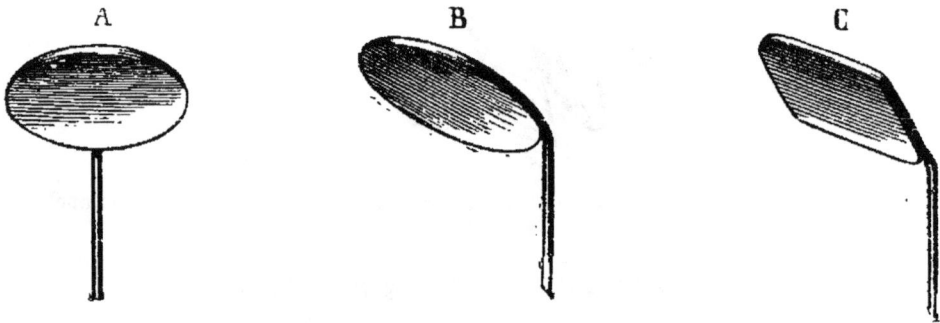

Fig. 78. — Différentes formes de miroir; A. rond; B. ovalaire; C. carré.

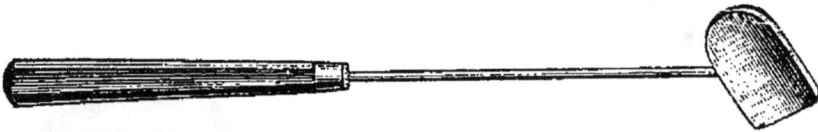

Fig. 79. — Miroir rectangulaire d'un côté, de l'autre arrondi.

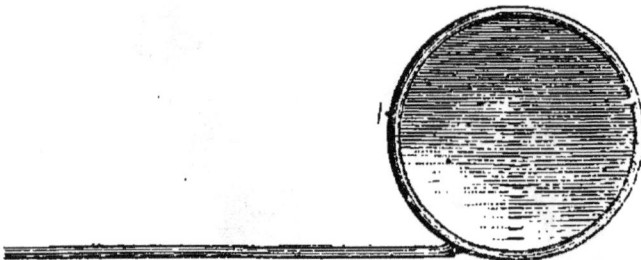

Fig. 80. — Miroir gradué pour déterminer les dimensions de la glotte.

§ II. — Abaisse-langue

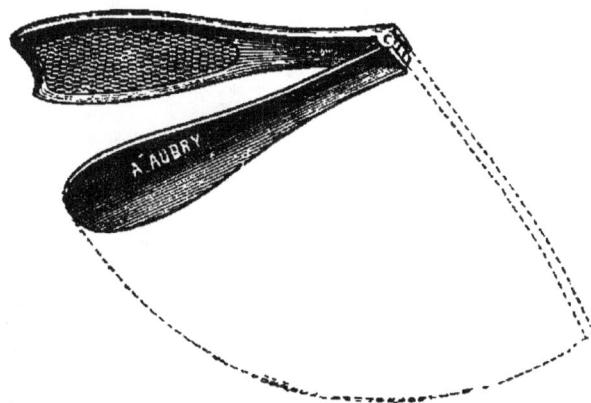

Fig. 81. — Abaisse-langue double de Colombat.

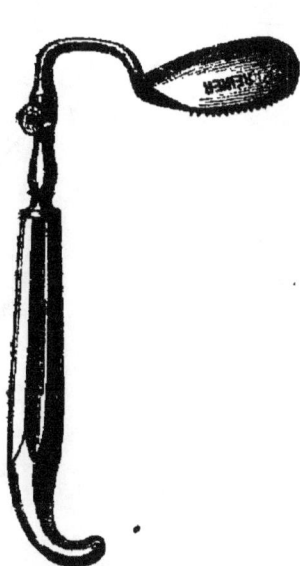

Fig. 82. — Abaisse-langue de Türke.   Fig. 83. — Abaisse-langue de Colombat.

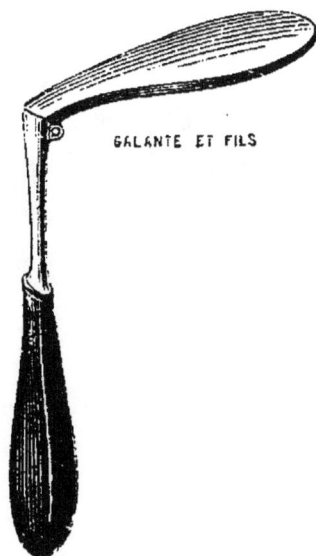

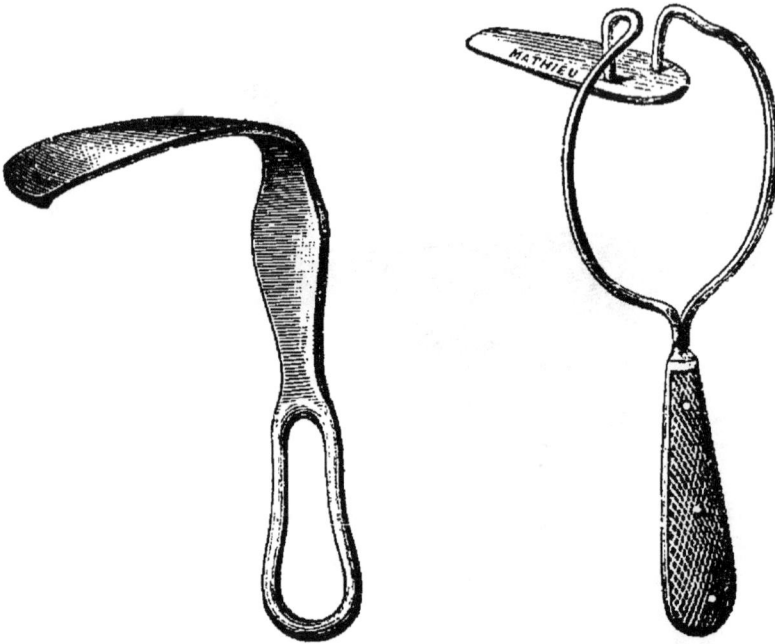

Fig. 84. — Abaisse-langue de Hartmann.   Fig. 85. — Abaisse-langue de Mathieu.

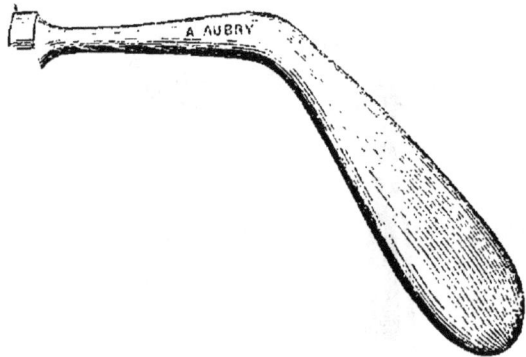

Fig. 86. — Abaisse-langue de Green.

MATHIEL

MATHIEU

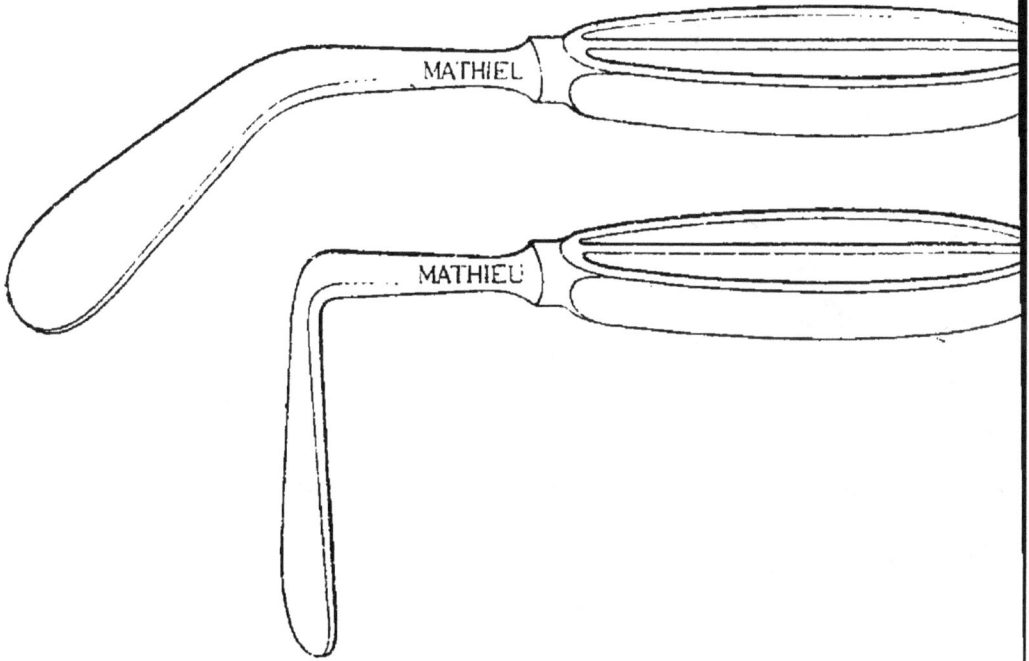

Fig. 87. — Abaisse-langue de Trousseau.

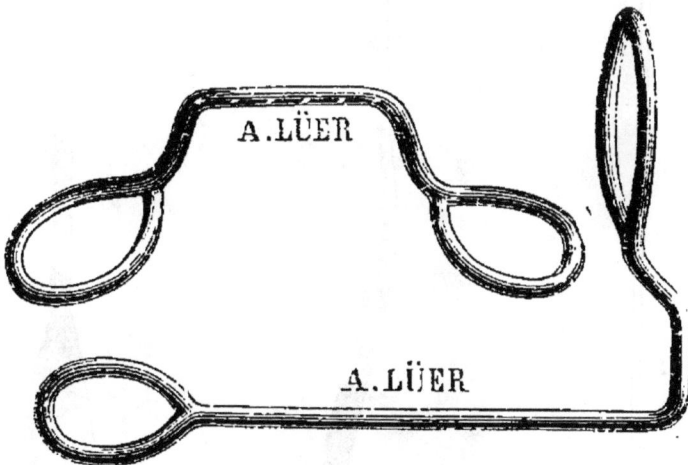

A.LÜER

A.LÜER

Fig. 88. — Abaisse-langue de Czarda.

§ III. — Miroirs articulés

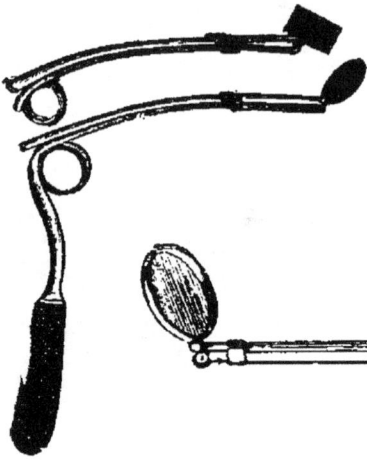

Fig. 89. — Miroir articulé
de Fraenkel.

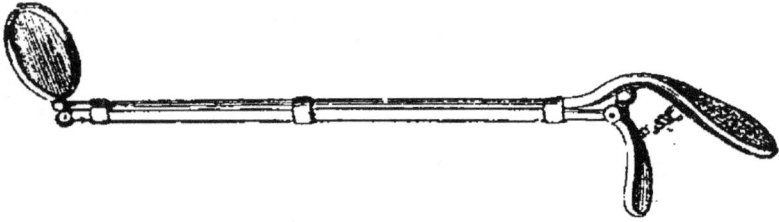

Fig. 90. — Miroir articulé de Mathieu.

§ IV. — Relève-luette

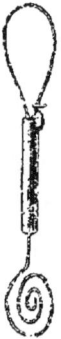

Fig. 91. —
Anse de
Turck.

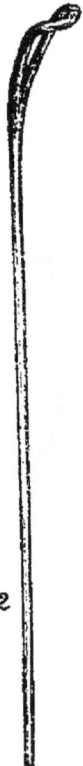

Fig. 92. — Relève-luette
de Czermak.

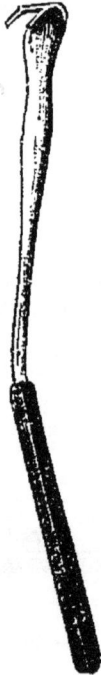

Fig. 93. — Relève-luette
de Bruns.

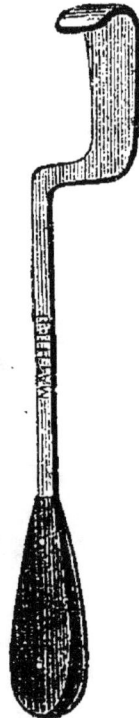

Fig. 94. — Relève-luette
de Krishaber.

Fig. 96. — Relève-luette de Voltolini.

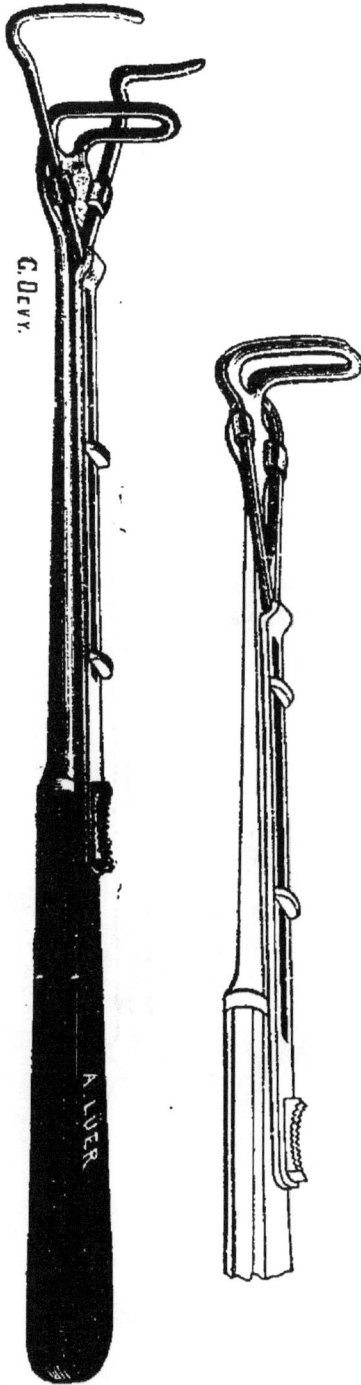

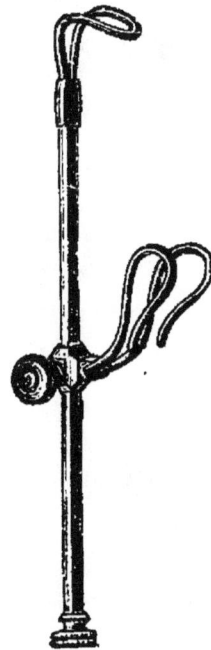

Fig. 95. — Relève-luette de Luc.   Fig. 97. — Relève-luette de J. White.

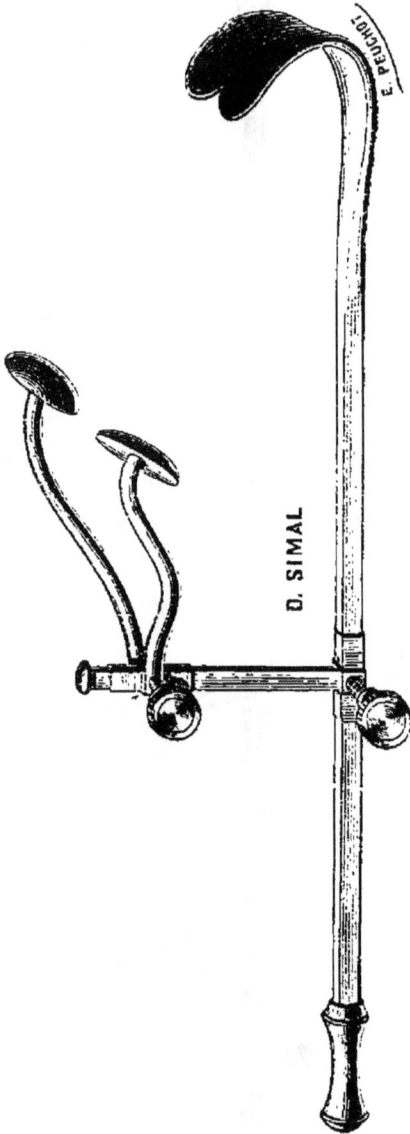

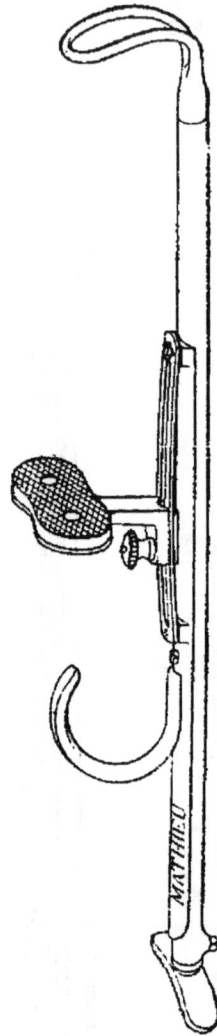

Fig. 98. — Relève-luette de Schmidt.   Fig. 99. — Relève-luette de Dorn.

§ V. — **Fixateurs de la langue**

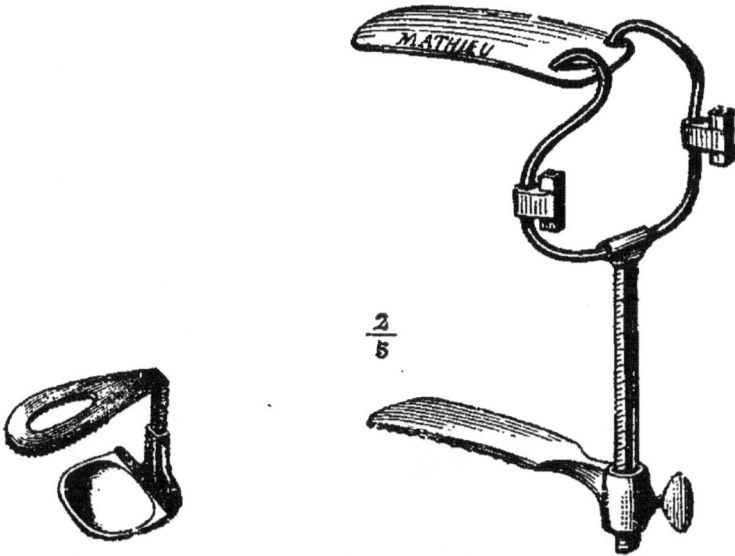

$\frac{2}{5}$

Fig. 100. — Fixateur de Ash.   Fig. 101. — Fixateur de Mathieu.

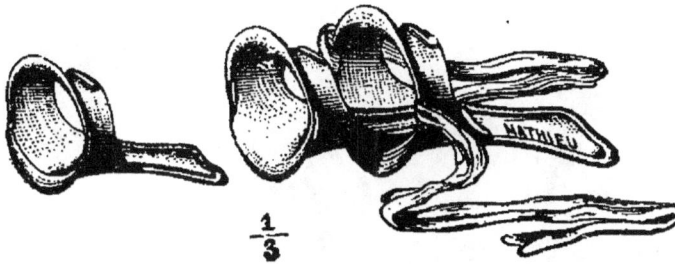

$\frac{1}{3}$

Fig. 102. — Speculums buccaux.

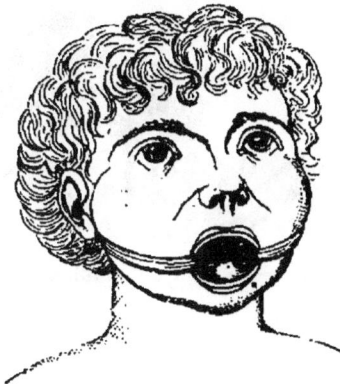

Fig. 103. — Speculum buccal en place.

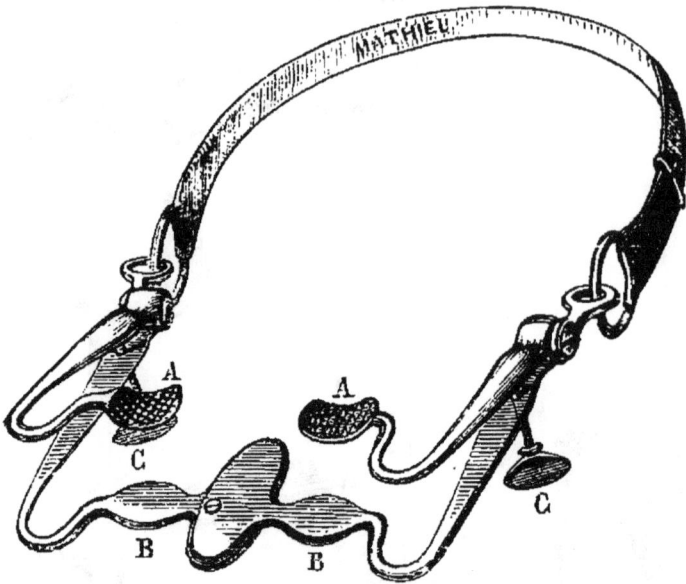

Fig. 104. — Ouvre-bouche avec fixateur lingual de Schmidt.

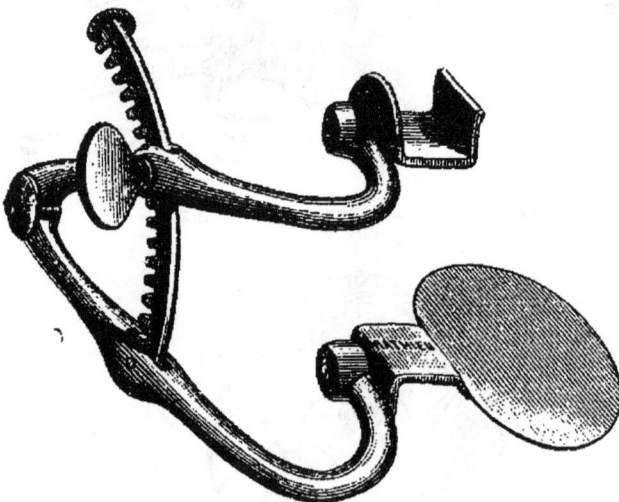

Fig. 105. — Bâillon de Mathieu.

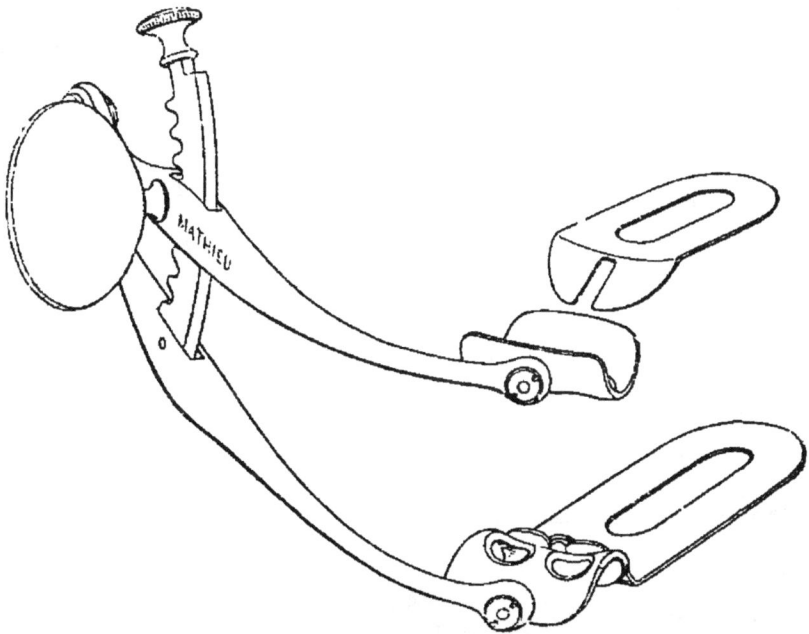

Fig. 106. — Nouveau modèle de Mathieu.

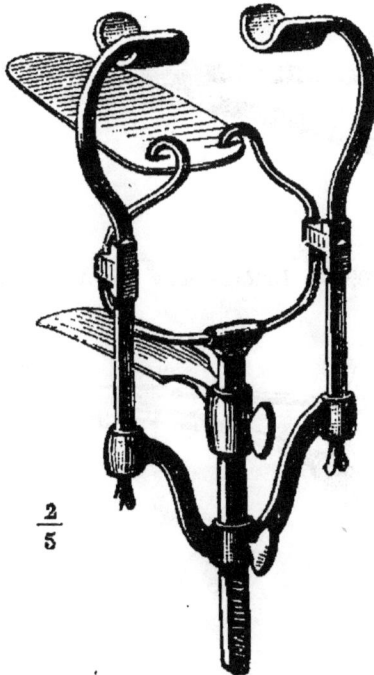

$\frac{2}{5}$

Fig. 107. — Fixateur lingu-maxillaire de Mathieu.

§ VI. — **Autres instruments**

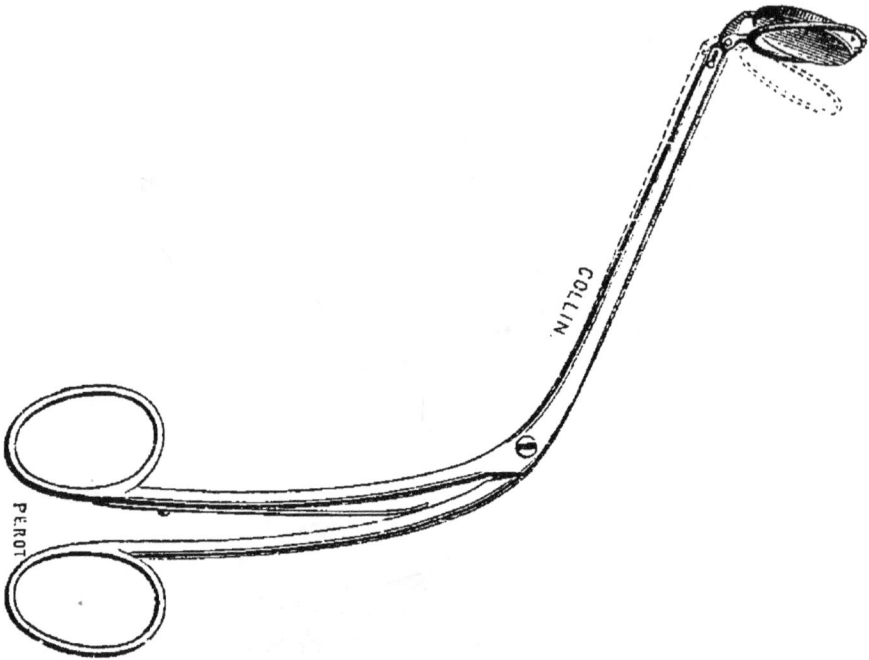

Fig. 108. — Reléve-luette avec miroir de Dupiay.

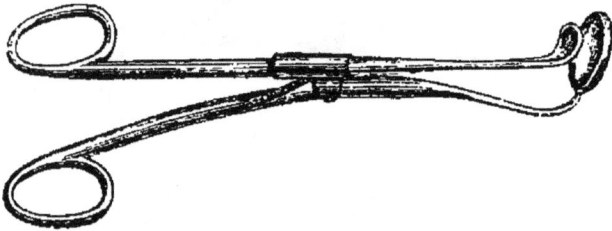

Fig. 109. — Relève-luette avec miroir de Störk.

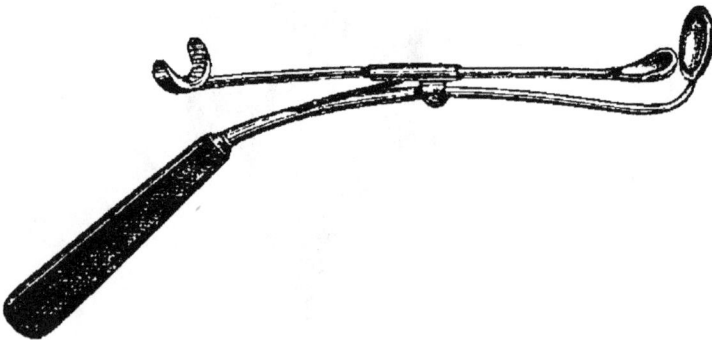

Fig. 110. — Relève-luette avec miroir de Baxt.

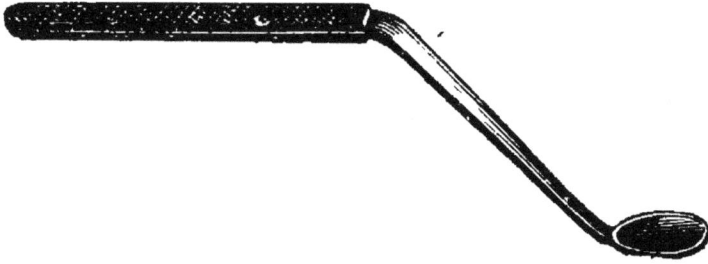

Fig. 111. — Miroir de Bruns.

Fig. 112. — Miroir de Voltolini.

V. — LARYNGOSCOPIE

§ I. — Écarteur des mâchoires

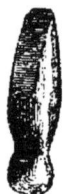

Fig. 113.— Écarteur des mâchoires en bois.

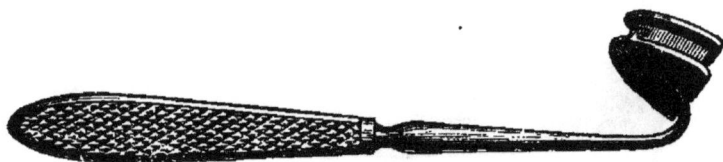

Fig. 114. — Écarteur de Weinlechner.

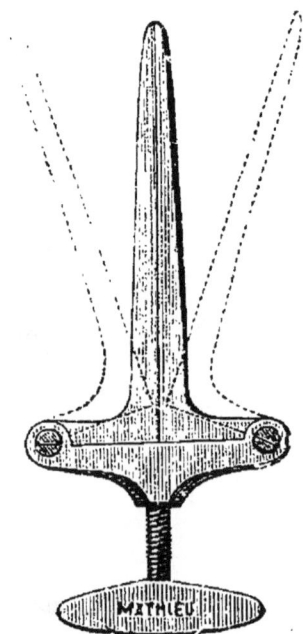

Fig. 115. — Écarteur de Heister.

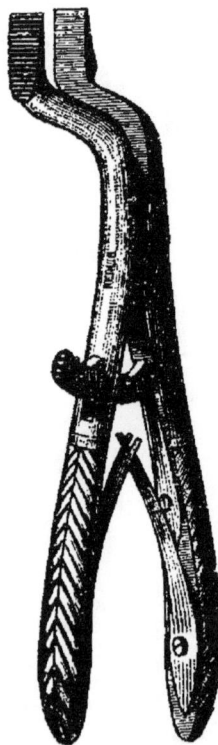

Fig. 116. — Écarteur de König.

§ II. – Instruments pour maintenir la langue et relever l'épiglotte

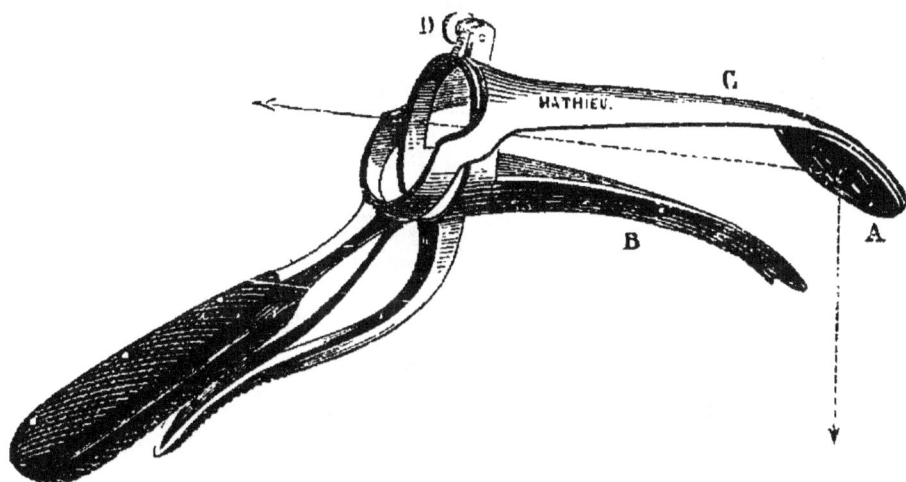

Fig. 117. — Speculum de Labordette. Ce speculum porte un miroir à son extrémité pharyngienne.

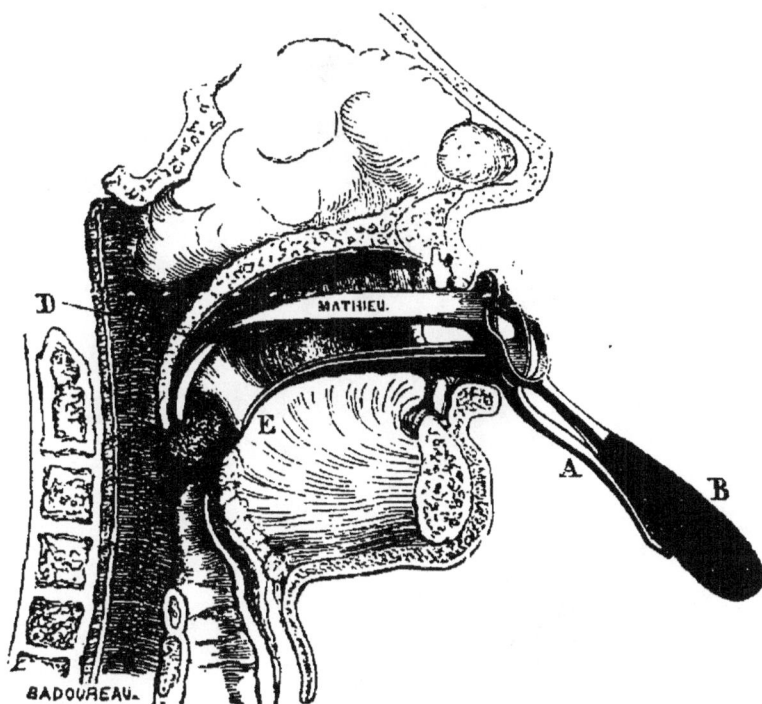

Fig. 118. — Le même instrument en place.

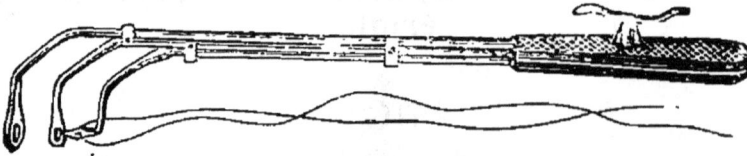

Fig. 119. — Instrument de Bruns destiné à faire passer un fil dans l'épiglotte, afin de relever cet opercule.

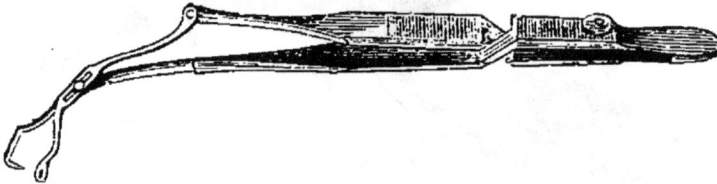

Fig. 120. — Pince de Bruns.

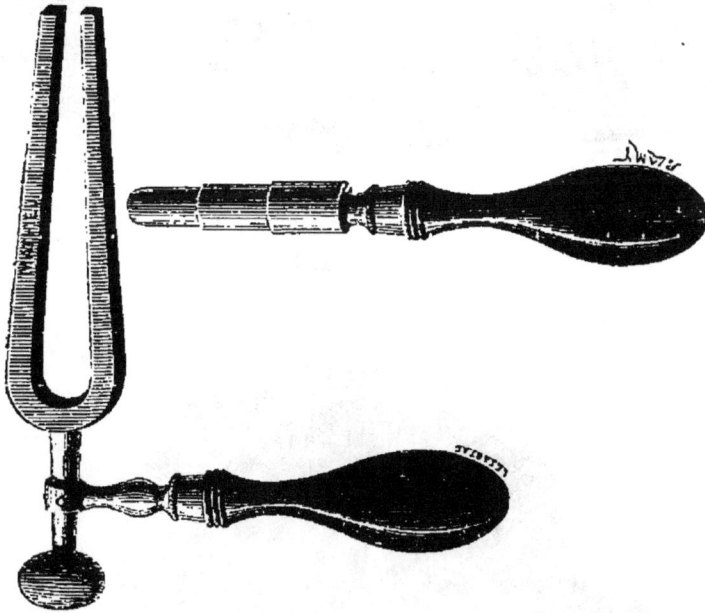

Fig. 121. — Diapason de Duplay avec archet gradué de Mathieu.

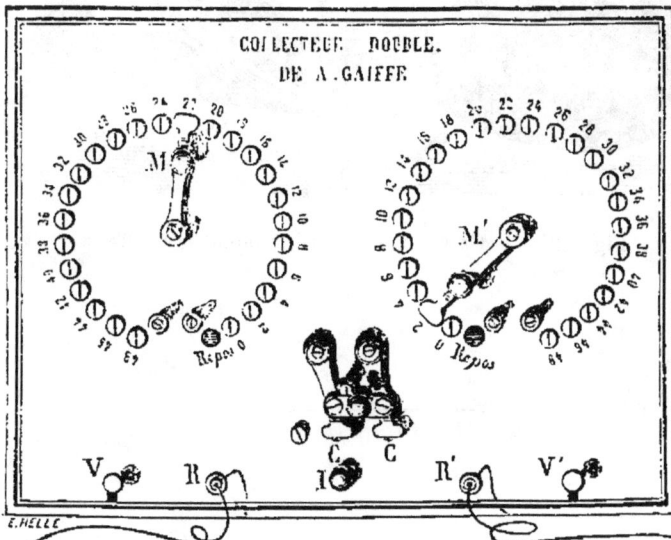

Fig. 122. — Collecteur.

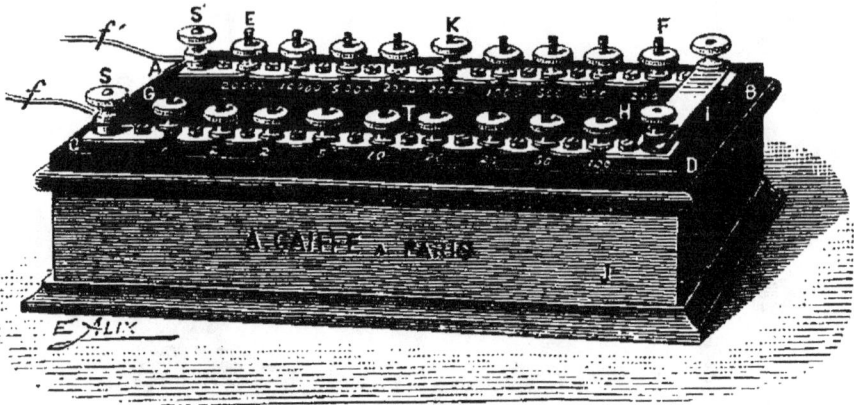

Fig. 123. — Rhéostat de Gaiffe.

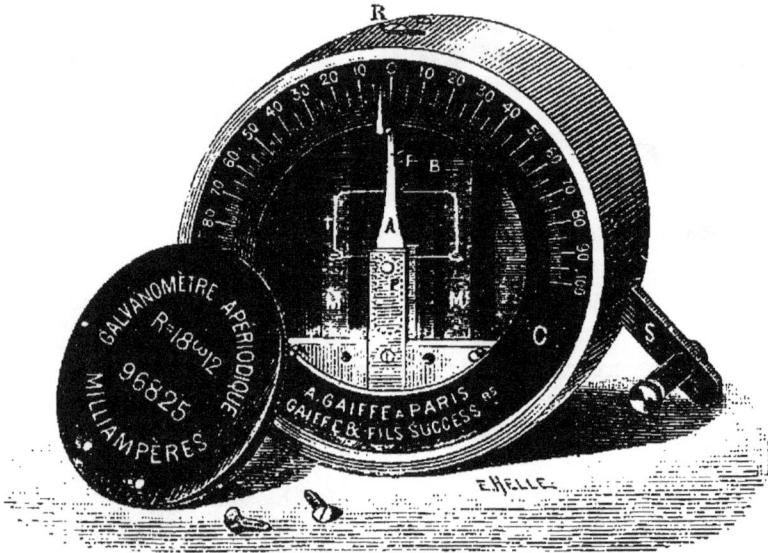

Fig. 124. — Galvanomètre apériodique de Gaiffe.

VII. — INSUFFLATION D'AIR DANS L'OREILLE MOYENNE

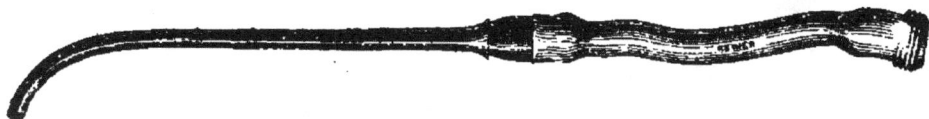

Fig. 125. — Canule de Politzer.

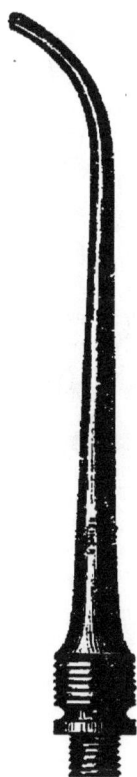

Fig 126. — Canule de Gruber.

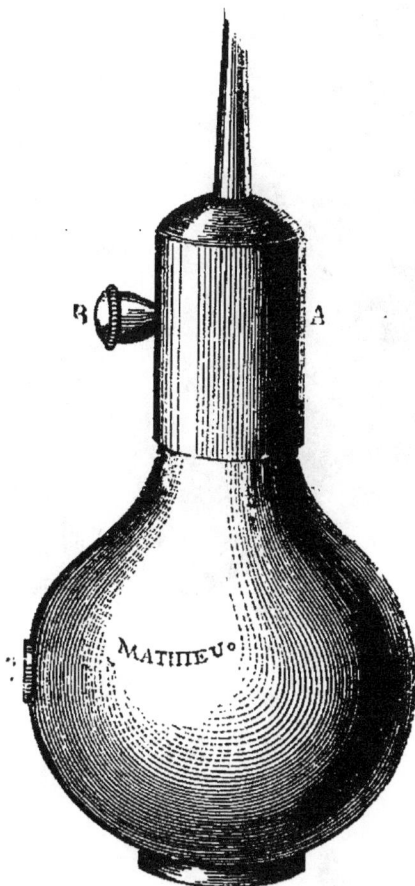

Fig. 127. — Poire de Hardy pour insufflation de vapeurs.

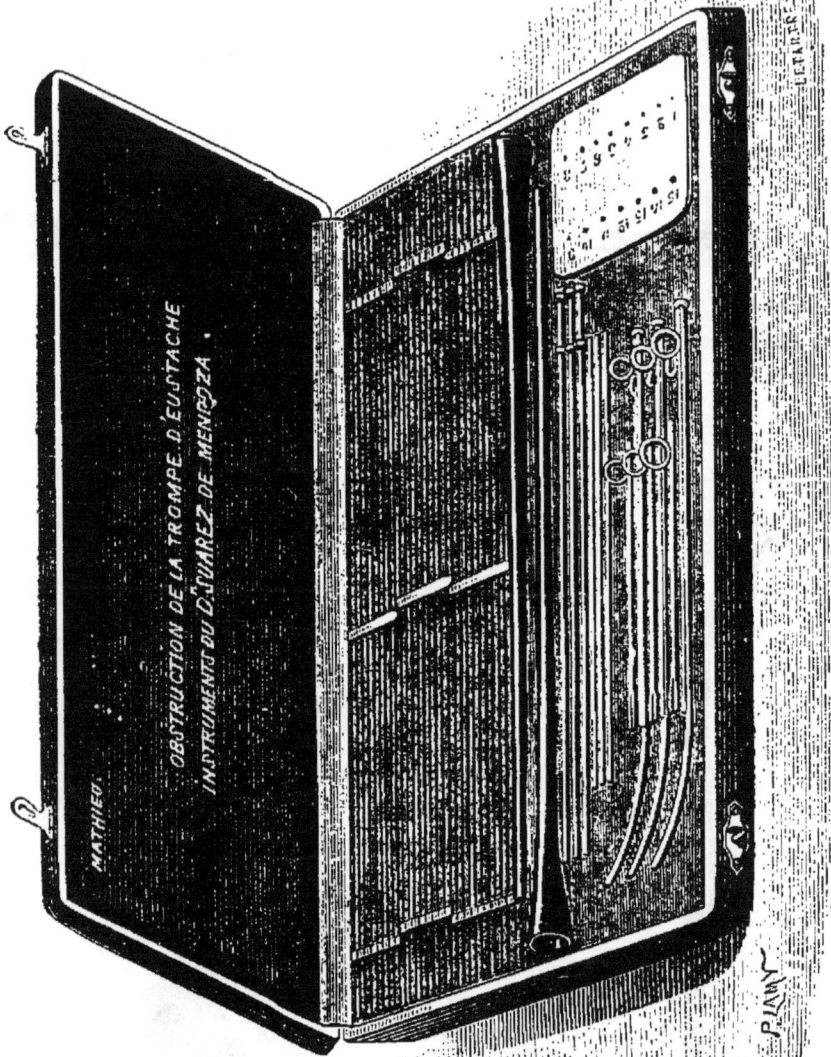

Fig. 128. — Série de bougies du Dr Suarez.

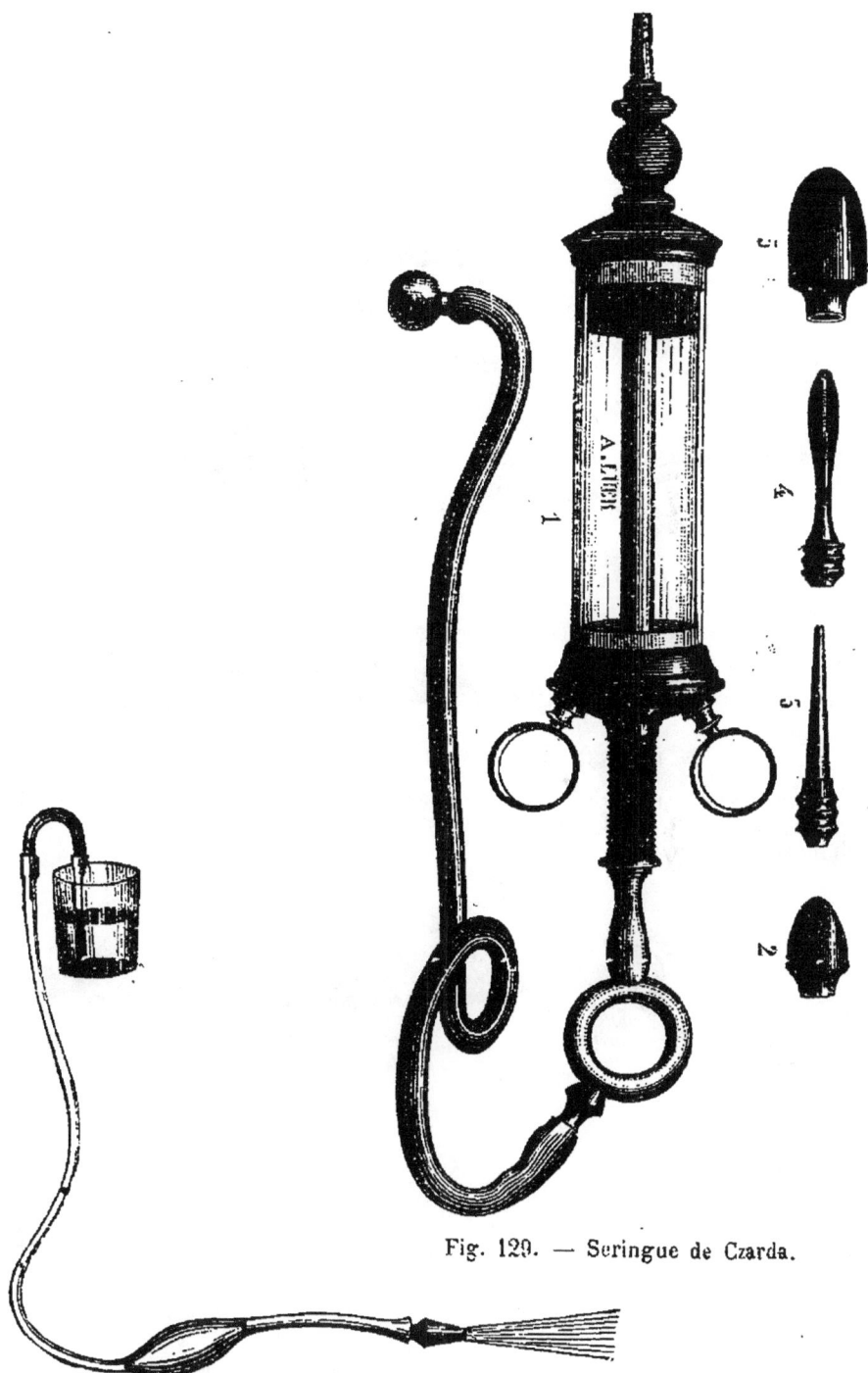

Fig. 129. — Seringue de Czarda.

Fig. 130. — Siphon pour lavage de l'oreille.

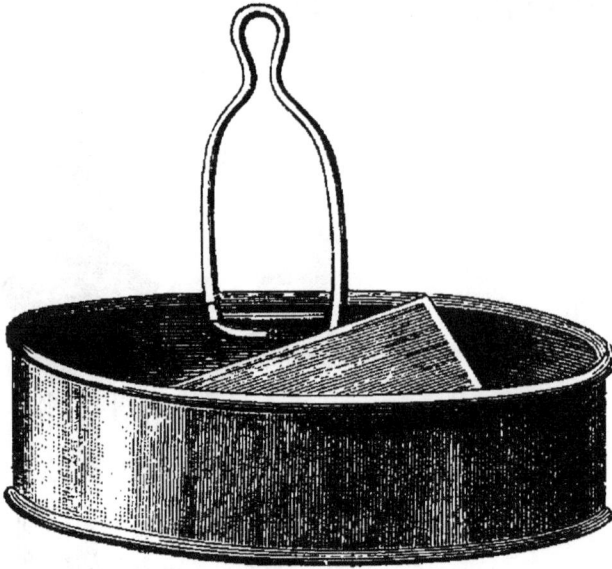

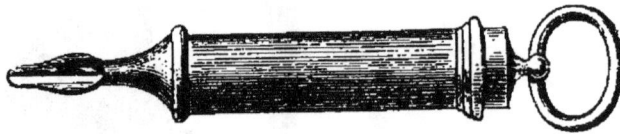

Fig. 131. — Cuvette et seringue de Delstanche.

Cette cuvette est divisée en deux compartiments, l'un contient l'eau destinée à l'injection, l'autre reçoit le liquide sortant du conduit. Ce bassin est fixé au pavillon de l'oreille, au moyen de son anse.

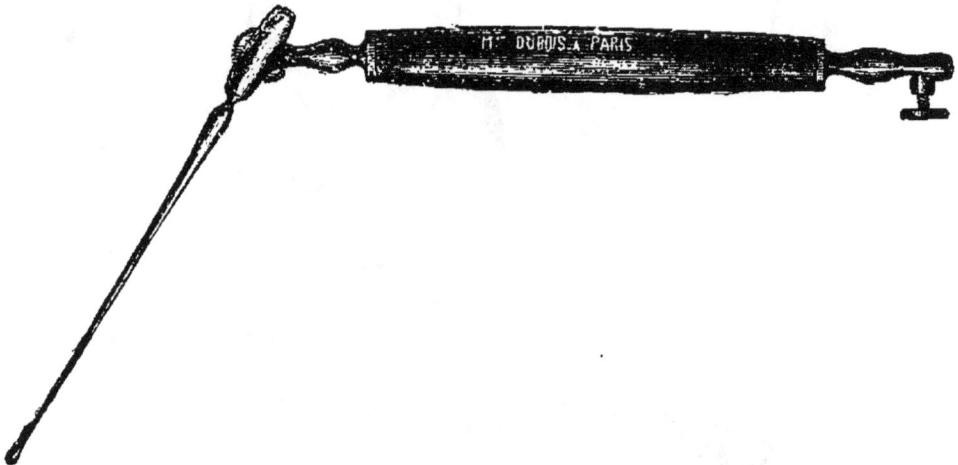

Fig. 132. — Stylet monté sur le manche de Politzer.

$\dfrac{2}{3}$

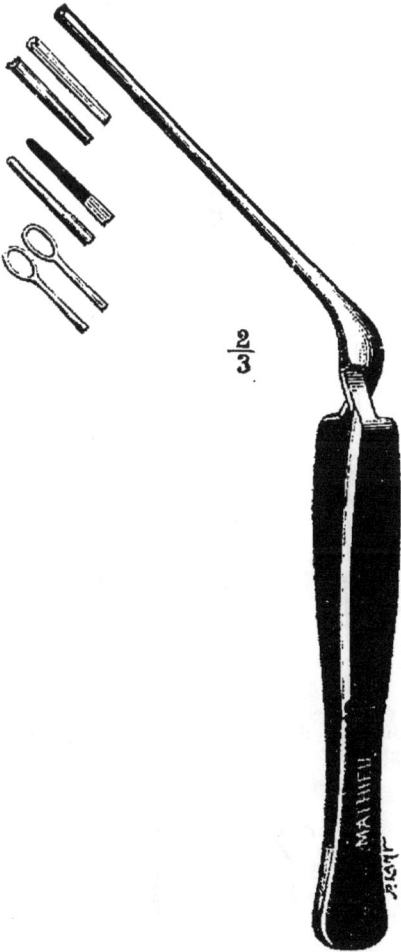

Fig. 133. — Pince de Mathieu.

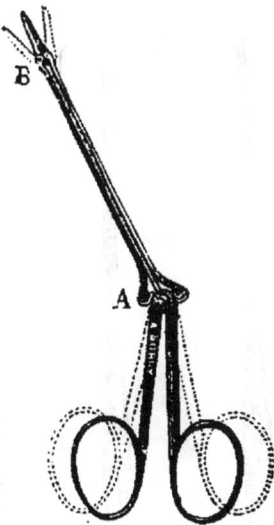

Fig. 135. — Insufflateur d'Urbantschitsch.

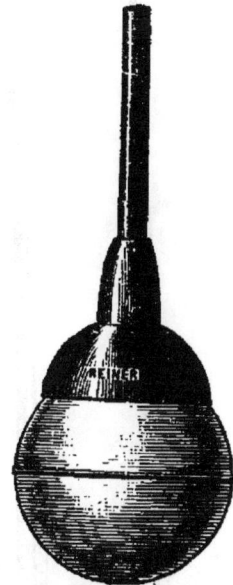

Fig. 134. — Pince d'Aubry.

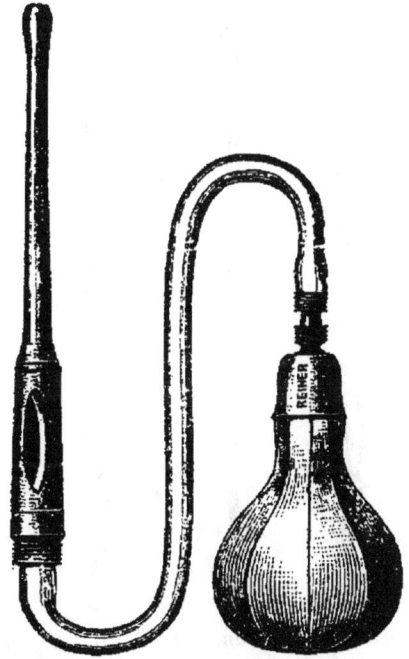

Fig. 136 — Insufflateur de Gruber

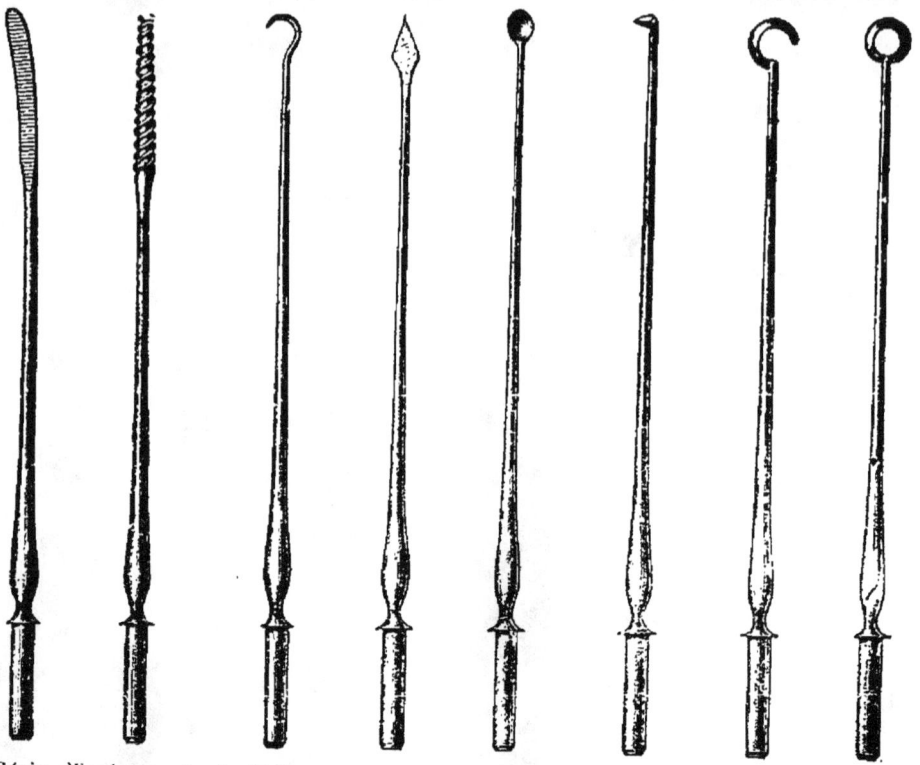

137. — Série d'instruments de Politzer, pour la ponction du tympan, l'extraction de corps étrangers, de polypes, etc.

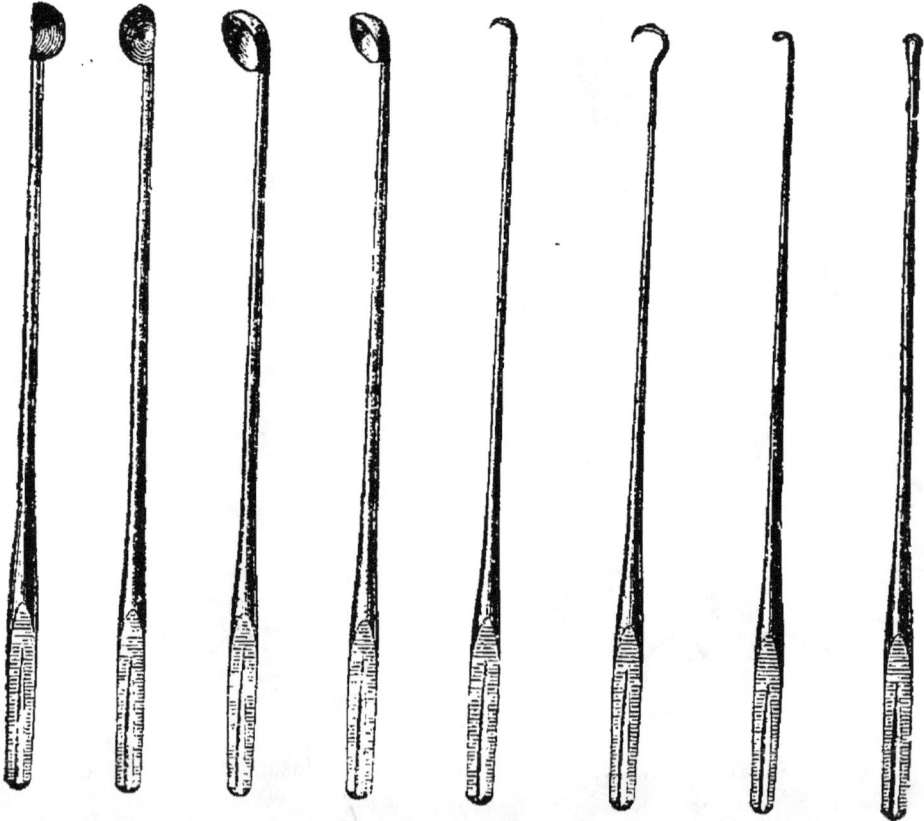

Fig. 138. — Série d'instruments de Gruber.

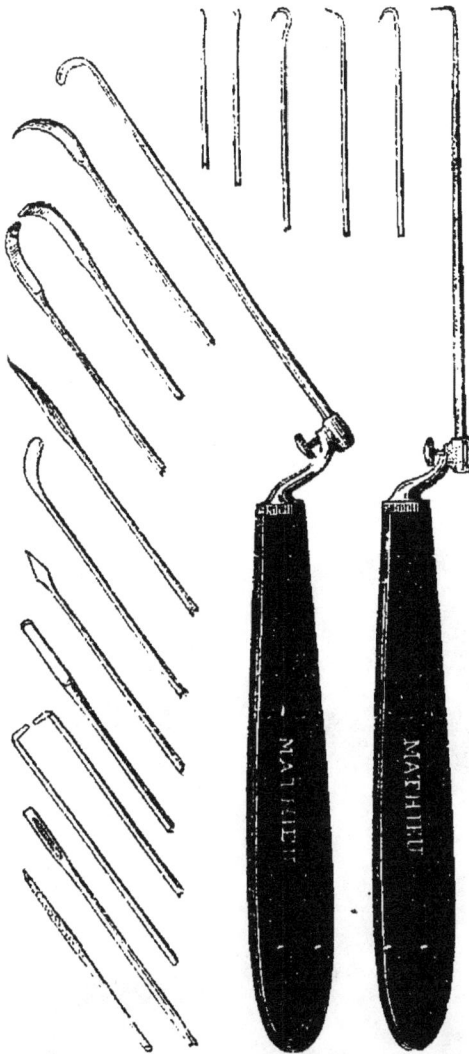

Fig. 139. — Série d'instruments de
Joly.

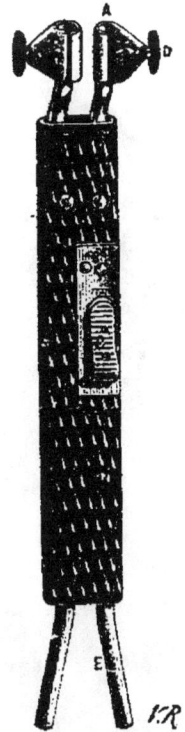

Fig. 140. — Manche galvanocaustique
de Chardin.

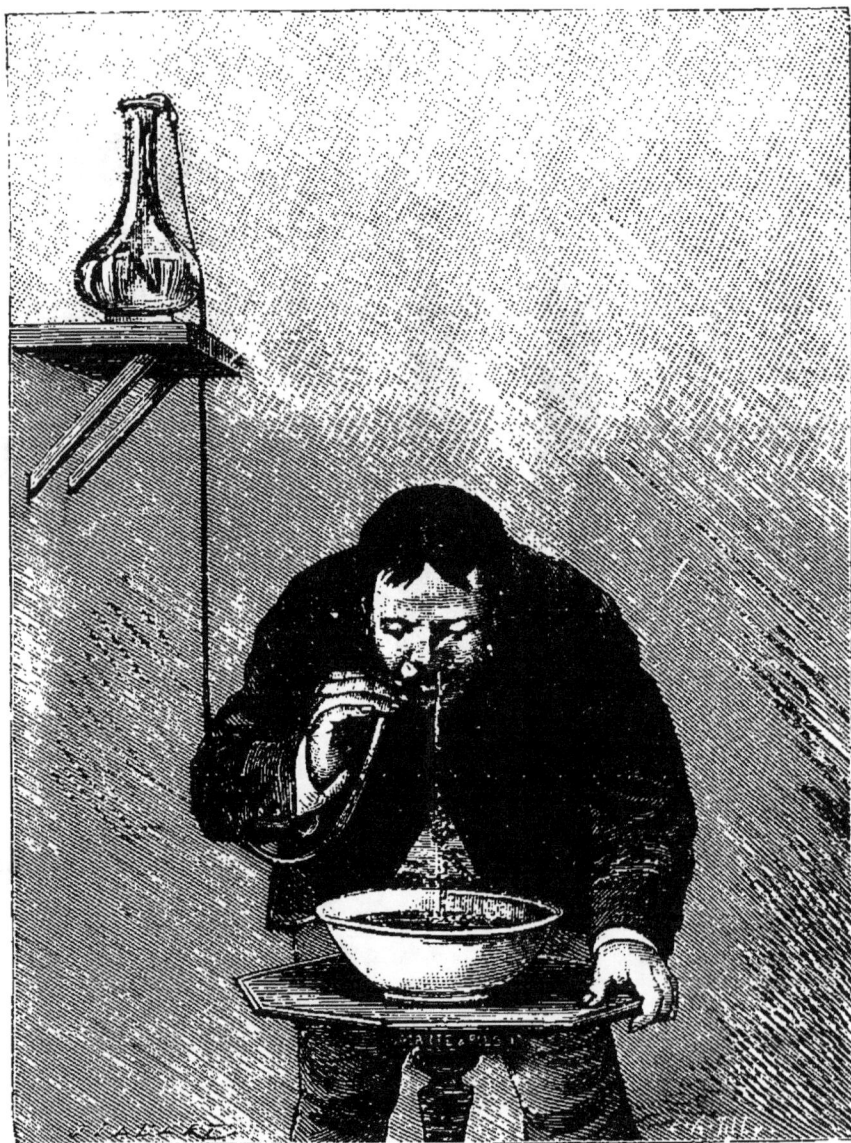

Fig. 141. — Injection nasale. Le jet est dirigé à tort vers les sinus frontaux.

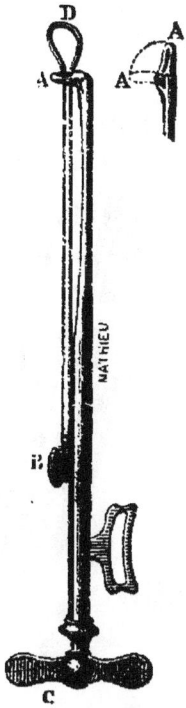

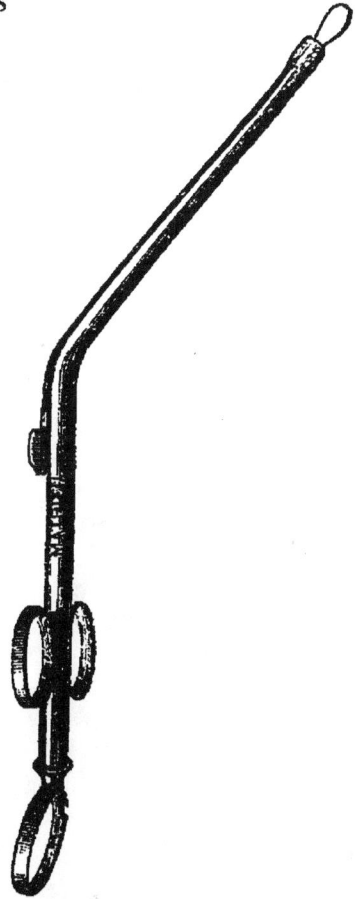

Fig. 142. — Serre-nœud articulé de Broca.   Fig. 143. — Polypotome de Duplay.

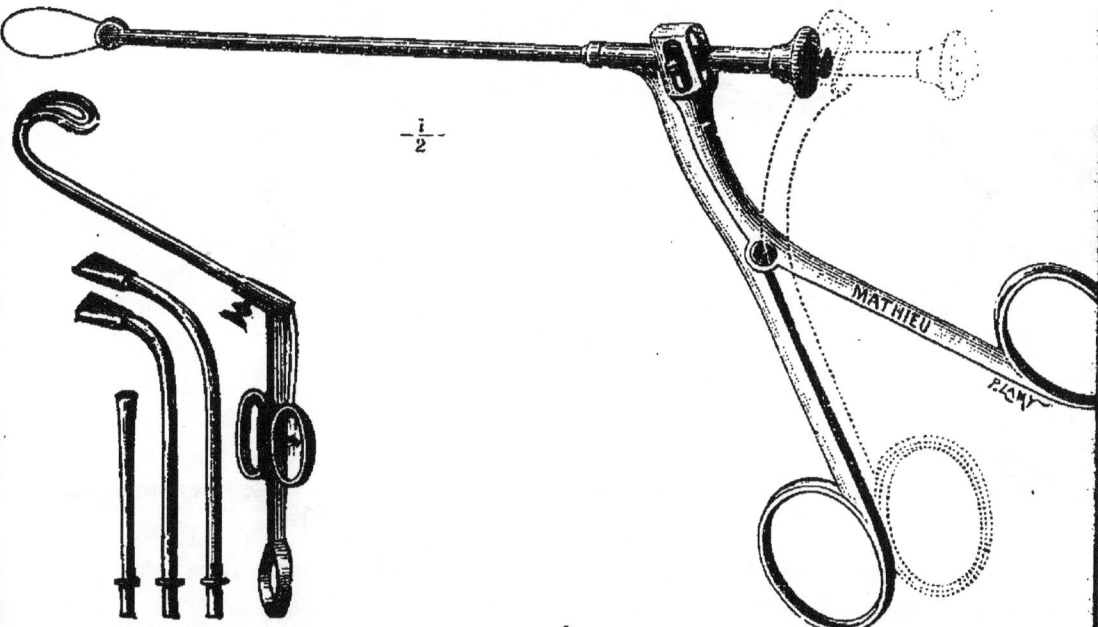

$-\dfrac{1}{2}-$

Fig. 145. — Polypotome de Hartmann.   Fig. 144. — Serre-nœud de Sajous.

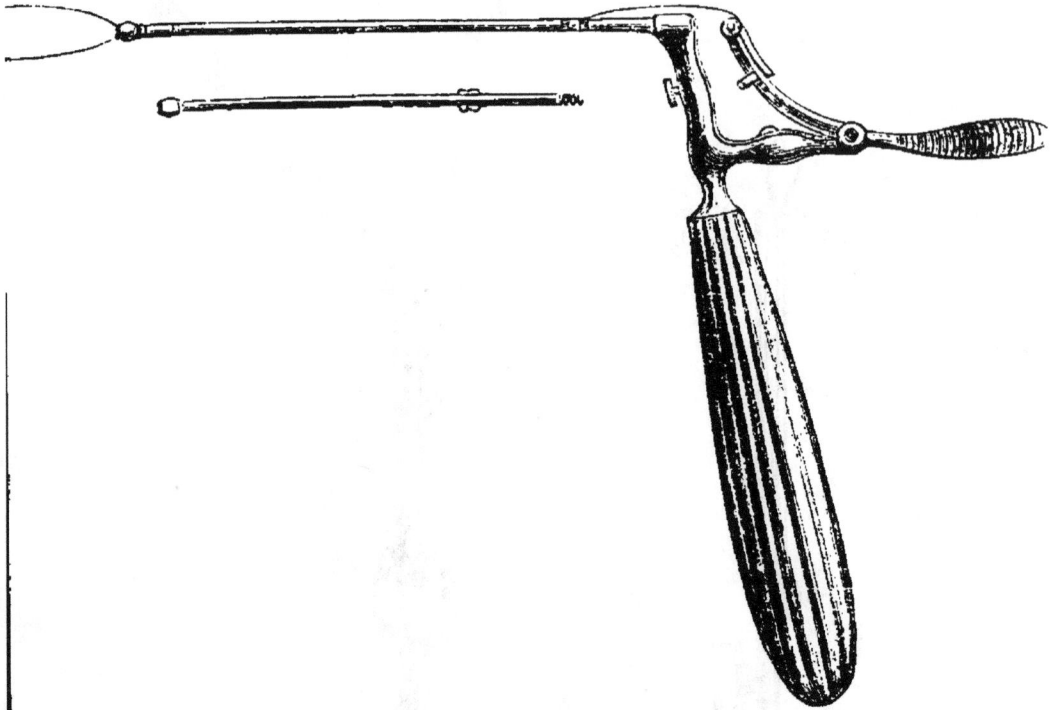

Fig. 146. — Étrangleur à levier de Delstanche.

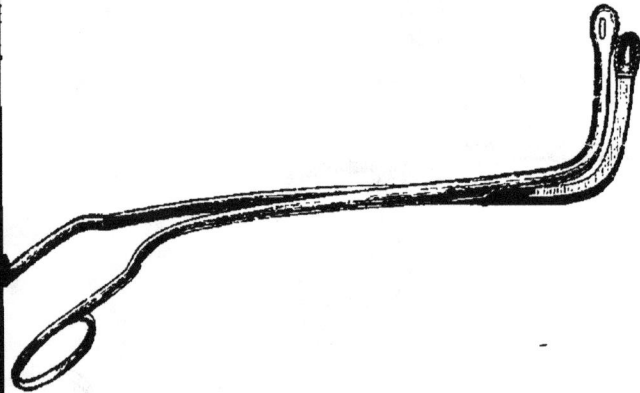

Fig. 147. — Pince de Catti.

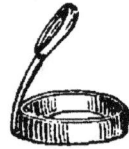

Fig. 148. — Curette de Justi.

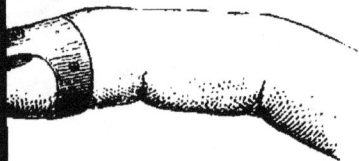

149. — Ongle coupant de Motais.

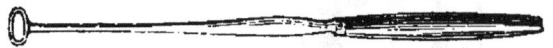

Fig. 150. — Couteau annulaire de Meyer.

Fig. 152. — Curette tranchante de Brœcker.

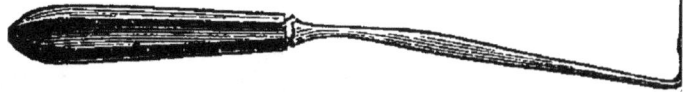

Fig. 153. — Curette tranchante de Lange.

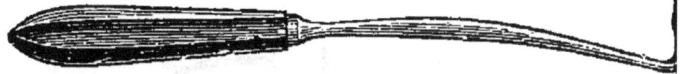

Fig. 154. — Curette tranchante de Fritsche.

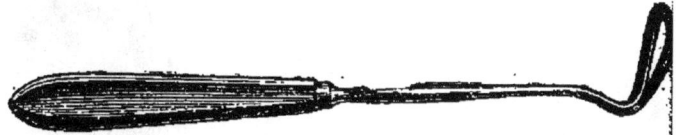

Fig. 155. — Curette tranchante de Gottstein.

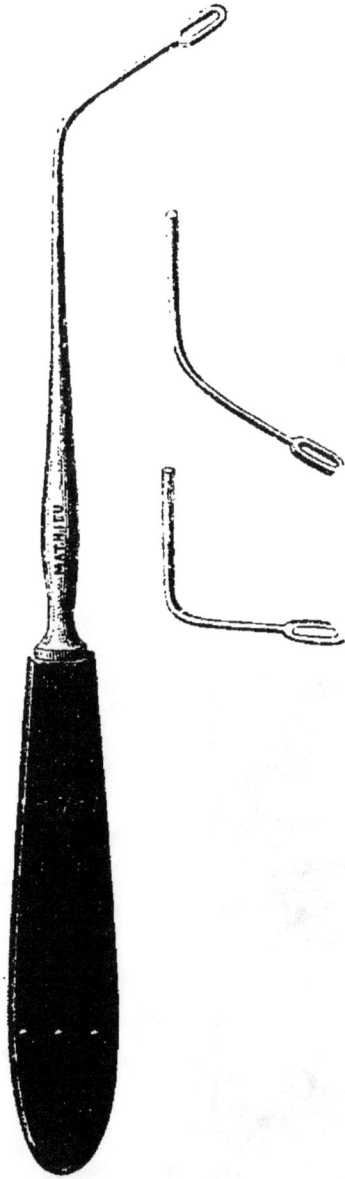

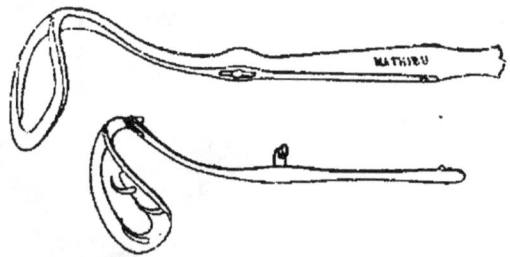

Fig. 151. — Curette tranchante
de Guye.

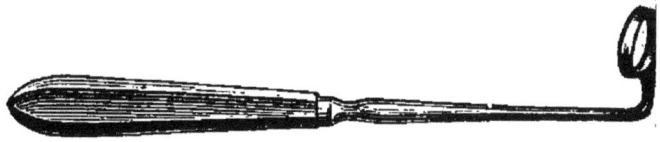

Fig. 156. — Curette avec panier de Delstanche.

X. — THÉRAPEUTIQUE
DES MALADIES DE LA GORGE ET DU LARYNX

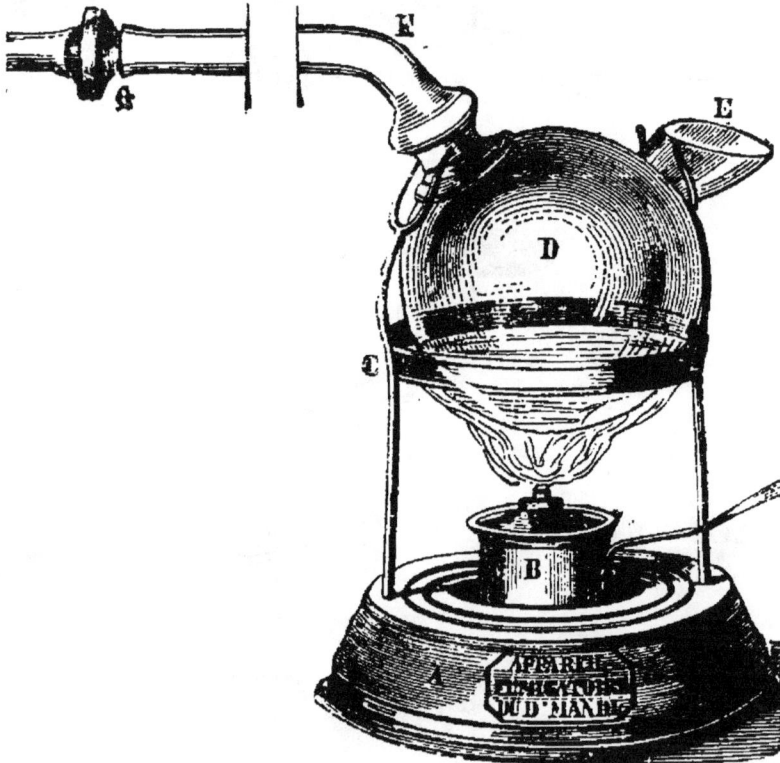

157. — Appareil à fumigation de Mandl.

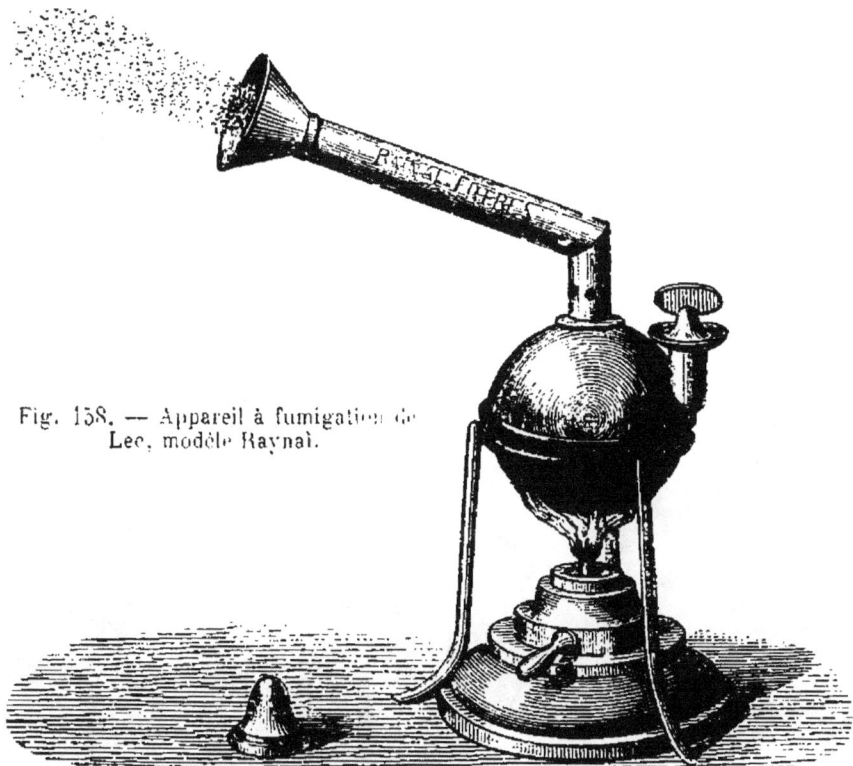

Fig. 158. — Appareil à fumigation de Lee, modèle Raynal.

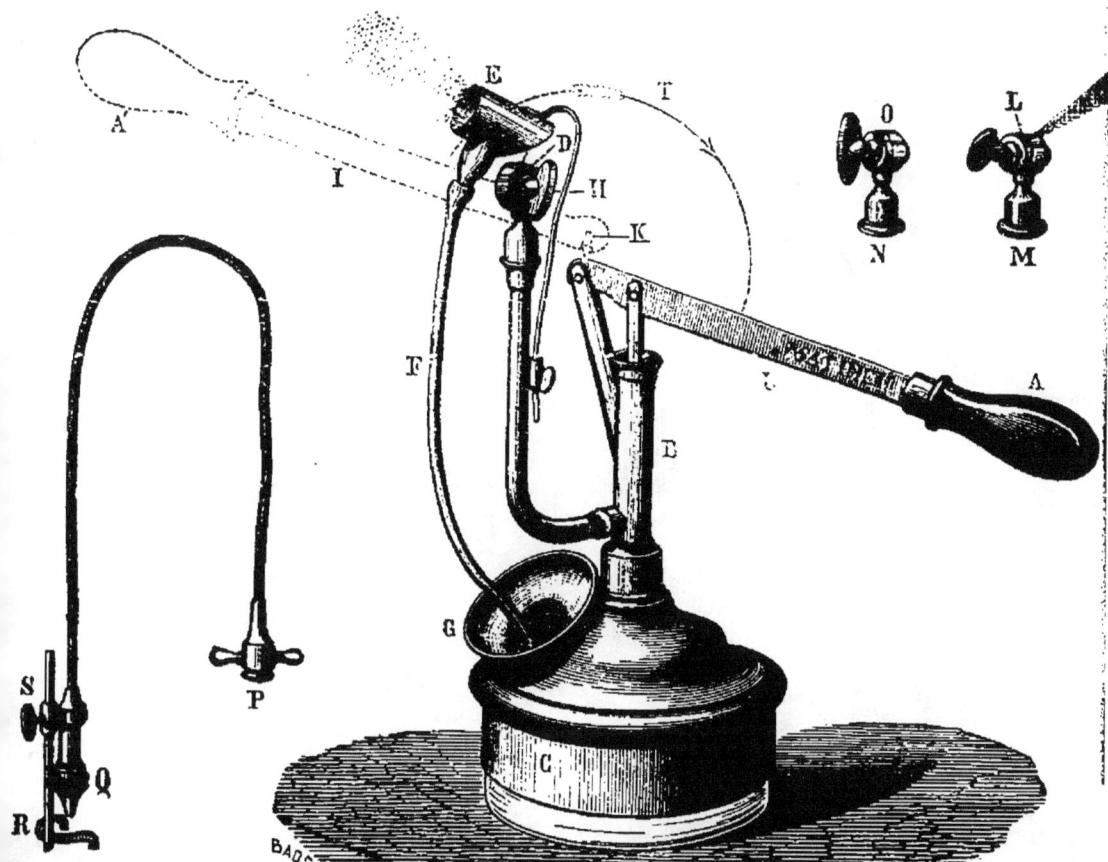

Fig. 159. — Pulvérisateur à levier et à pompe à pression de Mathieu.

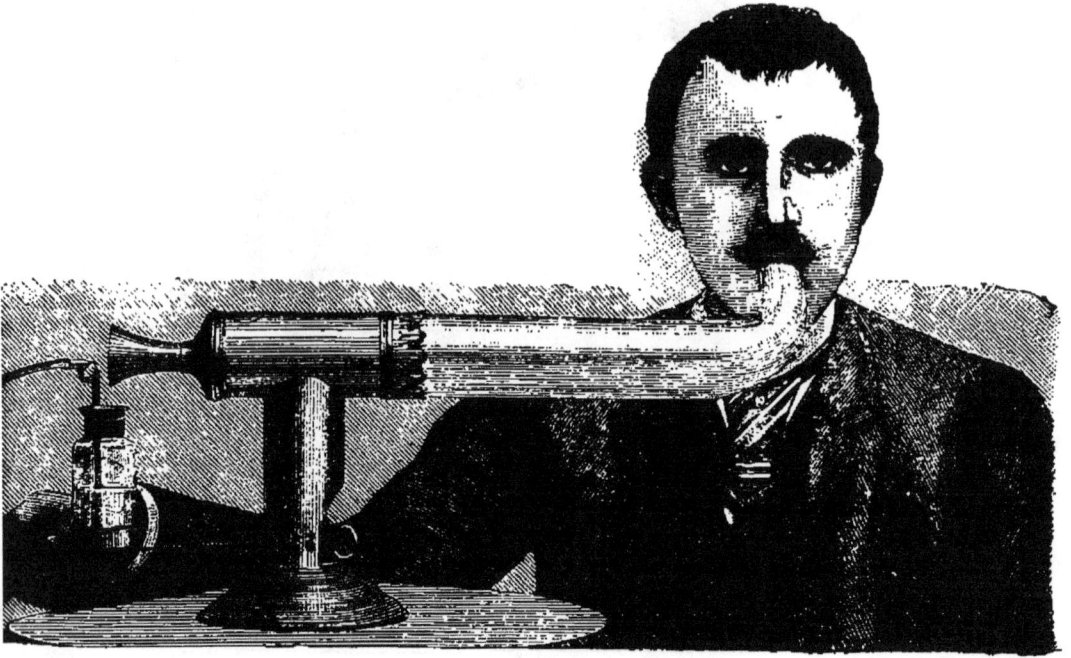

Fig. 160. — Inhalateur norvégien.

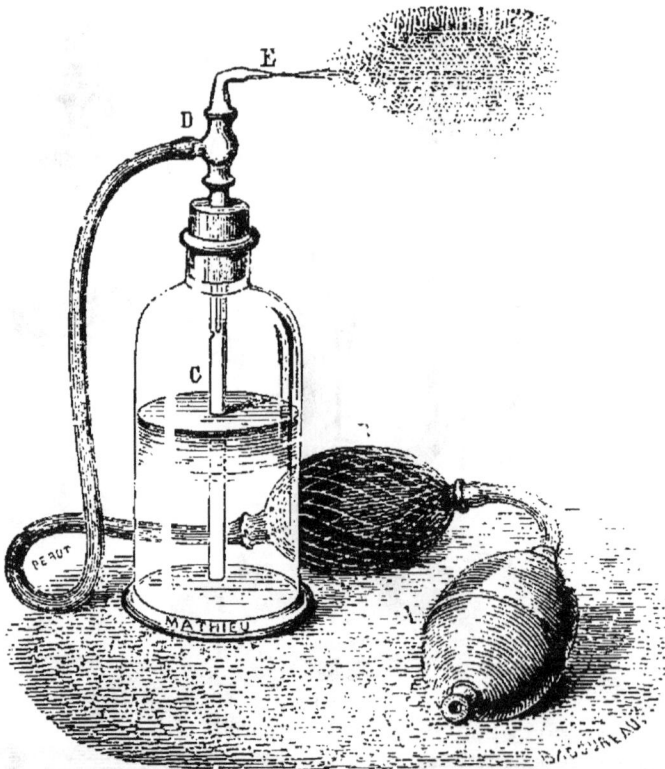

Fig. 161. — Pulvérisateur de Richardson.

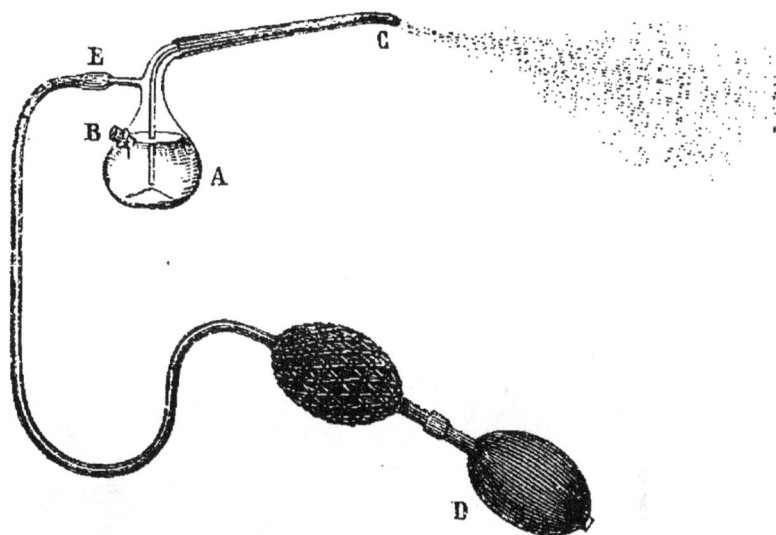

Fig. 162. — Pulvérisateur de Brcquoy.

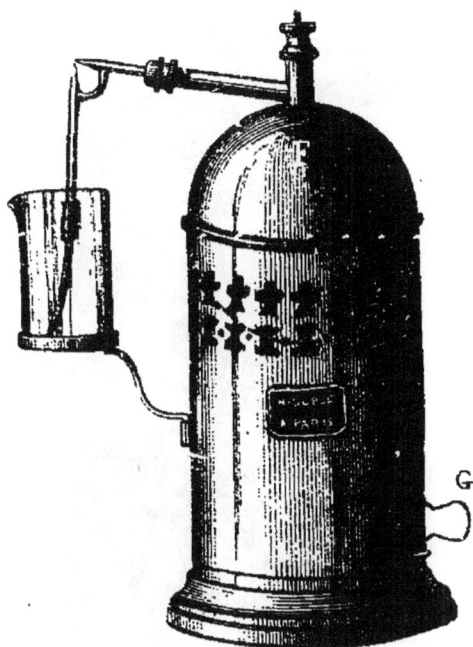

Fig. 163. — Pulvérisateur à vapeur de Dubois.

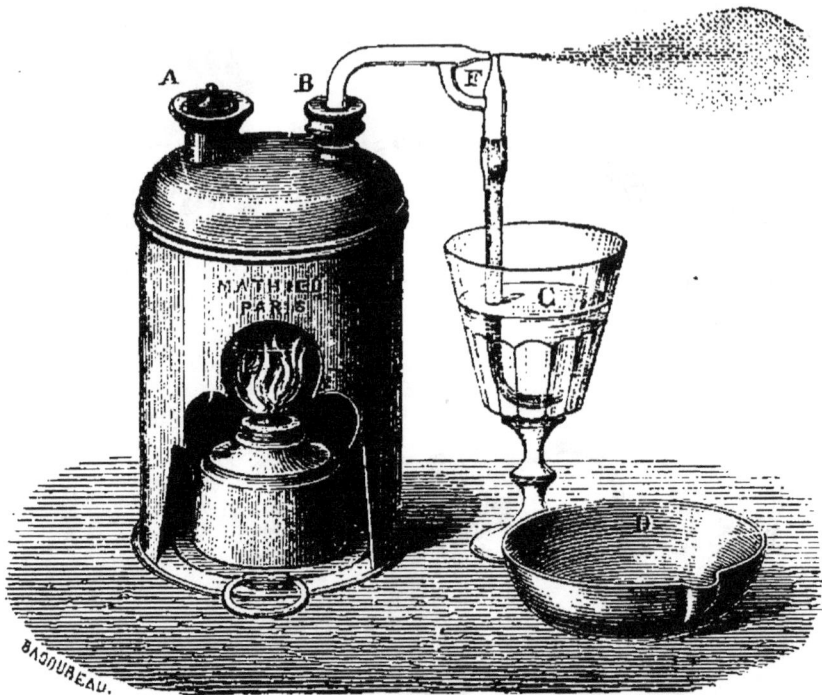

Fig. 164. — Pulvérisateur à vapeur de Mathieu.

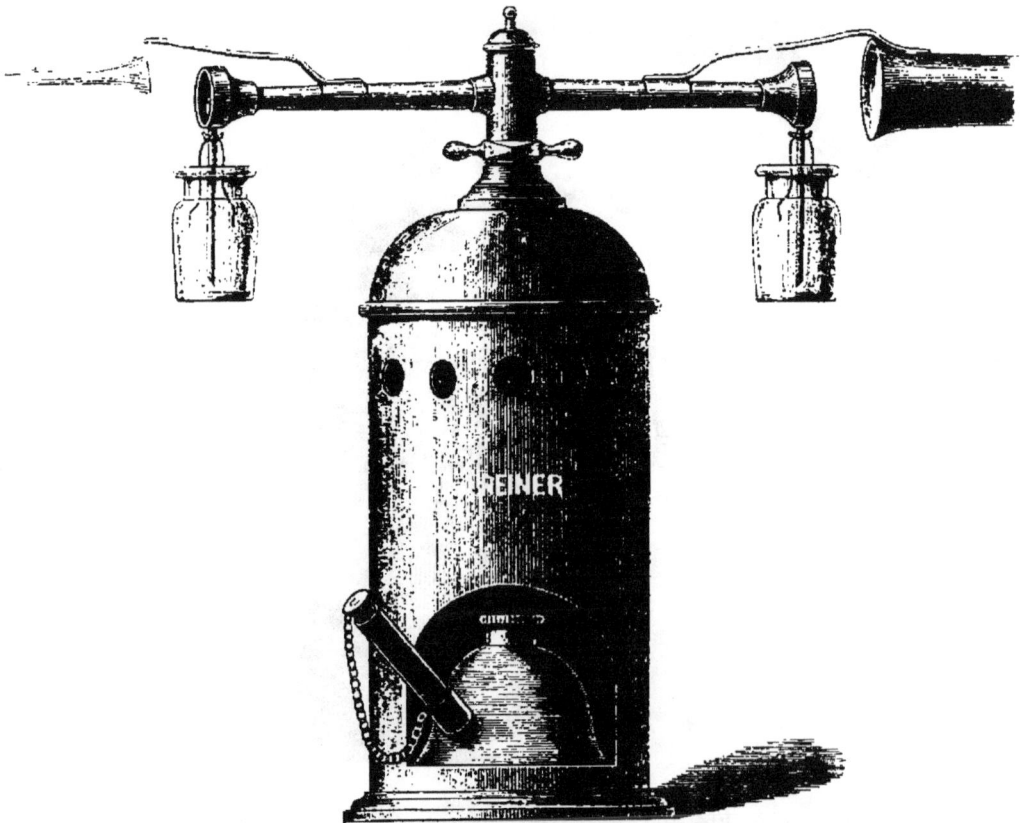

Fig. 165. — Pulvérisateur de Reiner pour clinique.

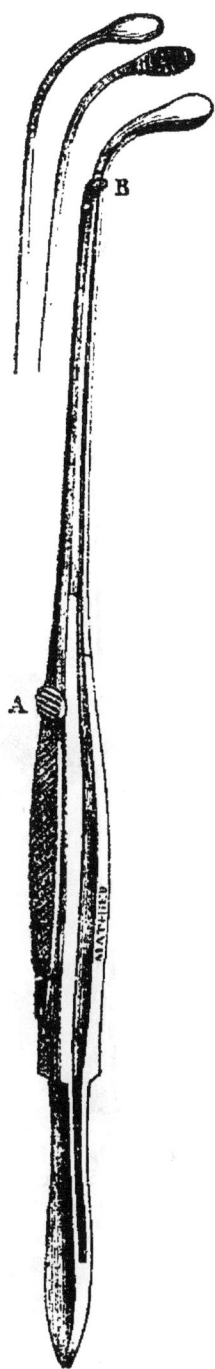

Fig. 166. — Pince porte-coton de Mathieu.

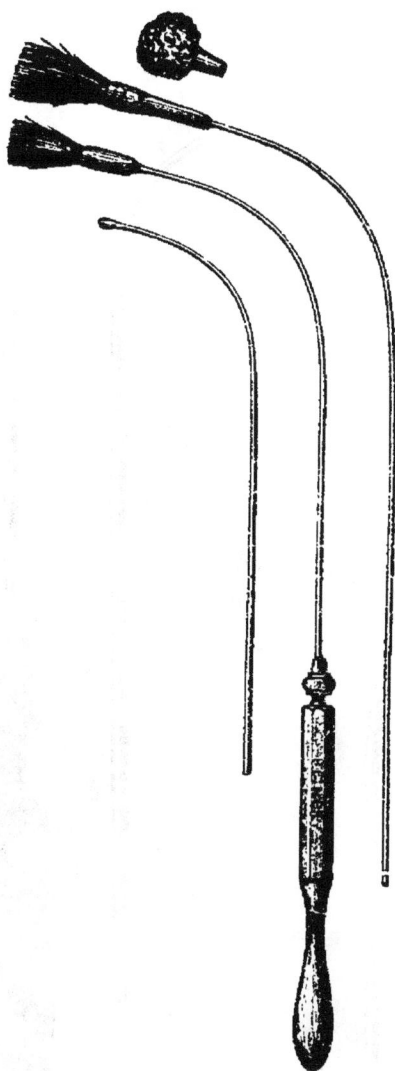

Fig. 167. — Stylet. pinceaux et éponge.

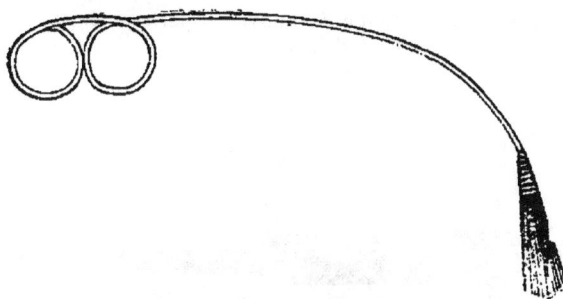

Fig. 168. — Porte-pinceau.

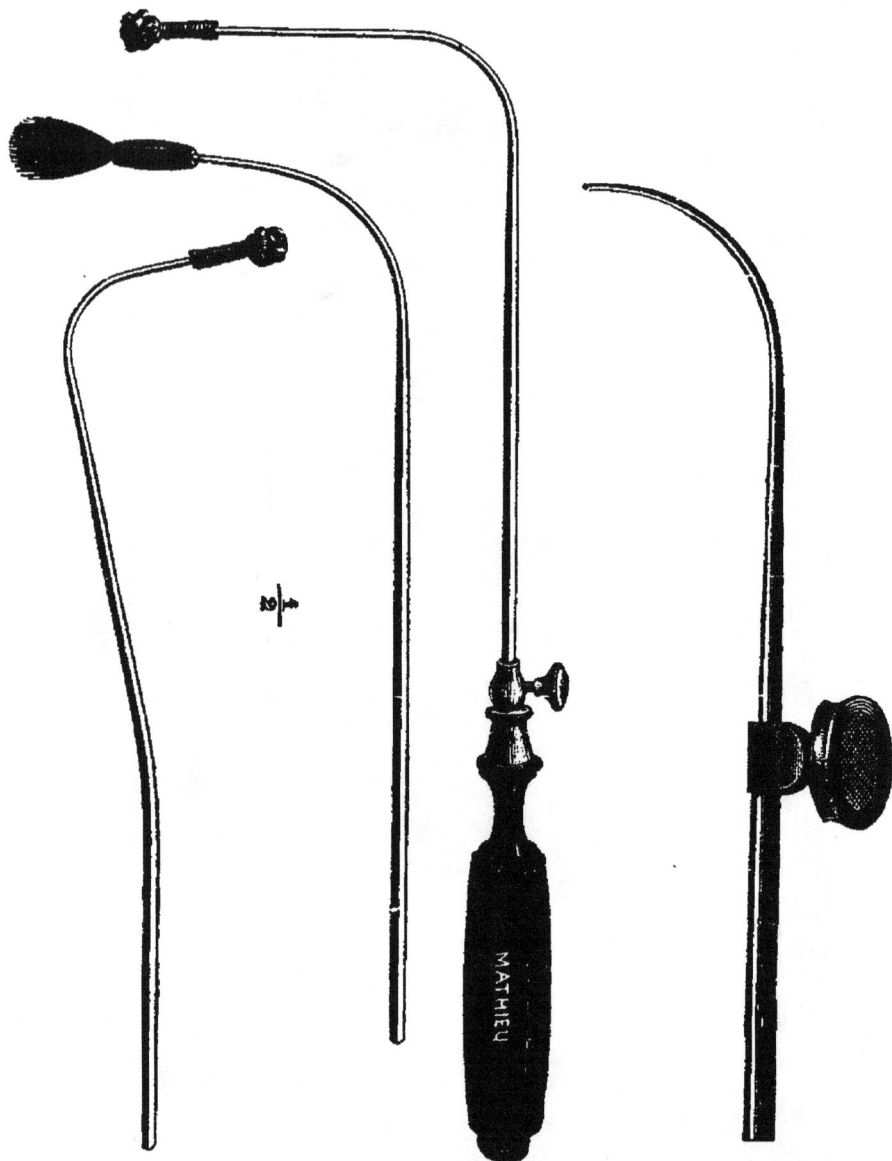

Fig. 169. — Porte-éponge de Fauvel et porte-pinceau
de Krishaber.

Fig. 170. — Injecteur
de Störk.

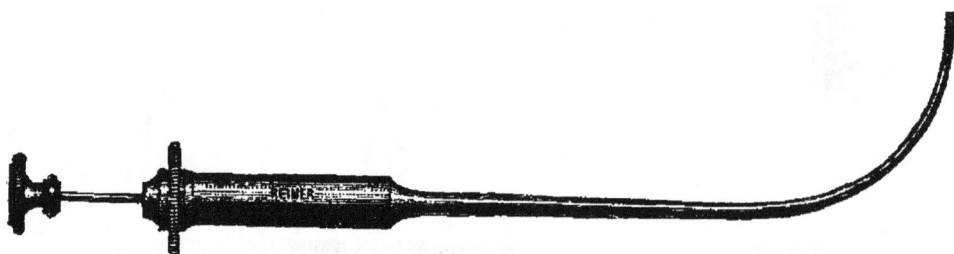

Fig. 171. — Seringue de Roth.

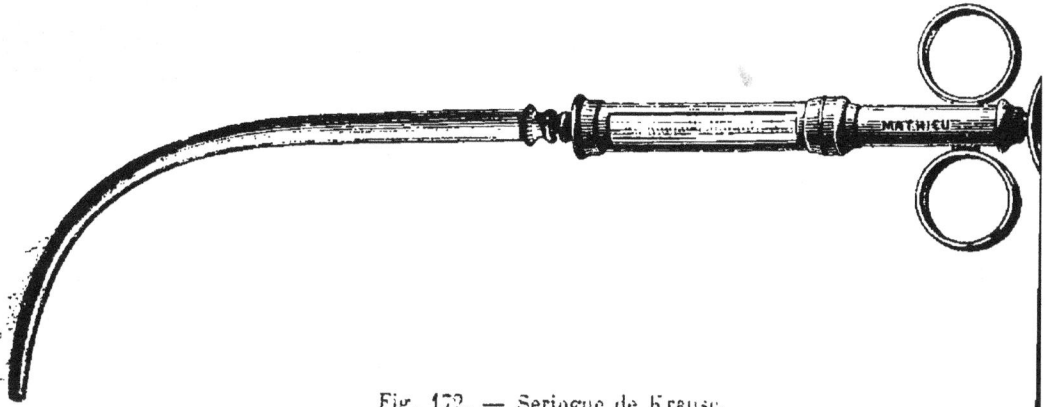

Fig. 172. — Seringue de Krause.

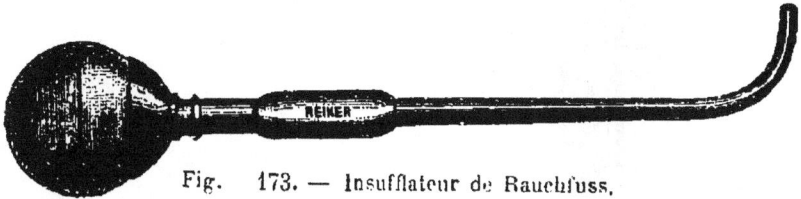

Fig. 173. — Insufflateur de Rauchfuss.

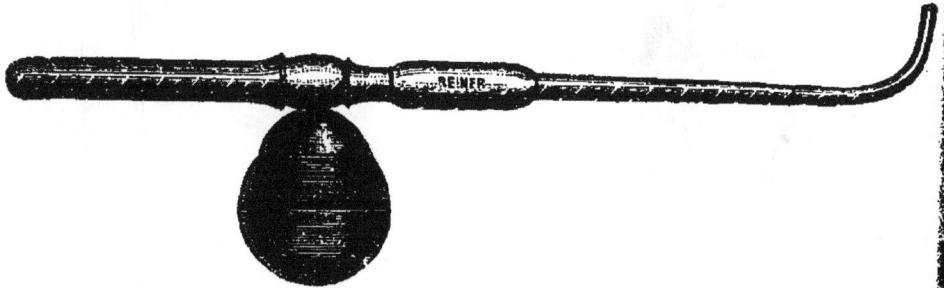

Fig. 174. -- Insufflateur de Lefferts.

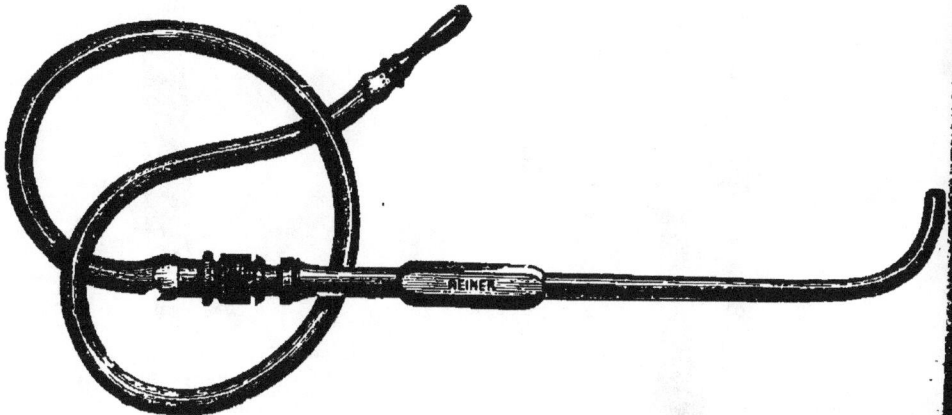

Fig. 175. — Insufflateur laryngien à caoutchouc durci.

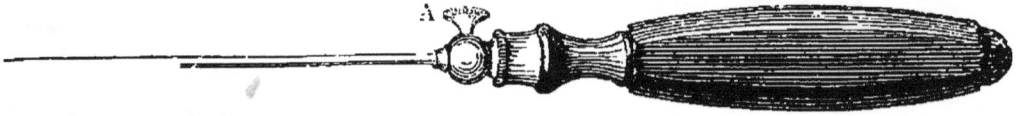

Fig. 176. — Porte-caustique de Fauvel.

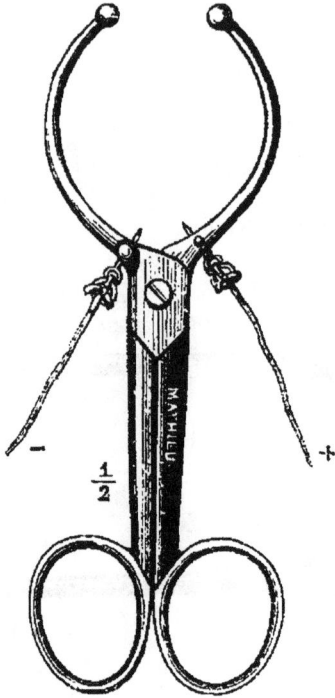

Fig. 177. — Excitateur double externe de Krishaber.

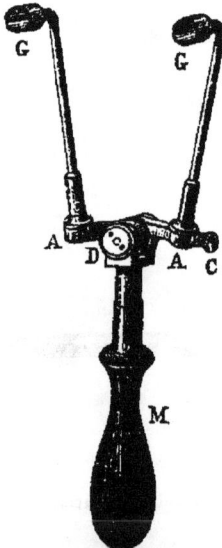

Fig. 178. — Autre modèle d'excitateur.

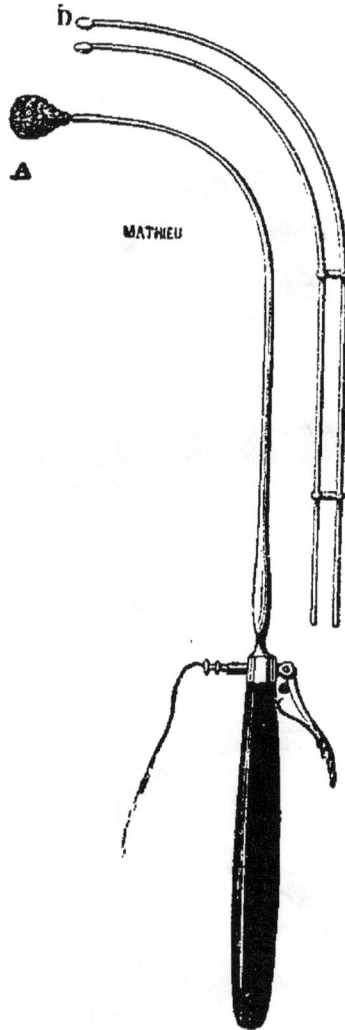

Fig. 179. — Excitateur laryngien, terminé par une éponge et excitateur double de Fauvel.

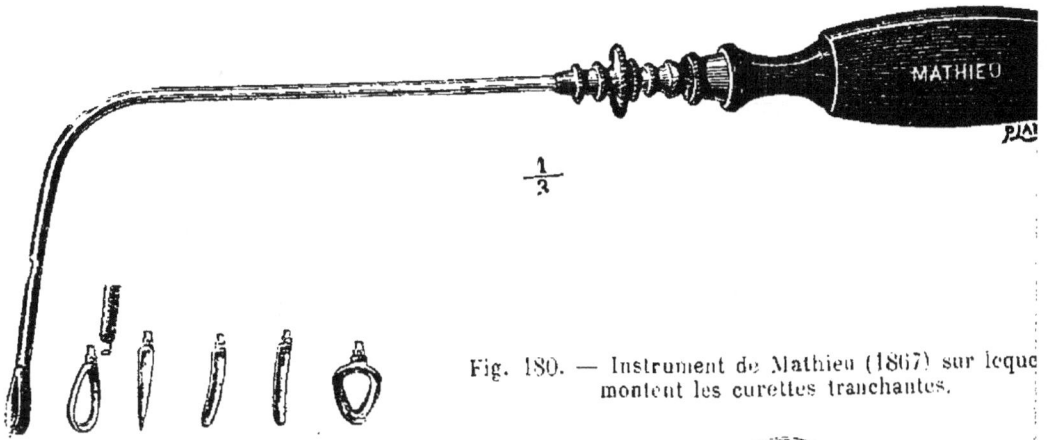

Fig. 180. — Instrument de Mathieu (1867) sur lequ[e]
montent les curettes tranchantes.

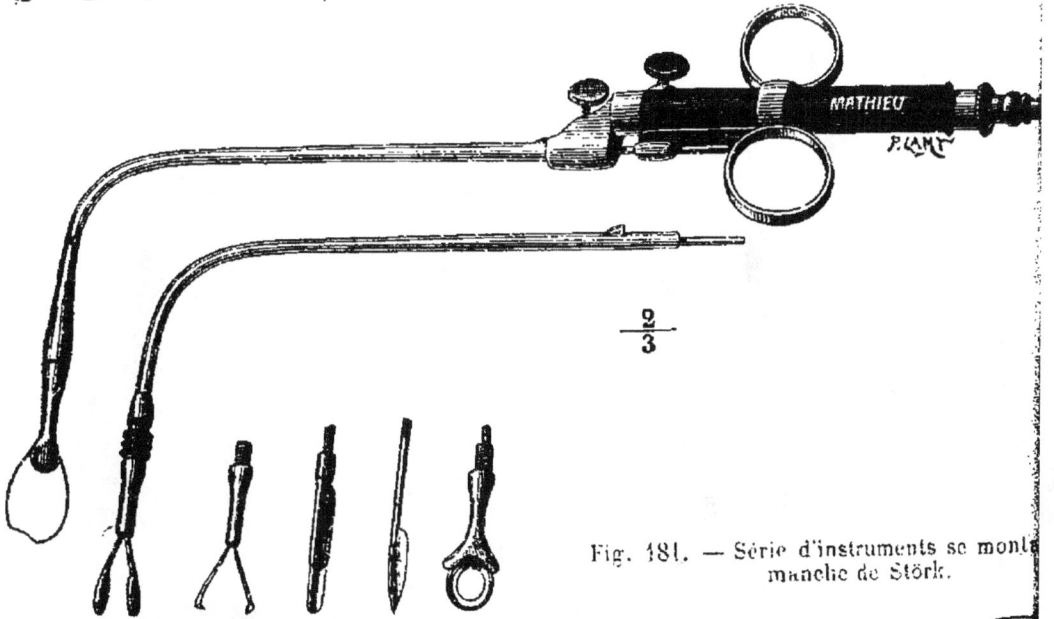

Fig. 181. — Série d'instruments se mont[e]
manche de Störk.

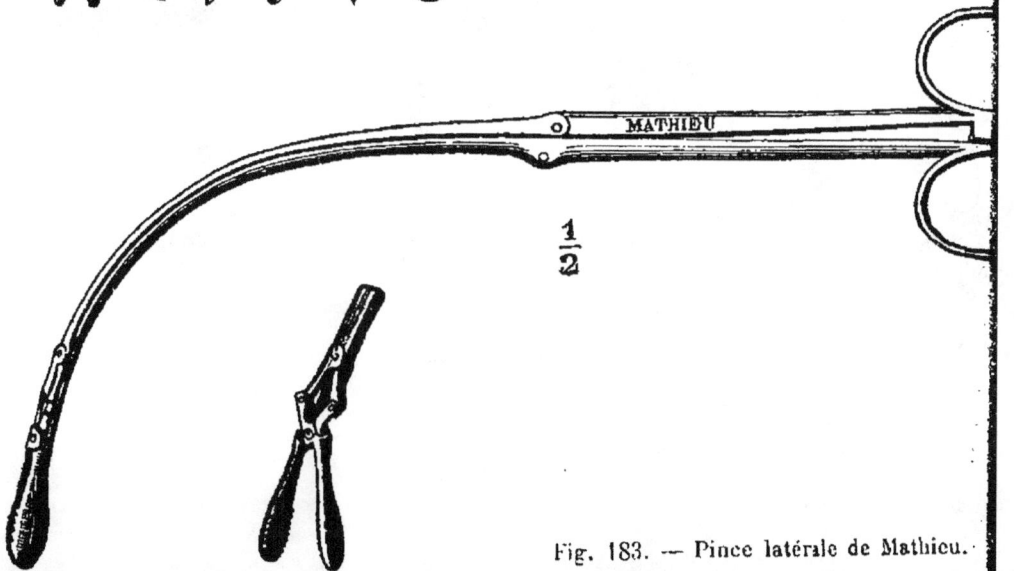

Fig. 183. — Pince latérale de Mathieu.

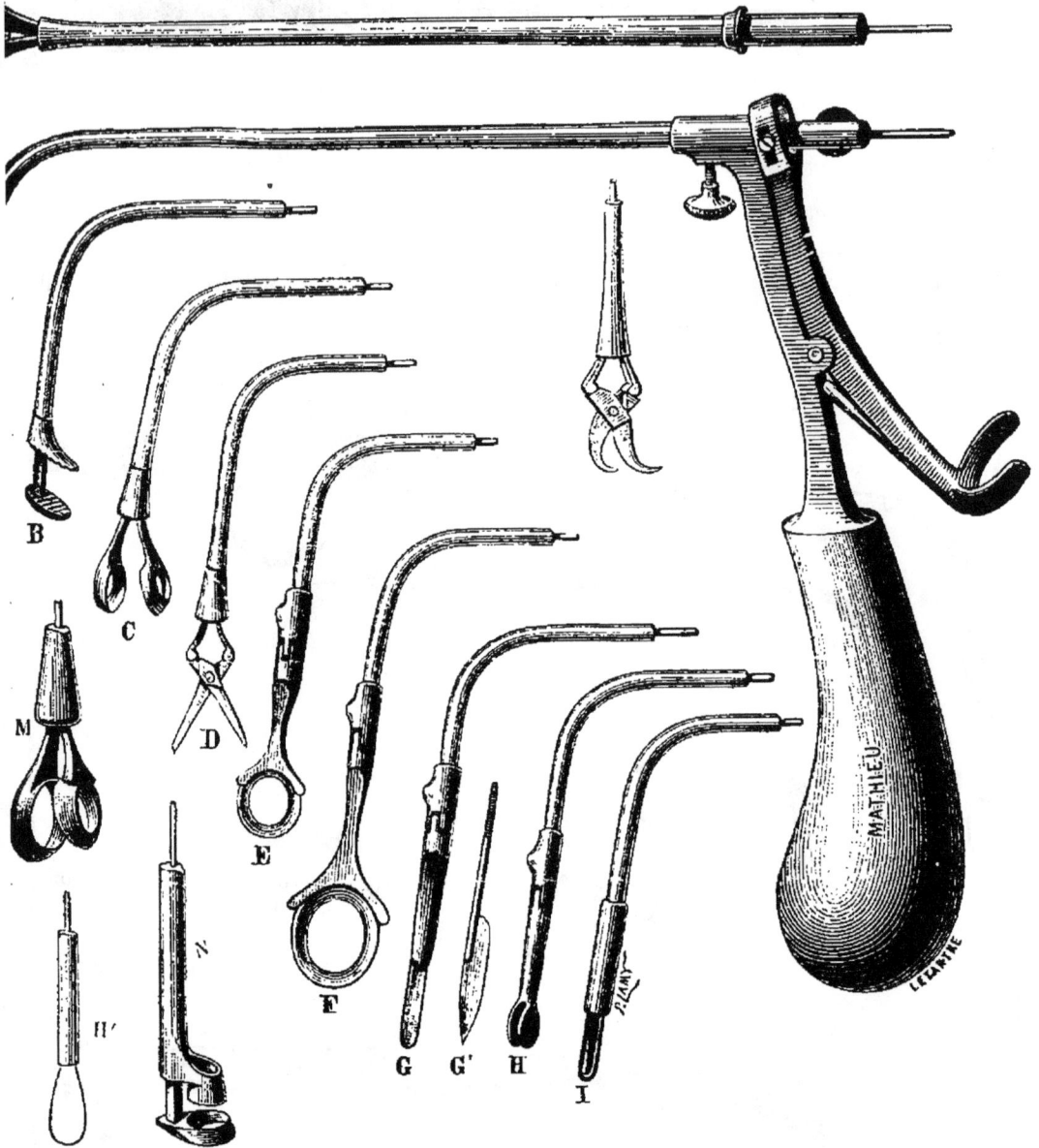

2. — Manche à levier de Mathieu, sur lequel se montent les pincettes A et B, les ciseaux D, uillotines E et F. les couteaux G et G', les anses H et H', le porte-caustique I, les emporte-pièces M et N.

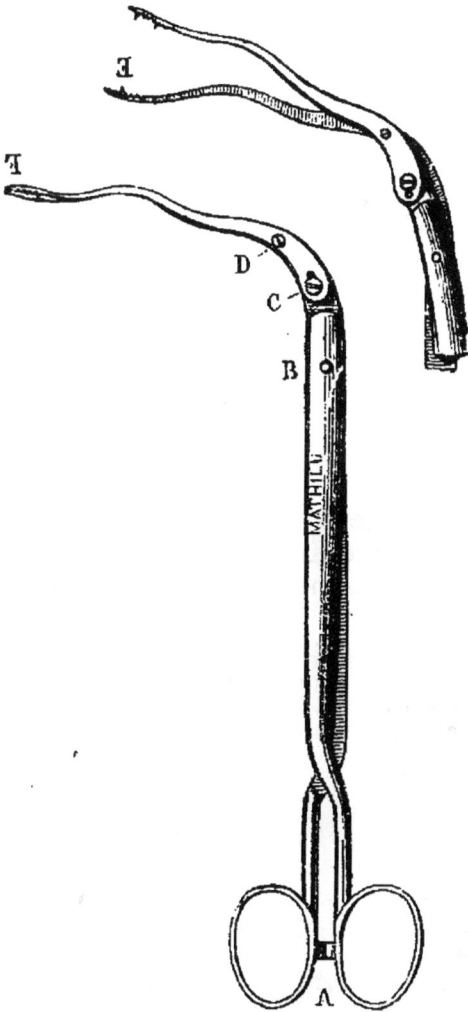

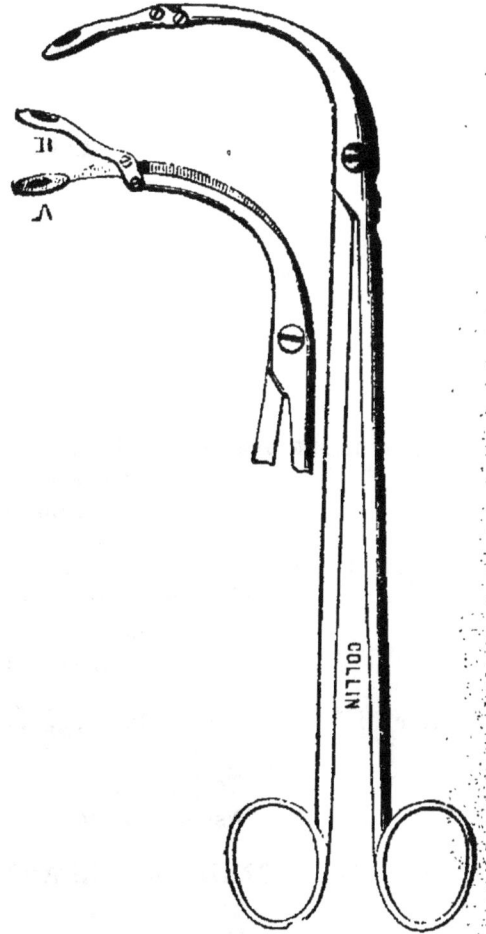

Fig. 184. — Pince de Krishaber, agissant
d'arrière en avant.

Fig. 185. — Pinces de Cusco.

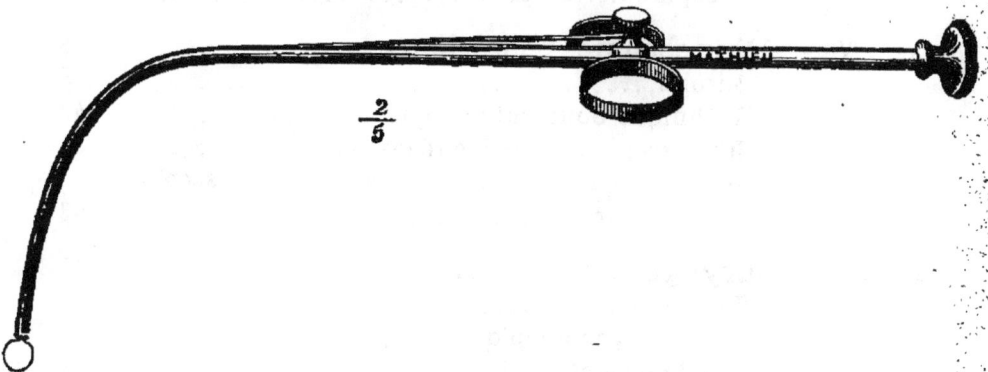

$\frac{2}{5}$

Fig. 186. — Serre-nœud laryngien.

TABLE DES MATIÈRES

—

	Pages
Chapitre premier. — **De la laryngoscopie, de la rhinoscopie et de l'otoscopie**	1
Des méthodes d'examen	1
Chap. II. — **Éclairage**	4
Sources lumineuses	4
Appareils de concentration	7
Éclairage direct et réfléchi	9
Chap. III. — **Otoscopie**	12
Speculums	12
Technique	15
Aspect normal du tympan	20
Chap. IV. — **Rhinoscopie antérieure**	25
Speculums	25
Technique	28
Aspect normal des fosses nasales par la rhinoscopie antérieure	33
Chap. V. — **Rhinoscopie postérieure**	38
Miroirs	38
Technique de la rhinoscopie postérieure	42
Rhinoscopie par double réflexion	53
Image des fosses nasales par la rhinoscopie postérieure	53
Chap. VI. — **Laryngoscopie**	59
Technique	59
Image laryngoscopique	70
Enseignement	78
Autolaryngoscopie et autorhinoscopie	81

                                                                Pages
CHAP. VII. — **Affections des oreilles**   83
    Etiologie   83
    Symptômes   87
    Diagnostic   96
    Pronostic   96

CHAP. VIII. — **Examen de l'acuité auditive**   97
    Perception aérienne   98
        Voix   100
        Montre   101
        Tube interauriculaire   103
        Diapason   104
        Acoumètres   107
        Sifflet de Galton   109
        Autres instruments médicaux   110
    Perception crânienne   110
        Diapason   111
        Expérience de Rinne   117
        Contre-audition   120
        Auscultation transauriculaire ..   121
        Mesure de la tension du tympan .   121
        Pressions centripètes   122
        Auscultation pendant les pressions centripètes.   123
        Synergies fonctionnelles binauriculaires   123
        Mesure de l'accommodation   124
        Perception du son du diapason par la trompe.   125
    Réaction du nerf auditif   127

CHAP. IX. — **Insufflation d'air dans l'oreille moyenne.**   135
    I. Procédé d'insufflation sans cathéter   136
        Procédé de Toynbee   136
        Procédé de Valsalva   136
        Procédé de Politzer   136
        Procédé de Lucae   139
        Comparaisons de ces procédés ...   140
    II. Du cathétérisme   142
        Divers procédés de cathétérisme .   146
        Appareils d'insufflation   151
        Accidents du cathétérisme   153
    III. Utilisation de la douche d'air pour le diagnostic
        et le traitement   154
        a. Diagnostic   154
        b. Traitement   158
    IV. Cas où il faut employer ou non le cathété-
        risme   161

Pages

Chap. X. — De la raréfaction et de la condensation de l'air dans le conduit auditif externe 163

Chap. XI. — Thérapeutique des maladies de l'oreille.   167
    A. Injections 167
    B. Instillations 184
    C. Insufflations......................... 187
    D. Applications externes.................. 189
        a. Application du froid 189
        b. Application de la chaleur.......... 190
    E. Opérations chirurgicales sur le tympan.... 191
        a. Ponction du tympan............... 191
        b. Polypotomies 191
        c. Électricité 193
    F. Cornets acoustiques 195

Chap. XII. — Affections des fosses nasales.......... 200
    Etiologie............................... 200
    Symptômes.............................. 202
    Diagnostic... 206
    Cathétérisme des sinus.. 207
    Pronostic............................... 210

Chap. XIII. — Thérapeutique des maladies des fosses nasales............................ 211
    A. Lavage du nez 211
    B. Douche....... 212
    C. Pulvérisation 221
    D. Gargarisme rétro-nasal 222
    E. Inhalation. Fumigation.............. 223
    F. Insufflation 224
    G. Badigeonnage........................ 225
    H. Caustiques.......................... 225
    I. Électricité.......................... 226
    K. Massage............................. 227
    L. Anesthésie 227
    M. Polypotomes........................ 230
    N. Instruments pour les tumeurs adénoïdes... 230

Chap. XIV. — Affections du larynx 232
    Etiologie............................... 232
    Symptômes............................. 235
    Diagnostic............................. 239
    Pronostic.............................. 239

Pages

Chap. XV. — **Thérapeutique des maladies du larynx.**   240
  I. Traitement externe...................   240
   A. Application du froid   241
   B. Application de la chaleur...........   241
   C. Massage..........................   241
  II. Méthodes du traitement endolaryngien.....   243
   A. Gargarisme......................   243
   B. Fumigation......................   245
   C. Pulvérisation   247
   D. Badigeonnag   255
   E. Injection........................   255
   F. Insufflation......................   258
   G. Caustiques   259
   H. Électricité   259
   I. Chirurgie endolaryngienne..........   262

Chap. XVI. — **Examen du malade**..................   269

ATLAS

  I. — Méthodes d'examen.................   273
  II. — Otoscopie.......................   282
  III. — Rhinoscopie antérieure   285
  IV. — Rhinoscopie postérieure.............   291
  V. — Laryngoscopie....................   303
  VI. — Examen de l'acuité auditive..........   306
  VII. — Insufflation d'air dans l'oreille........   308
  VIII. — Thérapeutique des maladies de l'oreille...   310
  IX. — Thérapeutique des maladies des fosses nasales.......   315
  X. — Thérapeutique des maladies de la gorge et du larynx..   319

Table des matières...........................   331

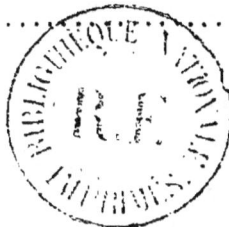

Tours. — Imprimerie Deslis Frères.

A

ABET. — **Le Chimaphila umbellata** (herbe à pisser), **son action diurétique.** Gr. in-8.   2 fr.

— **Annales économiques** (revue). — Abonnement : un an, Paris, 20 fr. — Province, 22 fr. — Étranger, 24 fr.

ARTHAUD et BUTTE. — **Diabète, albuminuries névropathiques, physiologie normale et pathologique du nerf pneumogastrique.** 1 vol. in-8 carré.   6 fr.

AUVARD et PINGAT. — **Hygiène infantile.** Histoire du maillot, du biberon et du berceau à travers les âges. 1 vol. in-8 écu, illustré, broché. 1 fr. 50
— Relié.   2 fr.

AYMÉ (Victor). — **L'Afrique française** et le chemin de fer transsaharien. 1 vol. in-18.   2 fr. 50

B

BARTHÈS (Emile). — **Manuel d'hygiène scolaire,** à l'usage des instituteurs, des lycées, collèges, etc. 1 vol. in-18.   2 fr. 50

BÉRILLON (Edgar). — **Théories et applications pratiques de l'hypnotisme.** 1 vol. in-8 carré, avec figures.   1 fr. 25

— **La suggestion,** ses applications à la pédiatrie et à l'éducation mentale des enfants vicieux ou dégénérés. 1 vol. in-8.   2 fr.

— **Revue de l'hypnotisme expérimental.** Abonnement : un an, Paris, 8 fr. — Départements, 10 fr. — Étranger, 12 fr.

BIANCHON (Horace) du *Figaro*. — **Nos grands médecins d'aujourd'hui,** avec une préface de Maurice de FLEURY et les portraits à la plume de DESMOULINS. 1 vol. in-8 carré, texte encadré, tirage en trois couleurs.   10 fr.

BILBAUT (Théophile). — **L'art céramique au coin du feu.** 1 gros vol. in-18.   3 fr. 50

BINGER (le capitaine). — **Esclavage, Islamisme et Christianisme.** 1 vol. in-8 carré.   2 fr. 50

BITZOS. — **La skiascopie** (kératoscopie. 1 vol. avec 30 fig.   4 fr.

BLANCHARD (Raphaël). — **Histoire zoologique et médicale des Téniadés** du genre Hymanolepis Weinland. 1 vol. in-8 carré, avec fig.   3 fr.

— **Congrès international de zoologie.** 1 gros vol. in-8 raisin avec planches et figures.   20 fr.

BOUDAILLE (Henri). — **Catéchisme des premiers soins à donner en cas d'accident avant l'arrivée du médecin,** avec figures démonstratives. 1 vol. in-16 raisin cartonné.   1 fr.

BOULANGIER (commandant). — **Essais sur les origines de la Méditerranée.** Nouvelle méthode. cartographique. 1 vol. in-8 carré avec cartes et plans.   10 fr.

BOULANGIER (Edgar). — **Notes de voyage en Sibérie** et le chemin de fer transsibérien. 1 beau vol. in-8 jésus avec de nombreuses illustrations sur bois, cartes, plans, etc.   7 fr. 50
— Relié.   11 fr.

BOULOUMIÉ. — **Manuel du Candidat** aux différents grades de médecin ou de pharmacien dans la réserve de l'armée active et dans l'armée territoriale. 1 gros vol. in-18 jésus.   5 fr.

— **Cours de thérapeutique.** 1 vol. in-8 carré.   3 fr.

Envoi franco par la poste contre un mandat

— **Vittel, pratique personnelle.**
1 vol. in-8 carré.   2 fr.

BOUTARD (E.). — **Des différents types de diabète sucré.** 1 vol. in-8 carré.   4 fr.

BOUTIRON. — **Du Coryza chez les enfants du premier âge.** 1 vol. in-8 carré.   2 fr.

BRACHET. — **Traité du rhumatisme** et de l'arthrite rhumatoïde, par le Dr ARCHIBALD, GARROD, trad. de l'anglais. 1 vol. in-8 carré avec fig. 12 fr.

BRUYANT. — **Les fourmis de la France.** 1 vol. in-8 raisin avec pl. hors texte.   3 fr.

BUGUET (Abel). — **La photographie de l'Amateur débutant.** 3e *édition* augmentée. 1 vol. in-18 jésus avec 44 figures.   1 fr. 25

— 1re série. — **Trois cents recettes photographiques.** 1 vol. in-8 écu. broché.   2 fr.
— Relié.   2 fr. 50
— 2e série. Br.   2 fr.

— **L'année photographique.** 1 vol. in-8, illustré.   4 fr.

— **L'annuaire de la photographie pour 1892.** 1 vol. in-8.   2 fr. 50

BUREAU. — **Guide pratique d'accouchements.** Conduite à tenir pendant la grossesse, l'accouchement et les suites de couches. 1 gros vol. in-18 avec figures.   6 fr.

BURET. — **La Syphilis aujourd'hui et chez les anciens.** 1 v. in-18 3 fr. 50

C

CANTIN. — **Des Lymphangites péri-utérines non puerpérales,** et de leur traitement par le curettage de l'utérus. 1 vol. in-8.   2 fr. 50

CATALAN. — **L'Uni-taxe.** 1 brochure in-8 carré.   1 fr. 50

CEZILLY. — **Concours médical.** France et étranger un an.   20 fr.
Pour MM. les Étudiants.   5 fr.
Pour les membres de la Société le *Concours*.   10 fr.
— **La Grippe.** 1 vol. in-8 raisin. 3 fr.

CHAUVEAUD. — **De la reproduction chez le dompte venin.** Brochure in-8 raisin.   4 fr.

CHÉRON. — **Le drainage de la cavité utérine.** Broch. in-8 raisin. 4 fr.

CLAPPIER. — **Au bout de l'Europe.** Récit d'un voyage au cap Nord. 1 vol. in-8 couronne.   3 fr.

CLEIZ. — **Création des sexes.** 1 vol. in-8 raisin.   2 fr.

Congrès colonial international. 1 vol. in-8 raisin.   6 fr.
Congrès colonial national. 2 vol. in-8 raisin.   12 fr.
Congrès Habitations bon marché. 4 fr.
—   Assistance publique. 2 vol. in-8 raisin.   20 fr.
Congrès Hygiène. 1 vol. in-8.   15 fr.
—   Géographie. 2 vol.   20 fr.
—   Sauvetage.   4 fr. 50
—   Comptabilité.   3 fr. 50
—   Propriété foncière.   3 fr. 50
—   Instiut. féminines.   10 fr.
—   Monétaire.   7 fr. 50
—   Emigration et immigration.   3 fr. 50
—   Zoologie. 1 vol. et grav. 20 fr.

COSTE. — **La question monétaire.** 1 vol. in-8 raisin. —   3 fr. 50

COUTAGNE (Henri). — **Trois semaines en pays scandinaves.** In-8 couronne.   2 fr. 50

CROUIGNEAU. — **Promenades d'un médecin à travers l'Exposition.** 1 gros vol. in-8 illustré.   7 fr. 50

Envoi franco par la poste contre un mandat

D

DANBIES. — **Souvenirs de voyages.** Algérie et Panama. 1 vol. in-8 carré. 3 fr.

DUCHOCHOIS. — **Éclairage dans les ateliers de photographie.** traduit de l'anglais par C. KLARY. 1 vol. in-8 écu, avec figures. 3 fr.

DUMAS. — **Français d'Afrique.** 1 v. in-8 raisin. 2 fr. 50

DUPUY (B.). — **Des alcaloïdes.** 2 gros vol. in-8 jésus. 32 fr.

E

EGASSE et P. GUYENOT. — **Les eaux minérales naturelles de France et d'Algérie.** 1 vol. in-8 carré. 7 fr. 50

F

FERRET. — **Traité de Glaucome.** 1 vol. in-8 carré (2e éd.). 4 fr.

— **De l'ophtalmie granuleuse.** In-8 carré 2 fr. 50

— **La Myopie.** sa pathologie, son traitement. 1 vol. in-8 carré. 3 fr.

FINART D'ALLONVILLE. — **Causeries sur les phénomènes de la Nature.** 1 vol. in-18 jésus avec nombreuses figures. 4 fr.

FLEURY-HERMAGIS et ROSSIGNOL. — **Traité des excursions photographiques.** 3e édition, un magnifique vol. in-18 jésus, avec figures dans le texte. 6 fr.

FLEURY-HERMAGIS. — **Atelier de l'amateur.** 1 vol. in-8 écu, avec fig. 1 fr. 50

FLOQUET. — **Avortement et dépopulation.** 1 vol. in-8. 1 fr.

FOWLER. — **De la localisation des lésions de la phtisie.** 1 vol. in-8 carré, broché. 2 fr.
— Cartonné toile. 2 fr. 50

G

GAUTHIOT. — **Les Ports du monde entier.** Prix de la souscription aux deux volumes. 60 fr.

GERS (Paul). — **Le Photo-Journal.** Un an. 10 fr.

— **Journal des sociétés photographiques.** Un an : Paris, 5 francs.
— Union postale. 6 fr.

GILLET DE GRANDMONT. — **Berlin au point de vue de l'hygiène.** 1 vol. in-8 jésus. avec planches et figures. 4 fr.

GIROD (Dr). — **Topographie médicale de la ville de Clermont-Ferrand.** 1 vol. in-8. 5 fr.

GRELETTY. — **Causeries pour les médecins.** 1 vol. in-18 jésus. 4 fr.

GUYENOT-OUTHIER. — **Du Condurango et de la Condurangine.** 1 vol. in-8 raisin. 2 fr.

YVES GUYOT. — **Le Budget.** Brochure, in-8 raisin. 1 fr.

— **De la suppression des octrois.** Brochure, in-8 raisin. 2 fr.

H

HAMÉLIUS. — **Philosophie de l'économie politique.** 1 v. in-18 jés. 3 fr.

HARMAND (Jules). — **L'Inde**, préface et traduction de sir John SRACHEY. 1 vol. in-8 carré avec carte. 10 fr.

Envoi franco par la poste contre un mandat

HORAND. — **Cours de médecine à** l'usage des garde-malades. 1 gros vol. in-18. 4 fr.

J.

JOUGLARD. — **L'Univers et sa cause** d'après la science. 1 vol. in-18. 4 fr.

K

KLARY. — **Eclairage** (voir Ducho-chois). 3 fr.

— **Le Photographe portraitiste.** 1 vol. in-8 carré, avec figures et 11 gravures hors texte. 5 fr.

— **Des projections lumineuses.** 1 vol. in-8 avec fig. 5 fr.

— **Travaux du soir de l'amateur** photographe (sous presse).

L

LABORDE. — **Méthode expérimentale.** 1 vol. in-18 jésus 2 fr.

— **De l'intoxication par l'oxyde** de carbone. 1 brochure, in-18. 1 fr.

— **Physiologie** (sous presse, pour paraître très prochainement).

— **Mécanisme physiologique des** accidents et de la mort par le chloroforme. 1 vol. in-8. 2 fr. 50

LAFAGE. — **Un médecin de campagne au XIXᵉ siècle.** 1 vol. in-18 jésus. 2 fr.

LAURENT (Emile). — **L'amour morbide.** 1 vol. in-18 écu. 3 fr. 50

— **L'Anthropologie criminelle.** — 1 vol. in-8 carré. 3 fr.

— **De la suggestion criminelle.** — 1 vol. in-8 carré. 2 fr.

— **Maladies des prisonniers.** 1 vol. in-8, avec fig. 4 fr.

LEGROS (commandant). — **L'Aristotypie.** avec une épreuve Liesegang. 1 vol. in-8 écu. 2 fr.

LEGROS (Commandant). — **Traité de Photogrammétrie.** 1 vol. in-8 couronne. 5 fr.

LELOUP. — **Le Catha edulis,** in-8 raisin, fig. 2 fr. 50

LEROUX. — **Les Hôpitaux marins.** 1 vol. in-8 raisin avec gr. 10 fr.

LETULLE. — **Guide pratique des sciences médicales pour 1891.** 1 gros vol. in-18 raisin de 1,500 p., rel. à l'anglaise. 12 fr. Le même, supplément pour 1892 (sous presse).

LEYMARIE (de). — **Délais judiciaires usuels.** 1 vol. in-8 jésus, broché. 2 fr. Cartonné. 2 fr. 50

M

MARCHAL. — **Tarif des Douanes** (dernière revision parue). 1 vol. in-18. 3 fr. 50

MARIAGE. — **De l'intervention chirurgicale.** 1 vol. in-8 raisin. 2 fr. 50

MASSIP (Armand). — **Annales Économiques.** Prix du nº 1 fr. 50

MELLIÈRE. — **Étude chimique des Vératrées.** 1 vol. in-8 raisin. 3 fr.

Envoi franco par la poste contre un mandat

MEYAN (Paul). — **Annuaire des diplômés pour 1891**. 1 gros vol. in-18 jésus.   5 fr.

MEYNIARD. — **Le Second empire en Indo-Chine**. 1 gros vol. illustré.   7 fr. 50

— **Le Mois médical**, un an :   4 fr.

MONIN. — **Formulaire de médecine pratique**, nouvelle édition considérablement augmentée. 1 vol. in-18 raisin, cart.   5 fr.

— **Des Nodules osseux** 1 vol. in-8. raisin.   2 fr.

MORAIN. — **Questions d'Internat**, manuel du candidat. 1 vol. in-18 raisin, cart.   7 fr. 50

PERCHAUX. — **Histoire de l'hôpital de Lourcine**. 1 vol. in-8 raisin.   2 fr. 50

PICHERY. — **Gymnastique des Ecoles**. 1 vol. in-8 raisin, avec 30 fig.   5 fr.

PINGAT. — **De la prophylaxie des abcès du sein pendant la grossesse et l'allaitement**. 1 vol. in-8 raisin.   3 fr.

POLIDORE. — **Les Mines d'Or de l'Awa**. Une petite brochure in-16   0 fr. 70

— **Ports du Monde entier**. La livraison   1 fr. 25

PELISSIER. — **Profils Coloniaux** (*sous presse*).

N

NADAUD. — **Traitement de la Tuberculose pulmonaire par les injections hypodermiques d'aristol**. 1 vol. in-8 carré.   1 fr.

NIEWENGLOWSKI. — **Objectifs photographiques, essais et fabrication**. 1 vol. in-8.   2 fr.

NOEL (Eug.). — **Les Loisirs du père La Bêche**. 1 vol. in-18 de 500 p.   4 fr.

— **Rabelais**, médecin, écrivain, curé, philosophe. 1 vol. in-18 raisin avec un portrait à l'eau-forte.   3 fr.

P

PAULIER (Armand). — **Questions d'Externat**. Manuel du candidat. 1 vol. in-18 raisin br.   6 fr.

Q

QUINQUAUD. — **Thérapeutique clinique et expérimentale**. — 1 vol. in-8 carré.   10 fr.

R

RAYMOND (Paul). — **Traitement de la syphilis**, en Allemagne et en Autriche. 1 vol. in-8 carré.   3 fr.

REGAMEY. — **Panorama de Port-Blanc**. Album oblong.   2 fr. 50

REULLIER. — **Deux albums photographiques**. Format oblong.   5 fr.

ROBLOT. — **Guide pratique des exercices physiques**. Hygiène et résultats. 1 vol. in-8 carré, fig. 2 fr. 50

RODET (Paul). — **Memento d'accouchements**. Rédigé à l'usage des examens de sage-femmes d'après les théories de l'école de la Maternité. 1 vol. in-18 raisin.   3 fr.

Envoi franco par la poste contre un mandat

RODET. — **Des climats et des stations climatiques**, traduit de l'anglais du Dr WEBER. 1 vol. in-8 carré.   5 fr.

— **Memento d'obstétrique**. — Rédigé exclusivement à l'usage des candidats au troisième examen de doctorat. D'après les theories de l'Ecole de la Maternité. 1 vol. in-18 raisin.   3 fr.

ROUSSELET. — **Les secours publics en cas d'accidents.** 1 vol in-8.
                                                3 fr. 50

S

SABATIER (Camille). — **Touat Sahara et Soudan**, et le chemin de fer transsaharien avec une magnifique carte. 1 vol. in-8 écu.   6 fr.

— **Les sciences biologiques à la fin du XIXe siècle**. Médecine, hygiène, anthropologie, sciences naturelles, etc., publiées sous la direction de MM. Charcot, Léon Collin, V. Cornil, Duclaux, Dujardin-Beaumetz, Gariel, Marey, Mathias Duval, Planchon, Trélat, H. Labonne et Egasse, secrétaires.
Prix de la livraison (la 22e est en vente).
                                                1 fr. 25
Souscription à l'ouvrage complet. 30 fr.

— **Les sciences médicales en 1889.** Préface DUJARDIN-BEAUMETZ. 1 vol. in-carré, cart.   8 fr.

T

TISSOT. — **Comptabilité à l'usage du commerce**, des banques et des administrations. 1 vol. in-8 raisin. 6 fr.

— **Les calculs du commerce.** 1 vol. in-18 jésus.   1 fr. 25

— **Le commerce.** 1 vol. in-18 jésus.
                                              25 fr.

TOUVENAINT. — **Traité de la métrite du col**. 1 vol. in-8.   2 fr. 50

TROUSSEAU (A.). — **Travaux d'ophtalmologie.** 1 vol. in-8.   3 fr.

— **Guide pratique pour le choix des lunettes.** 1 vol. in-18 raisin, couverture en simili-cuir.   1 fr. 50

TUSSAU. — **Phtisie**. Voir FOWLER. 2 fr.

V

VIATOR. — **Le Touriste aux environs de Paris.** Ouvrage illustré paraissant en livraisons. La première est est en vente. La livraison.   1 fr. 25

Tours, imprimerie Deslis Frères

www.ingramcontent.com/pod-product-compliance
Lightning Source LLC
Chambersburg PA
CBHW060131200326
41518CB00008B/1000